dtv

»Und ich genieße unseren Garten, leg eine Platte auf, bereite uns ein gutes Essen … Wir wissen nicht, was wir haben, erst wenn die Wände zittern und der Boden unter unseren Füßen wankt, wenn diese Welt einzustürzen droht, ahnen wir, was Leben bedeutet«, schreibt Maxie Wander nach ihrer Brustoperation an einen Freund in Paris. Aus diesen Aufzeichnungen erfahren wir von ihrem Leben in der DDR und ihrem Kampf gegen den Krebs, der Odyssee von Behandlung zu Behandlung, dem Schwanken zwischen Hoffnung und Verzweiflung. Wir lernen eine Frau voller Warmherzigkeit und Mut kennen, die sich oft mit Selbstzweifeln und Ängsten herumschlagen mußte, deren Lebensfreude aber auch ihre Krankheit nicht unterdrücken konnte.

Maxie Wander wurde am 3. Januar 1933 in Wien geboren und lebte seit 1958 mit ihrem Mann, dem österreichischen Schriftsteller Fred Wander, in der DDR, zuletzt in Kleinmachnow bei Berlin. Sie arbeitete als Sekretärin, Fotografin und Reporterin, schrieb Drehbücher und Kurzgeschichten. Ihre inzwischen zum Kultbuch gewordene Sammlung ›Guten Morgen, du Schöne‹, Aufzeichnungen von Gesprächen, die sie mit Frauen führte, erschien wenige Monate vor ihrem Tod. Sie starb am 21. November 1977.

Maxie Wander

Leben wär' eine prima Alternative

Tagebücher und Briefe

Herausgegeben von Fred Wander

Deutscher Taschenbuch Verlag

Von Maxie Wander
sind im Deutschen Taschenbuch Verlag erschienen:
Guten Morgen, du Schöne (11761)
Ein Leben ist nicht genug (12159)

Ungekürzte Ausgabe
Juni 1994
4. Auflage März 1999
Deutscher Taschenbuch Verlag GmbH & Co. KG,
München

Erstveröffentlichung: Berlin 1979
Umschlagkonzept: Balk & Brumshagen
Umschlagfoto: © Fred Wander
Gesamtherstellung: C. H. Beck'sche Buchdruckerei,
Nördlingen
Gedruckt auf säurefreiem, chlorfrei gebleichtem Papier
Printed in Germany · ISBN 3-423-11877-6

Vorbemerkung

> Die Geburt ist nicht ein augenblickliches Ereignis, sondern ein dauernder Vorgang. Das Ziel des Lebens ist es, ganz geboren zu werden, und seine Tragödie, daß die meisten von uns sterben, bevor sie ganz geboren sind. Zu leben bedeutet, jede Minute geboren zu werden. Der Tod tritt ein, wenn die Geburt aufhört.
>
> *Erich Fromm*

Maxie Wander hat uns mehrere tausend Briefe und Tagebuchseiten hinterlassen, die ich selbst noch nicht alle kenne. Keine literarischen Sensationen erwarten uns – sie hat das alles nicht für die Öffentlichkeit geschrieben – und keine Offenbarungen, sondern der merkwürdige Werdegang eines einfachen Mädchens, der erfüllt ist von der Leidenschaft zu erkennen, was das Leben ist und was es sein könnte. – Wenn wir von dem obenstehenden Motto ausgehen, das Maxie Wander für einen Briefroman, den sie irgend einmal beginnen wollte, gewählt hat, dann ist sie nicht gestorben, mehr noch, ihre »Geburt« war nicht nur ein dauernder Vorgang zeit ihres Lebens, er hält weiter an, wir wissen nicht, wo er enden wird.

Das ist ein Buch, das keinerlei Kommentars bedarf, wer es liest, mag lange dran zu denken und zu arbeiten haben, mit dem Kopf, mit dem Herzen, mit allen fünf Sinnen und auch mit dem sechsten Sinn, jenem Stück Irrationalen, Märchenhaften, Phantastischen, dem sie nachspürt in den kleinen Dingen des Alltags und in dem engen Dasein kleiner Leute, die sie liebte. Ihr Leben war oft sehr glücklich, aber auch zerrissen von Irrtum und Traurigkeit. In vielen Briefen und Tagebuchaufzeichnungen klagt sie sich selbst an und ist verzweifelt über ihr Versagen. Noch habe ich es nicht gewagt, diese Briefe zu zeigen, in welchen sie sich bis zur Selbstzerfleischung zu ergründen sucht. Für dieses Buch mußte ich eine Auswahl treffen. Und ich habe gekürzt und umgestellt, wo es mir notwendig erschien, ohne es im einzelnen für den Leser anzumerken.

Maxie Wander hat den Widerhall ihres ersten Buches ›Guten Morgen, du Schöne‹ noch erlebt und war verblüfft davon. Tausende hatten es in kurzer Zeit gelesen, von einigen Hundert erhielt sie Nachricht über die Erregung, die sie bei ihnen erzeugt hatte. Ich möchte mit einem Satz schließen, den ich vor vielen Jahren für sie geschrieben habe: »Wenn Du einem Menschen begegnest, soll er mit einem Lächeln weitergehen, und sein Puls soll um drei Grade stärker schlagen, weil Du ihm eine Ahnung von seinen verborgenen Kräften und den in ihm schlummernden Ideen verschafft hast!«

Wir alle werden mit einem Lächeln weitergehen und mit jenem Pochen in den Adern, das sie uns bereitet hat.

Fred Wander
Mai 1978

Erster Teil

9. September 1976

Einzug in die Frauenklinik der Charité. Eine Stunde im Keller warten. Mit mir warten noch andere Frauen, darunter ein sehr dickes Mädchen. Wir kommen ins Gespräch, die Dicke merkt meinen Akzent, fragt mich, wie eine aus Wien hierherkommt. Es klingt fast wie ein Vorwurf. Ich sage meinen üblichen Satz – das sei eine lange Geschichte.

»Kennen Sie den Kobenzl?« fragt die Dicke und möchte noch einiges wissen, ich bin aber in Gedanken mit Krebs beschäftigt! Da beginnt die Dicke: »›Sag beim Abschied leise Servus ...‹ Das singt der Hörbiger. Wissen Sie noch?«

Ich werde auf die Abteilung Gyn 2, Zimmer 5, eingewiesen. Wir sind fünf Frauen, sofort machen sich alle bekannt, ich erfahre Namen und Krankheit. Ein Abortus, eine mit Krebsverdacht, eine Abtreibung, dann eine alte Frau, die sie Oma Breitscheit nennen (sie liegt offenbar im Sterben), und schließlich eine dunkelhaarige hübsche Person, die schweigt. Mir sehr sympathisch! Die Weber und die Keil unterhalten sich andauernd darüber, ob Oma Breitscheit Krebs hat, deuten alle Symptome und die Bemerkungen der Ärzte, die sich ja nur in Andeutungen äußern!

Die mit dem Abortus ist endlich doch gesprächig geworden, nett, unkompliziert, hilfsbereit, sie steht auf und reicht Oma Breitscheit ein Glas Wasser. Dann erzählt sie mir, sie habe schon vier Kinder, und am Montag hat sie nun ihr fünftes, das Wunschkind, das einzige, das sie sich wirklich wünschte, verloren. Ein Mädchen, drei Pfund schwer, im siebenten Monat. Die Plazenta lag vorm Muttermund, es ist erstickt. Sagt sie. Vorher hat die Frau stückweise die Plazenta verloren – und wußte von nichts. Das erzählt sie ziemlich genau. Ob's stimmt, wie sie's erzählt?

Jetzt freut sie sich auf den Pflaumenkuchen, den sie am Sonntag backen wird. Eigentlich reden sie nur über Essen und Trinken, wie Gefangene, und über ihre Krankheiten. »Im Falle der Not schmeckt die Wurst auch ohne Brot.« Träume von Obsttorten und Schmalzstullen.

Die großen Fenster mit den Ahornbäumen davor sind gut. Von Zeit zu Zeit tutet ein Schleppkahn auf der Spree, ganz laut. Ich schalte ab und lese Saul Bellows ›Regenkönig‹. Die Frauen reden, schwätzen, ewiges Rätselraten, ob der Chefarzt heut zur Visite kommt und wann, und immer sind sie in gespannter Erwartung. Worauf? Ich bin sofort vertraut mit der Situation, merkwürdig. Fühle mich nicht fremd, als hätt' ich das alles schon einmal erlebt. Ein bissl wie im Traum: Das bin *ich?* Das passiert mir? *Was* wird mir passieren? Jedenfalls der gute Wille ist da, mich einzurichten, es anzunehmen, was auf mich zukommt.

Die Weber sagt den ganzen Nachmittag: »Ich bin bescheuert, Mensch, bin ich bescheuert, hab mich von dem Mannsbild hereinlegen lassen!« Niemand widerspricht ihr. Sie muß schon allein mit ihrem Problem fertig werden. Und dann schimpft sie leise und einsam vor sich hin, daß es zuviel Gurkensalat gibt und zu wenig Kartoffeln. Der Pudding hat schal geschmeckt, und der Umschlag ist zu kalt oder zu heiß; daß es Fisch anstatt Suppe gibt, daß die Schwestern sich zuviel um sie kümmern, sich zuwenig um sie kümmern. Keiner hört auf sie. Und ich lese im ›Regenkönig‹: »Leiden ist ungefähr das einzige zuverlässige Sprengmittel für den Schlaf des Geistes.« Und die Liebe! sagt Saul Bellow.

Die alte Webern furzt ausdauernd vor sich hin und will auch noch gelobt werden. Wenn sie mir besser gefiele, würde ich auf jeden Furz eingehen, so wie sie's gern hätte! Katja, die Frau des Botschaftsfahrers – ein breitbackiger, ostsibirischer Typ, handfest, hilfsbereit, direkt –, freut sich, nach vier Jahren wieder nach Hause zurückkehren zu können. Sie hat ihre langen schwarzen Haare übers Kissen gebreitet und hört ›Sugar Baby‹ aus ihrem Kofferradio, schaut auf ihre Hände und singt dann: »Nach Hause, nach Hause, siebenter Oktober nach Hause, viel Gepäck ...« Und ich grüble, warum ich fast 38 Temperatur habe. Katjas Problem Nummer eins, wie sie es nennt, ist das Kinderkriegen. Einmal hat sie schon eine Operation deswegen gehabt, jetzt eine Fehlgeburt. Aber in Moskau, sagt sie, wird sie ein Kind adoptieren. Jawohl, ist auch gut! Sie blättert im Wörterbuch und will uns was erklären. Ihr Mann ist der Sohn von Mutters Bruder. Ihr Cousin also? Nachdenkliche Gesichter rundum. Katja sagt, sie kann stricken und nähen, und was sie noch alles kann. Sie sagt es wie ein kleines Mädchen, das dafür gelobt werden will.

9. September 1976

Brüderchen, aus dem Telefonat mit Christl is nix geworden, aber von Renate hab ich erfahren, daß Mama zu Hause ist. Ich werde sie heut anrufen, damit sie mein Krankenhausaufenthalt nicht mißtrauisch macht. Bescheid sagen wir ihr erst, wenn alles gut vorübergegangen ist, net? Ich werde übermorgen operiert. Die Voruntersuchungen haben sie ambulant gemacht, so daß man nicht so lange im Spital bleiben muß, sehr gescheit!

Bruderherz, daß Du Dir in Wien soviel Mühe um Berti gemacht hast, finde ich ganz groß. Vielleicht schätzt er es. Weißt, neben einem so energiegeladenen Menschen wie Dir wird er immer lahm sein, wahrscheinlich reagiert er dann wie bei mir! Die ganz Stillen locken ihn eher aus seiner Reserve, aber auch nur gelegentlich. Wenigstens ahnst Du jetzt, *was* mir an Berti so auf die Nerven geht und mich so mutlos gemacht hat.

Hier eine Kurzfassung meiner Situation: Die Frauenärztin, die ich im Juli konsultierte, sagte: »Das müssen wir im Auge behalten!« Aber ich müßte mich einem Chirurgen vorstellen. Und Chirurgen seien zur Hälfte auf Urlaub und die andere Hälfte mit Unfällen überlastet. »Kommen Sie Anfang September wieder!« Und dann gab sie mir eine Salbe, die ich auf die Brust schmieren sollte. Etwa um mich zu beruhigen? – Da bin ich durch eine bekannte Ärztin an die Charité in Berlin verwiesen worden. Dort saß eine ganz junge Ärztin, betastete den Knoten in meiner Brust und wußte anscheinend auch nicht so recht, sagte was von Mammographie (Durchleuchtung der Brust), da hätte ich aber auch erst einen Termin Ende August gekriegt. Ich bestand darauf, dem Oberarzt vorgestellt zu werden, das dauerte wieder eine Woche. Der Oberarzt schaut sich das an und sagt: »'raus muß das auf jeden Fall!« Und verschwindet. Die kleine Ärztin sagt ziemlich hilflos: »Na ja, fahren Sie halt auf Urlaub, dann werden wir sehen ...« Ich hatte erwähnt, daß wir mit den Kindern wegfahren wollten. Ich sagte: »Glauben Sie, daß man das verantworten kann?«

Na ja, also fuhr ich – und dachte an nichts Schlimmes mehr, obwohl es tief in mir ganz schön rumort hat. Dann hatte ich sofort nach den Ferien einen Termin, diesmal untersuchte mich eine andere Ärztin, auf deren Station ich kommen sollte. Die sagte: »Warum kommen Sie erst jetzt?«

Natürlich hat keiner der Ärzte beantworten können, ob's Krebs is oder net. Die kleine Ärztin meinte nur (und nicht sehr überzeugend): »Sehr wahrscheinlich ist es nicht!«

Ich kenne jetzt fünfzig Frauen, bei denen es Krebs war, und fünfzig, bei denen es kein Krebs war. Und was fang ich mit diesem Wissen an?

Erzähl mir, wie Dein neuer Job ist und wie's sonst geht. Krampus ist ziemlich nervös, wegen mir, auch wenn er das zu verbergen sucht. Ich red ihm gut zu, daß eh alles gut gehen wird und daß er sich um Dani kümmern soll, das ist das wichtigste. Also Servus alle miteinand, es tut mir leid, daß dieser Brief so mies is, ich leb wie mit Ameisen im Blut.

Eure Fritzi

10. September 1976

Hallo, Mütterchen, sei gegrüßt!
Die Woche ist so schnell vergangen, seit ich angerufen hab. Es sind so herrliche Tage, ganz unbeschreibliche Tage, die man auskosten will – noch im Sommer, über zwanzig Grad, wie lange noch? Berti ist für vier Tage nach Hause gekommen, Dani hatte auch vier Tage frei, und bald sind wieder sieben Ferientage. Leider haben wir noch keinen Wagen, um irgendwas zu unternehmen. Berti ist zu Hause nach wie vor in seinem Kammerl mit seinen Münzen beschäftigt, weiß der Kuckuck, wie er das aushält. Dani ist unerhört aktiv, nur für die Schule macht er nichts. Er bevorzugt jetzt eine kleine Clique von Vierzehnjährigen, die in der Nähe des Müllplatzes im Wäldchen eine Bude gebaut haben – und vermutlich rauchen! Hingehen dürfen wir auf keinen Fall, sagt der Strolch!

Wie geht's denn jetzt dem Hans-Onkel? Wär doch schön, wenn er sanft einschlafen könnte. »Schwaches Herz« stell ich mir nicht als die schlechteste Todesursache vor. Leidet er sehr oder derfangt er sich wieder?

Mamsch, ich bin einfach nicht ins Haus zu kriegen, so schön ist es draußen. Haben Holler gepflückt und einen Hollerkoch gemacht, mit Birnen drin, nach Deinem Rezept. Und Schwammerln, die haben uns Freunde ins Haus gebracht. Es ist ein Schwammerljahr, die Wärme und auch viel Regen.

Und die alte Mama Schippel treibt sich auch wieder herum, ist gerade in Passau mit ihrer Tochter aus Westberlin und ißt dort »Palatschinken mit Preiselbeeren«, wie sie schreibt. Gelt, so ein Altwerden wünschen wir uns auch!

Evi hat ihre Hochzeitsbilder geschickt. Sie ist ganz glücklich über ihr Butzerl, das schon strampelt im Bauch. Und dabei ist sie noch schlank, sagt sie und fühlt sich federleicht. Ich freu mich für sie. Meine liebe Alte, ich möcht Dich gern sehen, die Briefschreiberei find ich auf einmal saublöd, man schreibt eigentlich nie das, was man wirklich sagen möcht! Fred und ich verstehen uns sehr gut, er wird auch alt und einsichtig, schwirrt nicht mehr soviel herum, kommt ins Alter der Händchenhalterei, find's ja ganz gut, aber auf die Dauer wird's mir nicht behagen.

Also grüß Dich, gute Alte, laß den Regen und den Winter, der bestimmt kommt, nicht zu sehr auf Deine Seele drücken.

Deine Fritzi

Oma Breitscheit ist in den letzten Tagen arg »verfallen«, wie mir die Frauen erzählen, hat fünfzig Pfund abgenommen, ist verkalkt und völlig durcheinander. Sie lebt ledig bei einer ihrer Schwestern in Birkenwerder. Sie jammert leise: »Wenn meine Mutter das erlebt hätte!« Und dann weint sie wieder. Wenn niemand fragt und ihr Schicksal beklagt, tut sie es selber. Was sollen wir Menschen sonst machen? Sie findet nichts, auch wenn es vor ihrer Nase liegt, rennt andauernd aufs Klo, ihr Darm ist kaputt. Eine der Frauen sagt: »Sie hat Metastasen im Hirn!« Als ich die Schwester bitte, ihr etwas gegen die Schmerzen zu geben oder für den Darm, meint die Schwester widerwillig: »Wir tun's ja schon, mehr geht wirklich nicht!« (Ein paar Tage später werde ich erfahren, daß Oma Breitscheit nach Hause geholt wurde, zum Sterben!)

Der ganze Nachmittag vergeht mit Untersuchungen und Warten. Danach erklärt mir die Stationsärztin: »Der Oberarzt hat meinen Befund bestätigt. Der Tumor ist *auffällig!* Aber wir müssen Sie erst vorbereiten für die große Operation, am Montag! Man muß die Blutgerinnungswerte ermitteln und so weiter. Der Gewebespezialist ist nicht jeden Tag hier, er untersucht sofort das Gewebe im Mikroskop, noch während der Operation ... Aber Sie sind rechtzeitig gekommen und noch in einem guten Gesundheitszustand. Die Lymphdrüsen sind frei, die Blutwerte gut. Auch wenn wir Ihnen die Brust abnehmen müssen, was durchaus nicht sicher ist, so bedeutet das nicht, daß Sie Krebs haben, Sie sind dann als gesund zu betrachten.«

Lalala!

Ich schreibe Briefe, beruhige meine lieben Verwandten, höre Musik und streichle meine Brust. Die Rechte. Die Sorgenvolle, die mir immer die liebste war. Was machst du für Geschichten, du!

Freitag, 10. September 1976

Schon um vier Uhr früh Thermometer! Heut bin ich ruhig und ohne erhöhte Temperatur. Neuerlich Blutproben, immer wieder Blutproben. Um sieben Uhr die erste Visite der Stationsärztin, um acht die zweite Visite, acht Ärzte, sechs Männer, zwei Frauen und zwei Schwestern. Beängstigend! Sie schauen nur auf die Tabellen am Fußende. Und der Mensch interessiert sie nicht? Was ist das für eine Person, die hier liegt. Aber sie interessiert nur der Tumor.

Oma Breitscheit ist wieder ganz verwirrt. Heut weint sie an meinem Bett, redet wirr und versteht meine Fragen nicht. Ich lächle sie an, um sie zu ermutigen, da heult sie los: »Sie lachen mich aus, Sie lachen mich aus, das ist gemein!« Und rennt zu ihrem Bett und stiert mich die ganze Zeit aus ihren schwarzen, irren, verzweifelten Augen an. Sie erwartet etwas. Was? Eine Erklärung für ihre Leiden? Hilfe, Rettung? Was geht in ihr vor? Angst?

Sie benimmt sich wie ein ungezogenes, böses Kind. Die schönen jungen Schwestern geben sich Mühe, opfern ihre Jugend den Greisen. Sollte man eigentlich bedenken! O weh, wenn ich im Alter nur mehr böse bin, nicht einmal zu einem Lächeln mehr fähig ... Man müßte seinen Tod in der Hand haben, selber entscheiden können, wann, wie und wo man sich auf die Socken macht.

Katja wartet den ganzen Vormittag auf ihren Mann, der sie heut abholen soll. Ihre großen Brüste hat sie ins Mieder gezwängt, liegt da mit schönen, vollen, braunen Armen, rührt sich nicht, möchte gewiß *so* von ihrem Mann betrachtet werden!

Jawohl, sie hat sich schöngemacht, sie malt das Schwarz ihrer Augen noch schwärzer, Katja mit den feurigen Schlitzaugen, der dicken Stupsnase und dem energischen Kinn, breitschultrig, einsachtzig groß und fünfundsiebzig Kilo schwer. Die Frauen kichern, sie finden es merkwürdig, wenn sich eine im Spital zurechtmacht.

»Machen Sie sich nur schön«, ermuntere ich sie, »ich werde mich auch gleich anmalen, das hebt die Stimmung!« Und geh vor den Spiegel und male mich an. Aber Katja hat solch moralische Unterstützung gar nicht nötig. Sie ist schon weit fort mit ihren Gedanken, und daß wir ihr alle lästig sind, steht unmißverständlich in ihrem Gesicht.

Am Nachmittag darf ich nach Hause fahren, übers Wochenende. Und glaubte, ich würde es bis Sonntag hinter mir haben. Es ist zum Verrücktwerden, diese Warterei, wann geht man meinem Krebs endlich an den Kragen?

Zu Hause entspann ich mich endlich und heule, heule, weil Fred so abwesend erscheint und von einem Auto redet, das er kriegen kann, während mir der Kopf zerspringt vor Angst. Nachts finden wir dann endlich Liebe und Stille.

Samstag, 11. September 1976

Hab geschwollene Augen vom Weinen, aber zu Hause, immerhin. Bin mit Fred in den Wald gefahren, haben Mais und Holler gepflückt und liegen in der Sonne. Nachmittags geht Fred zum Geburtstag von Kittys Freundin Marina, sie ist neunzehn. Und wo ist Kitty? Ich kann's nicht übers Herz bringen und bleib zu Hause. Verschiedene Besucher, wie immer, aber ich hab wenig Aufmerksamkeit für sie.

Sonntag, der 12. September 1976

Morgen ist also mein großer Tag. Es ist ungewöhnlich heiß. Wir gehen alle miteinander noch einmal ins Schwimmbad. Dani verabschiedet sich kaum von mir, er ist selig im Wasser, und es interessiert ihn offenbar wenig, was mir bevorsteht. Aber ich glaub's ja selber noch nicht. Um zwei begleitet mich Fred zum Bus, er möchte unbedingt mitfahren; aber ich winke ab, wozu denn, ich tu so stark ... Und er soll bei Dani bleiben. Jetzt versteh ich, warum er so dringend ein Auto braucht. Ich fahre also zurück in die Charité. In der S-Bahn hab ich mein vorletztes »Abenteuer«, ein Mann spricht mich an: »Ich hab Sie schon oft gesehen, in Kleinmachnow, und jetzt sitzen Sie endlich neben mir...« Blabla. Und im Restaurant »Sofia«, in der Friedrichstraße in Berlin, wo ich meinen »Henkerstrunk« zu mir nehme, mein letztes Abenteuer: Ein Ausländer bietet mir Liebe und Geld an. – Um halb fünf zieh ich pünktlich in die Klinik ein. Das Zimmer ist überhitzt, die Fenster geschlossen.

Schreckliche Nacht. Hab ein langes Gespräch mit einer Patientin aus dem Nachbarzimmer, sie ist eine höhere Angestellte in einem Ministerium, nicht dumm und vertritt sehr entschieden ihren Standpunkt: »Für ein zweites Kind ist kein Geld da, wir wollen uns doch was leisten!« Sie läßt es sich abtreiben. Dabei verdienen sie gemeinsam

1700 Mark, sie ist gesund und hat eine ausreichend große Wohnung! Da kommt eine große blonde Frau herein, die Hände in die Hüften gestemmt, und sagt: »Hier ist also die Frau Köhler! Immer muß ich auf die Schwerkranken aufpassen, und die Frau Köhler sitzt hier herum und plaudert!« Die Köhler zuckt die Schultern: »Es gibt gar keine Schwerkranken in unserem Zimmer. Die ist nur eifersüchtig, diese verrückte Person!«

Später begegnet mir die Blonde auf dem Gang, kann wohl auch nicht schlafen und möchte wissen, was mir fehlt. »Einen Tumor hab ich«, erklär ich ihr, »der wird morgen operiert.« – »Na, dann machen Sie sich auf was gefaßt, ich mach Ihnen keine Hoffnung!«

An Krebs zu denken ist, als wär man in einem dunklen Zimmer mit einem Mörder eingesperrt. Man weiß nicht, wo und wie und ob er angreifen wird!

Montag, 13. September 1976

Die Weber kämpft um geschlossene Fenster während der ganzen Nacht, weil sie Husten hat. Ich besorge ihr Hustentabletten und öffne einen Spalt, und sie schimpft weiter. Oma Breitscheit stinkt, es ist unerträglich. Sie hat fast keine Haare auf dem Kopf und weint und zieht ihr Hemd aus, weil's so heiß ist, und will sofort nach Hause gehen. Immer wieder versuchen wir ihr das Hemd über den Kopf zu ziehen, auch die Schwester ist ratlos. Die Breitscheit rennt andauernd aufs Klo, schlägt die Türen zu, vergißt die Rolle Toilettenpapier, die in jedem Zimmer liegt, verirrt sich dann auf dem langen Gang und muß jedesmal zurückgebracht werden. Dann weint sie, und ich will ihr helfen und kann es nicht. Wieviel Unruhe so eine Patientin in das Krankenzimmer bringt, alle müssen darunter leiden. Und ich hab heut meine Operation ...

Und immer warten, was geschehen wird. Aber mit mir geschieht überhaupt nichts, wozu liege ich hier? Erst nach dem Mittagessen (nur eine Suppe) geht's los: rasieren unter der Achsel, unterschreiben, daß ich mit allen ärztlichen Maßnahmen einverstanden bin, Azeton, um den Nagellack an den Füßen zu entfernen, Operationshemd, kein Essen mehr, ein Zäpfchen für den Abend.

In Katjas Bett liegt jetzt eine junge, blonde, blasse Frau, schwierige Schwangerschaft, Sekretärin, geschieden, ein Kind, seit einem halben Jahr mit einem andern Mann beisammen. Und der wünscht sich das Kind, und es droht ein Abortus. Ach, man könnte diese Frauen beneiden. Und doch tu ich's nicht.

Der Anästhesist, ein junger Arzt, steht zehn Minuten an meinem Bett und stellt einen Haufen Fragen: Welche Erfahrungen mit Narkosen ich habe. »Wieviel Dormutil brauchen Sie heut abend? Kreislauf in Ordnung? Hat man Sie aufgeklärt? Ab acht Uhr abends nichts mehr trinken, keinen Schluck! Wie lange sind Sie in der DDR?« – Immer wieder das Staunen; was macht eine Wienerin in der DDR?

Nachts hab ich alle Frauen wunschgemäß mit Dormutil eingeschläfert, mit der vagen Hoffnung, in dieser Nacht wenigstens Ruhe zu haben. Denn die Breitscheit rennt schon wieder aufs Klo und schlägt mit den Türen. Und immer noch der Kampf um einen Fensterspalt für frische Luft.

Im Halbschlaf erscheint mir der Anästhesist ... das ist er, der mich einschläfern wird! Er ist einfach der Tod für mich. Meine Gedanken verwirren sich unter dem Einfluß des Dormutils. Diesen vielen anonymen weißen Kitteln im Operationssaal ausgeliefert zu sein, ohne Bewußtsein, wie soll man da ohne Angst bleiben? Ich versuche mir vorzustellen, wie ich mich ohne Brust fühlen werde. In diesem Sommer hab ich mich zu intensiv mit dem Sterben beschäftigt und eine dünne Haut bekommen. Es war nicht gut für mich, über Kittys Tod zu schreiben und ›Nachdenken über Christa T.‹ zu lesen!

Dienstag, 14. September 1976

Bin nicht mehr nervös, weil es bald überstanden ist. Um vier Uhr früh war ich auf dem Dach, das ich gestern abend schon entdeckt hatte. Dort ist frische Luft und ein weiter Blick. Das Hotel »Berolina« und der Fernsehturm, beleuchtet hinter dem Monbijoupark, das Ungetüm von Postgebäude jenseits der Ziegelstraße und der Dom und die vielen Kirchtürme.

Um halb sechs hab ich mich gewaschen, die Pille geschluckt und das Büßerhemd angezogen. Das Ding in meiner Brust ist jetzt so groß wie eine Walnuß, wenn es Krebs ist, werde ich die Ärzte fragen: Warum haben Sie solange gewartet? Im Juli war ich zur ersten Untersuchung!

Seit gestern früh hab ich nichts gegessen, denn die Bohnensuppe zu Mittag hab ich stehenlassen.

Donnerstag, 16. September 1976

Die schwarzen Ringe um die Augen sind weg, trotzdem erschrecke ich, wenn ich in den Spiegel schaue. War heut zum erstenmal auf der Toilette, am zweiten Tag nach der Operation. Das hat mich ermuntert, trotz der Blutflasche in der Rechten und der Schwester zur Linken! Die Flasche für die Gewebeflüssigkeit nehmen sie mir angeblich Samstag ab!

Im Liegen kann ich nicht einmal den Kopf heben. Auch der rechte Arm ist noch sehr schwach und kann kaum den Stift halten, aber ich versuche trotzdem meine erste Eintragung im Tagebuch. Ich brauche etwas, woran ich mich hochziehen kann, die Schwester hat mir einen Gurt versprochen. Werde sie noch einmal erinnern. Sie sind überlastet, die Schwestern, ich seh's ja ein!

Vier Tabletten Falithrom. Warum? Gegen Blutgerinnung! Die muß ich jetzt täglich schlucken.

Freitag, den 17. September 1976

Will versuchen, wieder was in mein Heft zu kritzeln. Rechter Arm steif, tut weh, Brustkorb verbrennt bis zum Hals. Der Schmerz in der Achselhöhle macht sich erst heut bemerkbar. Aber ich sehe, ich habe noch die Stunden vor der Operation nachzutragen: Dienstag also, vor der Operation, schluckte ich wie an jedem Morgen meine Pille. Schwester Hanna antwortete auf meine Zweifel: »Weiterschlucken, weiterschlucken, klar!« Kurz vor der Operation fragte mich die Stationsärztin, ob ich nichts getrunken habe, ich sage: »Nur einen winzigen Schluck Wasser, wegen der Pille!« – »Was?« ruft sie. Und dann: »Was werden Sie dem Anästhesisten sagen, falls er Sie fragt?« – »Die Wahrheit!« sage ich kühn. Sie zieht mich in den Aufenthaltsraum, wo wir allein sind, und beschwört mich: »Sie werden nichts sagen, hören Sie? Sie sind ein Sonderfall, Sie müssen heute operiert werden!« – »Schön«, sage ich, bemüht, ruhig zu bleiben, »wenn Sie die Verantwortung übernehmen?« – »Ja, die übernehme ich.« – »Na, dann schweig ich also!«

Besser wäre gewesen, sie hätten sich vorher den Kopf zerbrochen, was mit der verdammten Pille geschehen soll. Habe allen in den Ohren gelegen, keiner konnte mir eine entschiedene Antwort geben. Warum setzen sich die Ärzte nicht zusammen? Arbeitet denn jeder für sich allein? (Nach der Operation ist ein Arzt entsetzt, daß ich die Pille noch nehme, sagt aber: »Weiterschlucken bis zur Regel, dann werden wir sehen ...«)

Danach geht's ruckzuck, sie rennen mit der Spritze hinter mir her, weil ich wieder ein Fenster suche, legen mich ins Bett und schieben mich hinüber in den OP, da kann ich mir alles anschauen, ohne daß ich von der Wirkung der Spritze etwas merke. Ich sehe den großen Waschraum, wo einige Ärzte schon ihre Hände bürsten, mit Tüchern vor dem Mund.

Im Operationsraum stehen drei OP-Tische nebeneinander, ich bin der erste Patient. Der Anästhesist fragt mich freundlich, ob ich Angst habe. Ja, sag ich. Er beugt sich über mich, mit einer Maske: Das sei Sauerstoff, erklärt er mir. Ein anderer sticht die Nadel in den linken Arm und läßt mich am Stethoskop mein Herz klopfen hören. Dann strömt was Heißes durch die Venen in den Brustkorb ... Aus!

Die erste Erinnerung danach ist Schüttelfrost, und jemand fühlt meinen Puls. Dann ist alles wieder verschwunden. Am Nachmittag nehme ich wahr, daß ich unter anderen Frauen bin, die wie ich eine Nasensonde haben. Sauerstoff, künstliche Ernährung, ich krieg den »Tropf«, genau kann ich mich nicht erinnern. Unendlich lange hängen die Flaschen über mir, und ich schaue unruhig zu, wie die farblose und die rote Flüssigkeit aus der Flasche in den Schlauch tröpfeln. Mir ist sehr mies.

Und dann das Gefühl im eng umschnürten Brustkorb: *Die Brust ist weg!* Und ich verbrenne.

Ich breche, breche, den Rest des Tages und die Nacht über, möchte am liebsten gleich sterben.

Was die Ärzte sagen in den nächsten Tagen, deutet nicht nur auf Krebs hin, das ist jetzt sowieso eindeutig, sondern daß sie offenbar nicht alles erwischt haben. Ich entnehme es ihren wortkargen Sätzen, die ich ihnen nach und nach entreiße. Ich löchere sie mit Fragen, vielleicht sind sie das nicht gewöhnt. Vielleicht ertragen andere Patienten ihr Los apathisch. Warum schauen sie sich die Menschen nicht an? Warum kann man dem Kranken nicht seine Lage besser erklären? Vergeblich warte ich auf einen Trost, daß einer kommt und sagt: »Sie haben's jetzt schwer, aber es ist überstanden!«

Ich höre nur: »Befund erst in acht Tagen!«

»Wir hoffen.«

»Bestrahlung auf alle Fälle.«
Also sterben ...

Alles tut weh, wenn ich huste, denke ich gleich an Lungenmetastasen, der Bauch tut weh, furchtbare Schmerzen, also vielleicht Darmkrebs? Die Stimme ist weg, ich bin völlig heiser, hab ich den Krebs auch im Kehlkopf? Kein Mensch, der mich beruhigt: »Nach solchen Operationen hat man eben keine Stimme, funktioniert eben der Darm noch nicht richtig, sind die Schleimhäute gereizt, müssen Sie alles erst raushusten!«

Nichts! Bin ganz mir selber überlassen, meinem kaputten Körper und meinem Hirn, das nicht aufhört zu denken.

»Tief durchatmen«, sagt die Schwester, »sonst kriegen Sie Lungenentzündung!« Aber ich kann nicht durchatmen, es sticht im Bauch, jeder Atemzug sticht. Und ich atme durch. Ich denke an Hugo, den die Lungenentzündung erlöst hat.

Aber sterben, so plötzlich, ohne Dani groß bekommen zu haben? Eitelkeit genug, um zu überlegen, wer um mich trauern wird. Lange sowieso nicht. Bald bin ich vergessen.

Und neben mir zwei Mütter mit Kaiserschnitt, die haben's morgen überstanden und können ihr Kind begrüßen.

Gestern die Oma Breitscheit – die hab ich als Last empfunden, und heute bin ich selber dran!

Alle paar Stunden Spritzen, so daß man kaum zum Bewußtsein kommt. Ist das Morphium?

Seinen Tod in der Hand haben, denke ich, wenn ich aufwache, das müßte gut sein. Etwas finden, damit man selber Schluß machen kann!

Mit einemmal sag ich zur Schwester: »Schon wieder eine Spritze? Ich bin ja kaum erst aufgetaucht?« Aber sie hört nicht auf mich, und schon tauche ich wieder unter.

Und komm wieder herauf ...

Das Fenster ist offen, ein frischer Luftzug hüllt mich ein. Ich sehe das Zimmer, die Menschen, ich kann Menschen sehen ... Wie bewußt ich auf einmal das Leben liebe. Egal wie, es ist alles kristallklar um mich herum. Nur eine Woche noch oder ein halbes Jahr, aber hinausgehen können, einmal noch da herauskommen und seinen Weg selber bestimmen können! Habe wahnsinnige Angst vor der Auflösung und den Schmerzen und daß ich Fred und die Kinder bis zur Erschöpfung belaste!

Quälende Gedanken. Man muß im Leben für alles bezahlen. Am meisten für Glück! Wer sagte das? Leonhard Frank. Und was mit mir passiert, ist der Preis – wofür? Für Übermut und Anmaßung? Oder?

So hat Kitty dagelegen, genauso, mit Sauerstoffmaske und Flaschen, mit all diesen weißen Kitteln (für die du anonym bist, weil sie nicht mehr können, nicht mehr können, ach, ich versteh's ja) und mit ihrer Angst. Und auch sie war allein ...

Wie hab ich mich geplagt, jahrelang, den ganzen letzten Sommer, um nachempfinden zu können, was mit ihr geschehen ist, im Graben, in den sie stürzte, im Operationssaal, in ihrem Sterbezimmer. So, als könnte ich sie einholen, sie noch ein Stück begleiten. Jetzt weiß ich es.

Zum Weinen war ich zu erschöpft. Und als mir später die Tränen kamen, drängte ich sie zurück. Wenn du Theater machst, sagen sie dir nie die Wahrheit! Also Mut vortäuschen, Ausgeglichenheit, Heiterkeit. Und das hab ich auch durchgehalten. Und noch immer schlucke ich armer Hund die Pille. Ich spür, wie etwas in mir zu rasen beginnt, jedesmal, wenn ich das abscheuliche Ding geschluckt hab. Und immer wieder frag ich die Ärzte, ob ich die Pille weiternehmen soll. Niemand äußert sich. Aber das sind doch Hormone! sag ich. Darauf haben sie nur ein Achselzucken.

Noch immer hat mein Chirurg nicht nach mir geschaut. Und immer neue Ärzte und neue Schwestern. Und wer ist eigentlich verantwortlich für mich? Wer setzt sich einmal an mein Bett? Die Stationsärztin Frau Dr. R. tut es endlich, sie muß es mir angesehen haben, wie dringend ich eine Aussprache brauche. Natürlich lügt sie: »Das war kein Krebs, sondern Unruheherde, die sehr verstreut waren und zur Vermehrung neigen. Bestrahlung muß aus Vorsicht gemacht werden!«

Ich weigere mich mitzuspielen, man sollte doch den Patienten mehr Intelligenz zubilligen, ich frage: »Besteht die Möglichkeit, daß nicht alles entfernt wurde?«

»Nein!«

Ihre Haltung überzeugt mich nicht. Trotzdem gibt mir die Stationsärztin zum erstenmal etwas Mut! Und die stille Frau Behrens, die mit Kaiserschnitt beim Fenster liegt, schenkt mir nach langem Schweigen ein paar freundliche Worte, wie eine Spritze Optimismus.

Samstag, 18. September 1976

Ich lebe. Jedes Erwachen nach einer Nacht voll Schmerzen und Dumpfheit ist wie ein Wunder. Und ich fühle meine Kräfte wachsen. Noch erlaube ich mir keinen Übermut, man muß wachsam sein, und meine Skepsis, die Fred immer angeprangert hat, setzt mir ganz schön zu.

Tabletten schluck ich en masse, spür's auch in meinem überreizten Magen, täglich zwei oder drei Falithrom, acht Tabletten gegen Blutgerinnsel, eine Pille, merde! Drei Chlorofolin, dem Jossl zuliebe, weil er drauf schwört, es reinigt das Blut und stärkt die Gefäßwände, zwei Summavit, einige Schmerztabletten und eine Schlaftablette. Ohne die Blutflasche, die mir heut abgenommen wurde, geh ich schon ganz gut, aber schief und bucklig. In den Spiegel darf ich nicht schauen! Dem armen Fred spiel ich ein Theater vor, er soll mich nicht schwach sehen! Zum erstenmal kann er sich nicht beherrschen, weint er richtig. Er begreift jetzt erst, scheint es, was geschehen ist. Kann man es begreifen? Wie blind wir waren! »Du bist ein Stück von mir und ich von Dir, deshalb bin ich oft so unachtsam . . .«, schreibt er mir. Ich antworte darauf: »Man soll sich selbst auch besser behandeln. Schau, meine rechte Brust hab ich richtig liebgehabt! «

Wie lächerlich und kindisch wir uns benehmen, als wären wir zwanzig Jahre jung!

Schwester Christiane, während sie mich verbindet: »Nicht schauen!« Aber ich habe geschaut. Ein dicker, roter Schnitt, quer über den Brustkorb, bis in die Achselhöhle hinauf! Ich bin vielleicht zu schwach, um zu erschrecken. Bin wie ein verwundetes Tier, das sich totstellt, um nicht noch mehr verletzt zu werden.

Frau Kersten aus Genthin erzählt den ganzen Tag, egal, ob man schläft oder schreibt und keine Antwort gibt, sie muß einfach reden. Es klingt interessant, ich müßte alles aufschreiben, was sie erzählt, wenn ich meinen Kopf frei hätte für Menschengeschichten. Aber es geht mich im Grunde nichts mehr an, ich entferne mich. Und beneide ein wenig die Frauen, die weiter vom Essen und von der Mode sprechen, von Reisen und von ihren Männern. Ich weiß nicht, was mit mir geschieht.

Fred kommt endlich mit einem Auto, Erwin F. hat ihm seins geliehen, und Jossl kommt nun jeden Tag! Ein kleines, zwanzigjähriges Mädchen wird eingeliefert – eine Verletzung der Scheide, beim ersten Verkehr! Mußte genäht werden, die Kleine ist aber schnell wieder munter, liegt neben der redseligen Kersten und erzählt ihr das Abenteuer völlig unbefangen und mit allen Details. Was ihr Liebster für ein gewaltiges Ding hat und wie leid es ihr tat, daß er das ganze blutige Bettzeug wegschaffen mußte, bevor seine Frau nach Hause kam! Die Mutti des Mädchens wird telefonisch verständigt, kommt erschreckt angerannt und lacht dann kameradschaftlich, als sie das Malheur erfährt. »Ich hab geglaubt, weiß Gott was geschehen ist!« Und sie lacht beruhigt. Und zur Besuchszeit taucht auch der bärtige Zerstörer auf, ziemlich zerknirscht, aber wie er die Mutter lachen sieht, richtet er sich in seiner vollen Größe auf.

Zwei Negerärzte arbeiten auf unserer Station, einer ist ein gutaussehender, kräftiger Mann. Die alte Kersten nennt ihn zärtlich, aber auch ein wenig geringschätzig: »Mein Lumumba!« Jemand bringt mir eine Rose nebst Brief von Christa W., – ich soll produktiv bleiben und nicht aufgeben!

Fred will heut gar nicht gehen. Die Nacht wird unruhig werden, draußen zieht ein Gewitter auf. Lumumba bringt uns eine neue Patientin, aus einem anderen Zimmer, Frau G., aus Kleinmachnow. Mitten in der Nacht verläßt sie das Zimmer, weil jemand schnarcht.

Montag, 20. September 1976,
sechster Tag nach der Operation

Heut zieh ich mein eigenes Nachthemd an. Hatte süße Träume von meinen Brüsten. Wer liebt sie denn jetzt noch . . . Tagsüber denke ich nie an meine Brust, nur ans Leben! Ich rücke zum Fenster vor, weil die stille Frau B. in die Wochenstation verlegt wird, endlich zu ihrem Baby. Die ersten Fäden meiner Wunde werden gezogen, der Drainageschlauch kommt heraus. Unter der Achsel blubbert noch ein wenig Gewebeflüssigkeit, die sich gestaut hat. Zum erstenmal gehe ich aufrecht und mit Schultertuch, blaß noch, aber nicht mehr so spitz im Gesicht. Im Moment bin ich die einzige Brustoperierte hier auf der Station, aber sie sagen mir, daß es viel mehr Fälle gibt, als man denkt. Ich fürchte manchmal, ich bin nicht richtig hier, die Chirurgen haben zu wenig Erfahrung mit dieser Operation. Aber die volle Wahrheit werden wir wohl nie erfahren!

Heut mein erster Besuch: Annerose, sie ist etwas hilflos und findet, daß ich gut aussehe (mein Gott, was sollen die Leute wirklich sagen, für jeden ist es eine neue Situation!). Sie erzählt mir von unseren gemeinsamen Freunden, von dem Problem Horst-Rüdiger, ich kann's aber in meiner Lage nicht als Problem sehen, sie leben doch und sind gesund! Bin erschöpft und geh ins Bett. Dann kommt Christa W., mit ihr sitze ich eine Stunde im Vorzimmer, packe über die Dinge aus, die ich hier beobachte und erlebe, sie spricht mir Mut zu und nennt Fälle, die es überlebt haben ... Und dann kommt Fred. Er ist sauer, weil ich von den Besuchern schon völlig erschöpft bin. Er bringt mir Leckerbissen und Bücher und Briefe von Freunden, viele Briefe, voll Sorge um mich. Wann werde ich ihnen allen antworten können?

21. September 1976, Herbstbeginn

Habe in verschiedenen Erzählungen genascht, aber im Augenblick finde ich nur Erleichterung bei Saul Bellows ›Regenkönig‹, den ich wie einen guten Wein genieße, der das Blut wärmt. Morgens um sechs mache ich fünf Kniebeugen und Armübungen. Es gibt hier im Augenblick keine Physiotherapeutin, die den Operierten zur Verfügung steht. Die Schwestern treiben mich an: »Bewegen, bewegen, mit dem Arm turnen, sonst bleibt er steif!« Nachher bin ich völlig erschöpft und versinke, sinke in ein strahlend weißes Loch ...

Die Aussicht, in die Station V verlegt zu werden, die Geschwulstabteilung (deren Namen nie genannt wird!), alarmiert mich. Nein, nein, alles, nur nicht die Gespräche der Krebskranken! Der Arm schwillt an, ich zeig es der Schwester, sie sagt: »Turnen, turnen müssen Sie!« Aber es schmerzt jetzt mehr, und ich verlange einen Arzt. Der Arzt stellt eine Entzündung fest. Und den histologischen Befund hat er in der Tasche. Er ist günstig, die andere Brust ist frei, auch nichts im Drüsengewebe.

»Ist das wahr?«

»Seh ich so aus, als ob ich lüge?«

»Nein, aber ich weiß doch, wie die Klinik so etwas handhabt!« Er zeigt mir den Befund. Darauf ist ein »carcinom solide« bestätigt und noch einige medizinische Termini, die ich natürlich nicht verstehe, also was nützt es mir?

»Und was ist mit den Bestrahlungen?« bohre ich weiter.

»Darüber reden wir später. Hier bleiben Sie noch zwei Wochen, dann ist meistens Erholungsurlaub. Unsere Bestrahlungspatienten sind mehr zu Hause als in der Klinik!«

Heut war ich zum erstenmal im Keller, zwei Stockwerke tief, zum Telefonieren und in der HO, um vielleicht etwas Obst zu bekommen. Fred ist heut zum erstenmal nicht gekommen, gewöhnt er sich schon an meinen neuen Zustand? Ich versuche Fred anzurufen, habe große Sehnsucht nach der Familie, aber keiner ist da. Ich weine. Um halb zehn ruf ich wieder, und da kriege ich Jossl, er war mit Dani bei Freunden zu Besuch!

Über meine Verzweiflung schreibe ich nicht. Ich verdränge das Ungeheuer und rede von Alltäglichem. Mir scheint, ich lebe, weil ich es noch nicht begriffen hab. Dazwischen immer wieder Eintauchen in die große Angst!

Mittwoch, 22. September 1976

Diese Nächte, diese Angst und mein Grübeln über die Ärzte, ihre Unsicherheit, ihr Tappen im dunkeln. Vielleicht müssen sie die Kranken belügen, nicht jeder erträgt die Wahrheit. Aber dann sollten sie sich zusammensetzen und sich darüber einigen, *was* sie sagen. So erfährt der Patient, der beobachtet und nachdenkt und Fragen stellt, bohrende Fragen, erfährt er nur ein Mischmasch von Andeutungen, halben Lügen und Widersprüchen, aus denen die Hilflosigkeit und oft auch die menschliche Unreife der Ärzte spricht. Und dann ist der Kranke verunsichert und versinkt in Angst. Angst, hab ich einmal gelesen, kommt aus Nichtwissen. Gewiß, Angst kann auch aus Wissen kommen. Aber wann und was ein Kranker wissen soll, das müßten die Ärzte sorgfältig bestimmen und verantworten können. Aber sie interessiert nur der Tumor, und das ist niederschmetternd!

Sind Krebszellen schon unterwegs, haben sie sich bereits irgendwo angesiedelt? Dieses lautlose, schleichende, schmerzlose Zerstörungswerk! Bei der Visite frage ich den Stationsarzt nach möglichen Metastasen.

»Momentan ist mit Metastasen nicht zu rechnen!«

Also später vielleicht ...

»Und das Alter des Tumors?«

»Tumore wachsen verschieden, und man kann aus der Größe keine Rückschlüsse auf das Alter ziehen. Wenn Krebszellen unterwegs sein sollten, kann man es erst feststellen, wenn sie sich irgendwo angesiedelt haben. Aber wir können sie vielleicht auch daran hindern, sich festzusetzen!«

So also ist das Falithrom zu begreifen. Die gute Schwester Christiane ermuntert mich: »Aber Sie haben doch einen prächtigen Befund. Krebszellen sind nirgendwo unterwegs, sonst hätte der Histologe die Austrittswege gefunden!«

Gott, wie herzerfrischend sie lügt und wie treuherzig ich ihr zuhöre! Ich tu so, als finge ich zaghaft zu glauben an. Und ein Teil von mir ist ja auch bereit dazu und tief dankbar, während mein Mißtrauen Wache hält. Die Schwestern mühen sich redlich, meine Bedenken zu zerstreuen, und die Ärzte fallen auf meinen Wissensdurst herein und geben wissenschaftliche Erklärungen ab, ohne zu merken, wie sie sich manchmal in Widersprüche verwickeln. (Gewiß stellen nicht viele Patienten so viele Fragen!) Und aus alldem und einigen anderen Zutaten backe ich nun das Brot meines neuen Lebens.

Heut wieder drei Besucher. Annerose schaut herein, verlegen und unbeholfen wie alle in diesen Tagen, und bittet mich, Fred nichts von ihrem Besuch zu sagen. Telefonisch wimmelt er alle ab, läßt möglichst keinen Besuch zu mir kommen. Kaum ist Annerose gegangen, schlüpft Sonny herein, genauso betreten und sprachlos. Wie sie alle stottern und um die wirklichen Fragen herumlavieren. Wie wenig sind die Menschen vorbereitet für das Unglück ... Endlich kommt Fred. Er sagt, er sei seit gestern optimistisch, und ich glaub es ihm!

Donnerstag, 23. September 1976

Heute kein Besuch. Ich schreibe wieder Briefe. Mit Frau G. auf die Dachterrasse, die Sonne brennt. Dann auf die Waage, in der Spitalskleidung und mit Schuhen wiege ich nur 61 Kilo. Lese im ›Regenkönig‹, meine tägliche Lockerungsübung.

»›Grun-tu molani‹, sagte die alte Königin.

›Was? Was sagte sie?‹

›Sie sagte, sie darben nach Leben. Grun-tu molani. Der Mensch darbt nach Leben.‹«

An Ernst R., Paris

Lieber Ernst,

Du bist der erste, dem ich schreibe. Ich versteh, daß Du geschimpft hast – erst Freunde erschrecken, dann schweigen. Aber ich will Dir nun mein Schweigen erklären: Ich hab Pech gehabt, hab das Glück zu lange beansprucht. Man hat mir vor ein paar Tagen eine Brust abgenommen, weil's doch Krebs war. Jetzt bleib ich noch eine Woche hier, dann bekomme ich Urlaub, um mich zu Hause ein wenig zu erholen, und dann werde ich in eine andere

Klinik überwiesen, zur Bestrahlung. Fred bemüht sich mit Hilfe von Freunden, ein Bett in Berlin-Buch für mich zu bekommen, wo die Versorgung der Kranken besser zu sein scheint. Genau weiß ich nicht, ob ich Bestrahlungen bekomme und wie lange.

Man hat uns gesagt, mein Befund wäre »prächtig«, aber das sagen sie allen Frauen, also hab ich Grund zum Zweifeln. Was soll ich Dir erzählen, Ernst, da reichen Worte nicht aus, und es geht rauf und runter, von Tapferkeit und großem Aufschwung (manchmal fühle ich mich seelisch und geistig unerhört wohl und glücklich) bis auf den Grund der Bitterkeit. Die ersten Tage waren grausam, da dachte ich, es geht zu Ende. Ich hatte ja keine Ahnung, wie man sich nach so einer Operation fühlt, deutete mir alles falsch, und kein Arzt hat mir eigentlich moralisch geholfen! Mein erster Fernsehabend (nur eine halbe Stunde gestern abend, um mir zu beweisen, was ich schon alles kann) bescherte mir ausgerechnet einen schwedischen Spielfilm über eine Krebskranke, die durch Liebe gesund wird. Das hat mir sehr geholfen, ich hab wieder Hoffnung, daß es einen Weg gibt. Seitdem hab ich eigentlich keine Angst mehr, nur nachts ... Diese letzten Wochen waren die dichtesten in meinem Leben, ich möchte sie nicht missen – vorausgesetzt, daß ich davonkomme! Die Menschen machen sich ganz falsche Vorstellungen von so einer Krankheit und benehmen sich überhaupt reichlich sonderbar und feig. Ich hatte viel Gelegenheit und Zeit, um das Verhalten der Leute zu studieren. Für Fred war's ein großer Schock, jetzt, glaub ich, hat er sich derfangt, und Dani, erzählt er mir, ist ziemlich selbständig geworden. Die Kinder haben schon lange gespürt, daß was Bedrohliches in der Luft liegt, und haben sich gut verhalten. Dani macht seine Schulaufgaben, nur das Russisch ist für ihn nicht zu derpacken! Für einen Legastheniker war das vorauszusehen! Der Gedanke an Dani hat mich am meisten leiden gemacht, ich hab das alles verdrängt, sonst wär ich verrückt geworden. Stell Dir vor, wenn Fred auch ein Unglück zustößt, steht Dani ganz allein da in einem fremden Land!

Was wirklich mit einem los ist, sagt dir kein Arzt, auf dem Gebiet wird alles mit Schweigen bedeckt. Aber man kann die Schwestern ausfratscheln, ich war ziemlich hartnäckig. Die meisten anderen Frauen wollen es anscheinend gar nicht wissen, lassen sich erstaunlich leicht betrügen, da gibt es eben »Vorstadien« und »gutartige Geschwülste« oder irgendwas »Zusammengewachsenes«, das entfernt werden muß, und das alles in einer Abteilung, wo hauptsächlich Geschwulstkranke liegen, alles wird bereitwillig geglaubt. Natürlich versteh ich's. Und ich ertrag diese beschissene Wahrheit ja auch nur, weil ich entschlossen bin, noch sehr lange zu leben, jetzt erst recht, jetzt weiß ich ja mehr vom Leben als die andern. Mit diesem Wissen werd ich doch nicht ins Gras beißen, net?

Nach diesen feurigen Reden verabschiede ich mich von Dir, lieber Ernst, um mich ein bissl auszuruhen, ich umarme Dich herzlich,

Dich und Ate

Heut bin ich viel unterwegs, schone meinen Arm wenig, mute ihm fast alles zu, gegen sein Gemecker. Zieh nur, ich bin stärker als du, du folgst mir, basta!

Blumen von Günter K. per Fleurop, dann Frau N.s Bruder, der mir das Manuskript ›Guten Morgen, du Schöne‹ bringt, ohne Büroklammern, ohne Seitenzahlen, ohne Klemmdeckel. Wie soll ich das im Bett lesen können, bin wütend auf die gedankenlosen Gesunden, die sich nicht ein bißchen in meine Lage versetzen können!

Gehe aufrecht, als ob mir links und rechts zwei Flügel gewachsen wären, justament! Bemale mir die Lippen und Wimpern, kämme mich, tadellos, obwohl die Wunde protestiert.

Krebskranke sind stolz und mißtrauisch, als Kompensation, andere müssen um sie werben, müssen sich Mühe geben! Ich bin *zwei Menschen:* nachts verzweifelt, tags, wenn die Sonne scheint, glücklich, glücklich!

Heut war ich besonders glücklich, weil ich mit der G. lachen konnte, weil mir meine braunen Beine in der Sonne gefielen, weil ich aufrecht gehen kann, weil der Ahornbaum vor unserem Fenster noch Blätter hat, weil die Pfirsiche so gut schmecken, weil ich Frau R., die eben erst ihre Operation hinter sich hat, trösten konnte, weil, weil weil . . .

Wir sind jetzt nur vier Frauen im Zimmer, ein Bett ist leer, und man fragt sich mit Neugier und Bangen, wer wird in dieses Bett kommen? Wem wird das geschehen . . .

Freitag, 24. September 1976

Frau Dr. L. nimmt schmerzlos die letzten Fäden heraus, der Panzer um die Brust kommt weg. Über die Wunde nur noch etwas Mull, mit Pflaster befestigt. Jetzt erst sehe ich, begreife ich, die bessere meiner beiden Brüste ist weg, – ach, die andere ist schon seit Kittys Geburt von einer Narbe gezeichnet! Frau B. geht nach Hause, in den Betten gegenüber liegen jetzt zwei Schwestern, Monika und Petra, beide noch nicht achtzehn, und ein drittes Mädchen, Kinder noch, und alle drei wegen Schwangerschaftsunterbrechung hier!

Nachmittag kommt Fred, draußen regnet es. Meine Brustwarze zieht, obschon sie nicht mehr da ist. Fred erzählt vom Bergman-Film ›Szenen einer Ehe‹ und frißt mir wieder das Abendbrot weg. Er behauptet, er habe immer Appetit, wenn er mich sieht! Na schön, aber er ist zerstreut und abwesend wie immer. Seine dicke Haut wird mir auch künftig zu schaffen machen, während meine immer dünner und durchlässiger wird. Bin sehr verletzbar geworden. Es ist eine Wunde, daß Sonny einfach abgesagt hat, wegen Schnupfen, es ist eine Wunde, daß Frau K. mein so ordentliches Manuskript in diesem Zustand abgegeben hat. Und daß sie heute die beiden Frauen in ein anderes Zimmer verlegt haben, mit denen ich so gut reden konnte! Ich komme aus dieser Verlassenheit nicht heraus, sie ist schwerer zu ertragen als meine verlorene Brust! Ich besuche Frau B. und Frau G., vielleicht hilft mir ein Gespräch.

25. September 1976

Wieder Sonne. Wir Frauen besuchen uns gegenseitig, mit den kleinen Mädchen kann ich nichts anfangen, sie sind einen Tag nach dem Eingriff wieder flott, machen die Station unsicher, sind kaum auffindbar, lachen, haben Unfug im Kopf, diese Spatzen – aber Liebe ausprobieren! In alles müssen sie schon ihre frechen Nasen hineinstekken.

Durch die Besucher am Nachmittag dringt zu wenig Außenwelt herein, sie sind nicht offen genug. Ich *darbe*, ich *darbe*, wie der ›Regenkönig‹. Habe Schrumpfträume, alles ist geschrumpft, das Leben ist fast ausgetrocknet. Ich darbe nach Leben. »Grun-tu molani.«

Der Oberarzt von Station 5, wohin ich verlegt werden soll, kommt zur Visite. »Wann Sie nach Hause gehen können, entscheiden wir auf unserer Station!«

Habe an Christa W. und nach Wien geschrieben. Möchte, daß einer kommt, an dessen Leben ich mich festsaugen könnte. Lebenstransfusion! Mein Uterus drückt seit gestern. Ein ziehendes Gefühl, wie damals vor der Fehlgeburt. Und alles beunruhigt mich, man hat zuviel Zeit, seinen Körper und jede Veränderung zu beobachten. Finde es seltsam, daß noch niemand nach meinem Befund gefragt hat, nur die Annerose. Oder ist für sie alles klar, haben sie mich schon aufgegeben? Erwarten sie nichts mehr? Was bedeutet das Schweigen, mit dem sie alles zudecken?

Gehe zum erstenmal mit Frau G. in den Garten zur Spree hinunter. Rechts die vertraute Weidendammerbrücke und das BE, links die Museumsinsel. Atme draußen viel freier, trotz Schmerzen. Gespräche über Gott und die Welt, vor allem über Gott. Das Grun-tu molani aus dem ›Regenkönig‹ geht mir nicht aus dem Kopf, es färbt meine Stimmung, wirft ein exotisches Licht auf meine verstörte Welt.

Da kommt Christa, steht plötzlich neben meinem Bett, wo ich lese. Ich bin so erschüttert, daß jemand zu mir kommt, daß ich ihr um den Hals falle wie ein Kind. Fasse mich aber schnell, gehe mit ihr in den Garten hinunter, wo sehr viel Unrat herumliegt. »Warum erzählst du nie von dir?« frag ich Christa.

»Du, das muß ein Defekt sein, ich kann's nicht!«

»Brauchst du's oder brauchst du's nicht?«

»Ich habe meinen Mann!«

Beim Abschied drückt sie mich länger als sonst und sagt schüchtern: »Ich hab dich gern!«

Sonntag, 26. September 1976

Meine Berliner Spatzen sind ausgeflogen, treiben sich auf den Gängen herum, scherzen mit den jungen Schwestern oder sitzen im Fernsehraum und sehen einen Krimi. Ich kann allein im Zimmer zum erstenmal Musik hören. Und draußen scheint die Sonne! Alles stimmt mich friedlich.

Endlich habe ich einen neuen Verband bekommen, das tut gut, obschon die Wunde in der Achselhöhle mir Sorgen macht. Ich bitte Dr. A., sich das anzusehen! »Das ist alles fest«, sagt er, »sieht gar nicht so schlecht aus, die Achselhöhle heilt fast nie problemlos!« Natürlich muß er das sagen. Sie haben die Neigung, alles zu bagatellisieren.

Jossl war heute lange da, und wir waren ganz offen füreinander! Saßen an der Spree, auf einer versteckten Bank, wie ein Liebespaar und küßten uns. Fred hat den Bergman-Film ›Szenen einer Ehe‹ zum zweitenmal gesehen. Es stimmt ihn optimistisch, trotz aller Skepsis in dem Film. Wir freuen uns auf unser gemeinsames Leben, sind sehr wach und glücklich. Ich hab ihm oft unrecht getan, wenn ich ihm vorwerfe, er sei »gepanzert« gegen mich. Er ist häufig müde und erschöpft von den Strapazen. Kann man ihm das vorwerfen?

Ich fühle mich stark. Auch Bertis Brief hat mir Mut gemacht. War das alles eine Prüfung? Mir ist, als hätte ich neue Augen, mit einem ruhigeren, tieferen, zärtlichen und brennenden Blick! Ich empfinde mich als einen Menschen, der in keiner Weise bemitleidenswert ist, jedenfalls nicht von den Lahmen und Blinden!

28. September 1976

Eigentlich ist jede Frau interessant, wenn man Kraft hat, sich mit ihr zu beschäftigen. Hier ist Frau E., sechzig Jahre alt oder noch nicht ganz, aber wirkt alt und müde, brustoperiert wie ich, eine begeisterte Kommunistin. Bankierstochter aus Berlin, emigrierte nach England, nach dem Krieg war sie Korrespondentin in Bulgarien und in der Schweiz. Sie bekommt viel interessanten Besuch, und sie stellt kitzlige Fragen, wie ich das sehe, und das. Nicht in allem sind wir einer Meinung. Heute wird sie von der Physiotherapeutin aus der Entbindungsstation behandelt. Die bearbeitet ihre Beine, und während Frau E. stöhnt, fragt sie: »Gibt's schöne, gesunde Babys?«

Ich riskier, von der Möglichkeit zu reden, weiterhin in Buch behandelt zu werden. Die Frauen sagen mir, das wäre ein Vertrauensbruch, das dürfe man nicht! Aber ich halt es hier nicht mehr aus, ohne einen Arzt, an den man sich halten kann. Hier ist alles anonym, die Patienten und die Ärzte. Eine Atmosphäre, in der ich nicht gesunden kann!

Unser Frühstücksgespräch endet heut ein bissl heftig, bei politischen Disputen, weil Frau T. neben mir beim Zoll arbeitet und keine abweichenden Meinungen duldet. Sie lebt in einer heilen Welt. Gut für sie. Frau B. ist

Auslandskader, wie mir jemand flüstert, sie geht mit ihrem Mann für fünf Jahre nach Brüssel. Sie und Frau E. halten sich zurück, wenn ich mit meinen spontanen Äußerungen dazwischenfahre. Na schön, ich werde es nicht mehr lernen, jeden Satz auf die Goldwaage zu legen, bevor ich ihn loslasse!

Die Physiotherapeutin turnt endlich auch mit mir. Und wir erfahren herrliche Dinge aus der Entbindungsstation. Zwei Welten, und so nahe beieinander . . .

Mittwoch, 29. September 1976

Großer Regen weckt uns, um fünf schnattern sie schon im Dunkeln. Der Arzt untersucht mich zum erstenmal gründlich. »Die Wunde können Sie nicht zu Hause versorgen, es kann zu Subinfektionen kommen. Frühestens Montag . . .«

Was das bedeutet, ob irgend jemand verstehen kann: Montag bei Jossl und Dani! Und es hat Stunden gegeben, wo ich glaubte . . . Plötzlich steht Fred im Flur, vormittags schon, will endlich mit dem Chefarzt reden, bevor er nach Buch fährt und die Überweisung in Gang bringt. Mit welchen Argumenten? Soll man die Wahrheit sagen? Kann man nicht auch die Lage der Ärzte verstehen? – Wir essen im Flur zusammen Kartoffelsuppe und Bockwurst, danach brüh ich Kaffee für uns, aber noch ist kein Arzt zu sprechen.

Habe mit der Stationsärztin wegen der Pille gesprochen. »Egal ob ja oder nein, auf gar keinen Fall dürfen Sie jetzt schwanger werden, wir können Ihnen ja später eine Spirale einsetzen!« Also höre ich endlich mit der Pille auf, zu der kein Arzt eine Meinung hat. Mit Fred gehe ich abends auf die Straße hinaus, zum erstenmal, bin ganz benommen davon. Wir spazieren langsam durch die Friedrichstraße, trinken Kaffee in einem kleinen Café, fast wie ein Bistro. Aber heut wirkt alles berauschend auf mich und verfremdet ... Was für eine Welt, nur zehn Schritte von unserer Klinik entfernt!

Fred war in Buch, sie nehmen mich auf, es ist alles geregelt!

30. September 1976

Nach dem herrlichen Frühstück am Tisch mit den Frauen (man fängt gerade wieder ein normales Leben an!) holt man uns drei, Frau E., Frau S. und mich, auf die Station V, es ist wie die Vertreibung der Kinder Israels! Hab nicht gedacht, daß mich das so umschmeißen wird! Zum erstenmal muß ich richtig weinen und hab Mühe, es zu verbergen. Ein Zimmer mit sechs Betten, kein warmes Wasser, schäbiges Mobiliar, rostige Nachtkastln, wie in der Kaserne, miese, besudelte Matratzen ... Sie sagen, es lohnt nicht mehr, neue Sachen zu kaufen, da eine völlig neue Charité gebaut wird. Aber wann? Lärm von der Straße herauf, weil die Brücke vor dem Museum repariert wird, das Zischen der Schneidbrenner, Klopfen, rauhe Männerstimmen. Neben mir eine todkranke Frau und eine andere, die starke Bestrahlungen bekommt.

Bin also angekommen, wo ich hingehöre! Auf der Krebsstation! Die Frauen sehen ganz anders aus als drüben, grau, trüb, hoffnungslos und mürrisch. Vom Bett aus seh ich den Fernsehturm und die Hochhäuser hinter dem Park. Ich muß das Wochenende zu Hause verbringen, sonst werd ich verrückt! Jetzt liege ich hier im vierten Zimmer und habe sechs Betten gewechselt.

Frau M. besucht mich, sie stellt neugierige Fragen. Ich antworte ausweichend, sage ihr, daß sie mich später in der Rössleklinik besuchen kann. »Ist es so schlimm?« fragt sie. »Ich bewundere Sie!« Aber wie sie das sagt ... Manche Leute können fragen, was sie wollen, es ist immer falsch. Ich spüre den leisesten Mißton heraus. Die Menschen haben es nicht leicht mit mir!

Dann die Christa, sie fährt morgen nach Tübingen. »Schweren Herzens«, sagt sie. Und dann kommen Anne und Horst, und Horstl schenkt mir seinen geliebten Stoffhund Wuschel. Ein großes Opfer, wie ich begreife. Wir essen draußen zusammen, lachen viel. Christa hat sich unser Geblödel eine Weile lächelnd angeschaut, dann ist sie gegangen.

Freitag, 1. Oktober 1976

Ein kalter und feuchter Tag. Die »berüchtigte« Schwester R. ist aus dem Urlaub zurück, fegt wie ein Wirbelwind durch die Zimmer und versucht schimpfend die alte Ordnung herzustellen, die angeblich völlig eingerissen ist! Bei mir gibt's gleich einen Disput:

»Was ist denn das für eine Gummiunterlage?«

»Die war in meinem Bett!« sage ich.

»Die muß wieder rein!«

»Nein«, sage ich, »ich hab's an der Brust, sonst nirgends!«

»Trotzdem, der Gummi muß wieder im Bett sein!«

»Der muß nicht im Bett sein«, entgegne ich störrisch und merke, wie ich am liebsten meine Wut auf sie losgelassen hätte. Sie schaut mich an und geht. Großartiger Sieg. Aber bald merke ich, was mit ihr los ist. Ich kenn diese Art Schwestern, sie sind nicht die schlechtesten, nehmen ihre Arbeit und Verantwortung sehr ernst, zeigen sich kühl und unbewegt, aber in Wahrheit sind es Frauen, die für diesen Beruf geschaffen sind und sich aufopfern. Sie arbeitet schwer und möchte, daß ihre Arbeit respektiert wird. Gewiß sieht sie die Mängel, mit denen sie selbst stündlich zu kämpfen hat. Aber sie läßt sich nicht darauf ein, wie andere zu jammern, sie packt zu und arbeitet, dient den Kranken, unermüdlich.

Der Chef untersucht mich: »Nein, die Wunde ist noch gefährdet, Sie können zum Wochenende nicht nach Hause gehen!« Bin völlig erledigt. Glücklicherweise kommt Fred schon am Vormittag und spricht mit dem Chefarzt, bittet ihn, die Befunde nach Buch zu schicken!

Wir gehen miteinander hinaus. Mittagessen im Hotel »Johannishof« unter gutgekleideten Ausländern. Nicht gerade die Atmosphäre, die wir lieben, aber heut nehmen wir alles in Kauf. Mein Arm tut weh, behindert mich, und ich verschütte Wein. Ich könnte heulen, aber Fred tröstet mich: Wein verschütten sei keine Sünde! Danach ein Rundgang durch die Straßen, und gucken auch in Läden, obschon mich das alles nicht interessiert. Es ist weit weggerückt und in einem fremden Licht. Aber wir sind lustig und verliebt, benehmen uns wie ganz junge Leute, sind froh, zusammen zu sein! Fühle mich wie beim ersten Rendezvous. Während Fred in ein Geschäft geht, um Zigaretten zu kaufen, warte ich draußen, glücklich, wie auf meinen Geliebten ...

2. Oktober 1976

Nur noch zwei Tage, wie werde ich die rumkriegen! Das Gemurmel der Frauen, das Stöhnen, die pausenlosen Gespräche über ihre Krankheit, wie lange kann man das ertragen? Ach, diese Unwissenheit, dieses Rätselraten. Eine Angewohnheit vieler Frauen: rücksichtslos zu reden, auch wenn andere schlafen oder lesen wollen oder einfach der Ruhe bedürfen. Ob sich die Gesunden draußen vorstellen können, wie diese Art von Gefangenschaft ist – krank, elend, geschwächt – und zusammengepfercht mit Menschen, die man sich ja nicht aussuchen kann ... Nein, ich habe mir vorgenommen, mich nicht zu beklagen!

Sonntag, 3. Oktober 1976

Frühstück mit Frau E. im Flur. Zwei junge Frauen helfen den Schwestern, heute wird alles auf Glanz gebracht, denn es ist Besuchstag. Auch die Frauen bereiten sich vor. Wie wichtig jede Begegnung ist mit der Welt. Und die Menschen, die zu uns kommen, bringen uns diese Welt? Ach, wenn sie wüßten ...

Frau E. redet wenig von sich selbst, nur wenn man sie fragt. Sie hat ein interessantes Leben, viel Leiden, viele Enttäuschungen, sie jammert nicht, horcht, beobachtet andere. Ihre Intelligenz und ihre gute Haltung (trotz körperlicher Mißbildung) sind eine Erholung für mich. Wenn die dicke Bilasky da ist, plärrt den ganzen Tag das Radio. Niemand wird gefragt, ob es ihm auch recht ist. Ich hab mein Radio nach Hause geschickt, um die anderen Frauen nicht zu stören.

Oberarzt Dr. L., den ich wegen der Pille gefragt habe, sagt sehr entschieden: »Nein, keine Pille mehr!« Schön, aber warum muß *ich* diese Angelegenheit so hartnäckig betreiben?

Jede Krankheit wird hier bagatellisiert, jede Patientin hofft auf ein Wunder und fühlt sich als Ausnahme, glaubt den andern verloren, tröstet, erzählt Geschichten von Frauen, die das und jenes gut überstanden haben, und am Ende glaubt man selber daran. Wahrscheinlich ist es doch richtig, wenn die Ärzte ihre Befürchtungen für sich behalten und den wahren Befund verschweigen. Wenn ich wüßte, daß Krebszellen in der Lymphe sind, ich würde allen Lebensmut verlieren!

Hallo, Jossl, Du wirst heute kommen, aber ich will nicht warten, will mit Dir reden. Ich rede oft mit Dir, nachts, kannst Du mich manchmal hören? Ich weiß, daß Du mich hörst!

Hab ein paar alte Briefe ausgekramt und trag sie schon eine Weile in meiner Tasche spazieren. Heut hab ich darin gelesen und eine Nachricht von Dir gefunden, aus dem Jahr 1962, Du warst damals in W. und schreibst mir ein

Gedicht oder was das sein sollte, ich glaub, ich hab damals leichtfertig darüber gelacht. Heut seh ich es anders: »Ich kenn einen Baum«, schreibst Du, »ich kenn einen Wald und einen Berg. Ich kenn ein Haus und ein Zimmer darin, in dem nachts die Dielen knacken von der kalten Luft, die durchs Fenster hereinweht. Und ich kenn das Schweigen zwischen uns und unser Lauschen, auf den Wind, der draußen im Baumwipfel die dürren Blätter zum Rauschen bringt. Und deine zärtlichen Hände kenn ich, deinen Atem und deine duftende Haut. Und ich kenn den Schlaf, der uns einhüllt und deine tiefen Atemzüge, und dann den Schrei in der Nacht, das kurze Erwachen, deinen fliegenden Atem, die Angst, das Entsetzen in deinen Augen, und ich wecke dich mit meinen Küssen, und du findest wieder Ruhe und lehnst den Kopf an meine Brust. Und draußen der Wind in den Blättern ... Ich kenn einen Baum. Aber wo ist der Baum? Vergessen!«

Welchen Baum hast Du damals gemeint, Jossl, den am Predigtstuhl, vor unserem Holzhaus, oder meintest Du einen anderen Baum, ein anderes Haus, eine andere Welt. Egal. Ich hab nicht gelacht diesmal, hab es tief empfunden und ein wenig geweint über unsere verlorene Jugend.

Ich denke daran, wie Du immer meinen Stolz bewundert hast, Fred, schon damals, als ich ganz jung war. Du hast oft lang geschwiegen und mich im Dunkeln angeschaut. Und wie glücklich mich das machte! Dann sagtest Du: »Wie stolz du bist!« Und Du sagtest, daß Du meinen Stolz liebst. Damals lachte ich, ich fand das ziemlich gespreizt, ich war jung, sehr jung, hab nicht verstanden. Heut versteh ich es besser. Hab mir meinen Stolz bewahrt. Vielleicht durch Dich. »Du darfst dich nie treten lassen, niemals darfst du Kompromisse machen, die deinen Stolz und deine Selbstachtung verletzen!« Das hast Du damals zu mir gesagt.

Ich hab Dich lieb, Jossl, bis
zur Birke
Deine Mäxl

PS. Die Nächte sind jetzt angenehmer, ich komm mit einer halben Dormutil aus und ohne Schmerztablette. Und ich kann *auf der Seite* liegen! Welch eine Errungenschaft, welch ein Triumph! Das Schnarchen, Husten, Rascheln und Klappern mit Nachtgeschirren dämpfe ich mit Ohropax. Und das Fenster ist mein einziger Luxus. Bin ans Fenster gerückt, weil eine Frau entlassen wurde. Und der Spalt ins Freie, den ich mir erkämpft habe (um alles mußt du kämpfen, um eine Nase voll frischer Nachtluft, um ein wenig Ruhe, um alles, was einfach und kostbar ist), macht mich glücklich. Manchmal werfe ich nachts einen Blick hinaus, ich kann die Silhouetten einiger Türme sehen, und in den Wipfeln der Bäume vom Monbijoupark glaub ich, es rauschen zu hören. Ach, Fred, wie sich die Welt verwandelt hat!

Sonntag abend. Fred war hier, ich hab ihm den Brief gegeben, verschämt, als wär ich noch ein junges Mädchen. Er soll ihn zu Hause lesen! Fred holte mich runter in den Hof – was für eine Überraschung: Er hat Dani mitgebracht. Hab ihn seit Anfang September nicht mehr gesehen! Wir fuhren zum Presse-Café am Alex, dort ist die Luft erträglich, und man kann eine Weile die Menschen anschauen, ihr Gemurmel hören und durch die großen Scheiben die Hochhäuser betrachten, die Straßenkreuzung, diese fremde Welt, die mir entrückt ist ... Dani beobachtet mich: »Du hast so einen dünnen Hals, Mutti!« Und er schaut mich lange an, wie eine Fremde. Als ich eine Weile mit ihm allein bin, frag ich, ob Papa sehr nervös sei. »Ja«, sagt Dani, »besonders am Anfang, es war kaum auszuhalten. Aber er war ja selten da, meist unterwegs zu dir! Ich kann machen, was ich will, ich find's prima!«

Aber seine flatternden Augen verraten mir seine innere Unruhe. Er erzählt mir von einer Eins für eine Grammatikarbeit, aber von einer Vier in Russisch! Angeblich hat er gelernt, seine Hausaufgaben allein zu machen.

Um 16 Uhr wieder im Spital, und ich klappe zusammen, bleibe bis zum nächsten Morgen im Bett. Trotz Erschöpfung noch ein paar Notizen. Die Fieberkurven hängen nicht mehr am Fußende, die hat die Schwester und trägt sie nur zu den Visiten bei sich. Abends kam noch einmal der Stationsarzt herein, ich frage ihn nach den letzten Hb-Werten. Er ziert sich etwas. Dann sagt die Schwester: »11.0!« Also weniger als zuvor. Nur nach der Operation waren sie noch niedriger. Und Dr. L. sagt darauf: »Bis zehn Hb kann man ganz gut leben!«

Ganz gut leben?

Und die Schwester ergänzt: »Das Falithrom müssen Sie noch mindestens zwei Jahre nehmen!« Aber die anderen Frauen nicht – was hat das wieder zu bedeuten?

Montag, den 4. Oktober 1976

Visite und gründliche Untersuchung vom Chef persönlich. Dann eröffnet er mir: Er entläßt mich nach Hause! (Warum so plötzlich, hat er kein Interesse mehr an mir, weil ich die Klinik wechseln möchte? Es hieß doch, daß die Wunde erst heilen muß?) Na ja, die Wunde braucht noch ein bis zwei Wochen, um zu heilen! Und dann erst komme ich zum Bestrahlen! Schwester Gabi, die Prächtige, setzt ihren resoluten Ton an: »Aber, Frau Wander, das schaffen Sie doch auch zu Hause: im Kamillenbad spülen, Borsalbe drauf, keine Belastungen für den Arm und Gymnastik!«

Ach, und die Prothese, sagt sie mir nebenbei, bekomme ich erst nach den Bestrahlungen. Vorerst soll ich mir einen BH ausstopfen! Das alles ist keine Frage mehr, ich gehe nach Haus! Erzähle es Frau E., falle ihr in die Arme: *Ich darf ein paar Tage Leben probieren!* Jeden Tropfen Leben werde ich auskosten, Leben tröpferlweise, aber sicherlich hab ich mehr davon als viele andere Menschen, die nicht wissen, was Leben eigentlich ist!

An Ernst R., Wien
5. Oktober 1976

Zu Hause – ich bin zu Hause, Ernst, verstehst Du das? Zwischen zwei Kliniken. (Ich muß zu einer Nachbehandlung nach Buch, aber erst muß meine Wunde heilen, die Fred täglich verbindet. Er macht das sehr gut und mit liebevollen Händen!) Und ich genieße unseren Garten, leg eine Platte auf, bereite uns ein gutes Essen, schau mir Danis Aufgaben an. Alles ist fremd und wie verzaubert. Wir wissen nicht, was wir haben, erst wenn die Wände zittern und der Boden unter unseren Füßen wankt, wenn diese Welt einzustürzen droht, ahnen wir, was Leben bedeutet ...

Ernst, Du bist der erste, der von mir einen maschinengeschriebenen Brief bekommt. Das Schreiben ist sehr beschwerlich, denn der rechte Arm ist noch lahm, die Wunde in der Achselhöhle schmerzt und spannt, manchmal brennt der ganze Brustkorb, aber der Schmerz erinnert mich, läßt mich aufhorchen und mich besinnen!

Schöpferisch werden! So tun, als wär ich entkommen!

Laß einen Menschen drei Tage keine Schmerzen haben und er vergißt. Wir stumpfen rasch ab. Sind in nichts beständig. Man denkt, wenn man dieses Wissen um die Einmaligkeit jeder Stunde erworben hat, daß es ewig in einem bleibt. Aber es bleibt nicht, wir lassen uns bemogeln, bemogeln uns selbst. Und schon segeln wir wieder im alten Fahrwasser der Gleichgültigkeit. Es ist vielleicht eine Erklärung dafür, warum Tragödien keine sichtbaren Spuren hinterlassen.

Ich möchte Dir von den ganz kleinen Dingen erzählen, als wären es Sensationen: bei Tisch sitzen, Mozart hören und mit Fred eine Tasse Kaffee trinken, weißt Du? Du kennst das alles und wirst mich auslachen! Das wirkliche Leben, sagt mir eine Stimme, das ist jetzt und jetzt, nimm es in Empfang, wie es sich darbietet, auch mit Schmerzen, mit Angst und gleichzeitig mit allen Entzückungen, die man sich nur denken kann!

Im Spital hab ich gedacht: Wenn ich rauskomm, will ich nur mehr im Freien leben! Häuser, Mauern, Betten bedrücken mich. Im Bett sterben die Leut, sagt man in Wien!

Aber wir haben große Fenster und einen Garten, ein Stück Wald, leben fast im Freien und wissen das zu schätzen. In all den Jahren haben wir nie aufgehört, unsere Privilegien zu genießen und uns gleichzeitig dadurch bedrückt zu fühlen. Und wenn ich die Menschen sehe in den Straßen von Berlin, in ihrer blinden Hast. Was ist los mit ihnen, frag ich mich, haben sie nichts begriffen? Natürlich nicht, wie sollen sie ...

Daß die Menschen von Wünschen und Begierden nach Sachen verzehrt werden, ist nicht ihr größtes Gebrechen. *Haben* wollen und nicht rasch genug bekommen, scheint mir nicht das Hauptproblem. Viel schlimmer ist es, daß sie nichts zu *geben* haben. Auf eine kurze Formel gebracht: *Haben* wollen, aber unfähig sein zu *geben* – das ist das Dilemma! Fred hat ein schönes Wort bei Goethe entdeckt, das er unseren jungen Leuten unter die Weste zu jubeln versucht: »Nur einem Menschen, der nichts hervorzubringen vermag, dem ist nichts da!«

Noch ein Gedanke, entschuldige, ich hör bald auf – wir machen Sozialismus, wollen, daß es allen Leuten gut geht. Ist ja auch völlig in Ordnung. Aber als wir noch jung und arm waren und voller glühendem Enthusiasmus für unsere Sache – wie haben wir die Reichen und die Satten verachtet, die Arroganz, die Gleichgültigkeit, die Feigheit! Und heute erzeugen wir das alles in eigener Fabrikation: Wohlstand, Sattheit und auch Indolenz? Da stimmt doch etwas nicht!

7. Oktober 1976

Ernst, ich habe unterbrochen, Fred hat sich ein Auto geliehen, und wir sind ein wenig herumgefahren, haben Besuche gemacht, die Freunde wundern sich, in ihren

Augen stehen Fragen, aber sie wagen sie nicht wirklich zu stellen. Niemand ist vorbereitet auf ein so heikles Thema, sie weichen dem aus. Aus Angst, Rücksicht und Takt, oder ist nicht auch ein wenig Bequemlichkeit dabei, Selbstmitleid, falsche Empfindlichkeit? Man müßte über alles reden können. Wenn man drinsteckt wie ich, erwartet man, daß man es kann, weil es für mich alltäglich geworden ist. Aber hier beginnt der Graben, der mich von den Menschen trennt, die lieber auf der anderen Seite bleiben wollen. Die nicht wissen wollen! Aber vielleicht bin ich ungerecht.

Wir haben unser Auto im Sommer in Wien lassen müssen, Fred hatte eine Panne, und in der Werkstatt sagten sie, es lohne sich nicht, er soll sich ein neues Auto kaufen. So denken die drüben. Ganz einfach. Aber kauf mal ein Auto. Doch wir werden bald einen alten Fiat haben. Wenn ich nach Buch komme, es liegt auf der anderen Seite von Berlin, muß Fred ein Fahrzeug haben. Und damit ist er im Augenblick ziemlich beschäftigt!

8. Oktober 1976

Brief an Ernst nicht abgeschickt. Was soll's? Was fängt er damit an. Kann ich meinen Freunden diese Ausbrüche zumuten? Ich bin glücklich, ich bin am Ende. Ich stammle, predige, grüble, gebe Urteile ab. Ich bin in einem Zustand, den niemand begreifen wird. Ich genieße dieses Haus, das eine Last war, alle diese Jahre. Gehe vor die Tür und atme tief. Dani kommt dreckig und abgehetzt gelaufen, eine Katze auf dem Arm, die ihm zugelaufen ist. Eine fremde Katze. Aber er möchte auch eine Katze haben, bettelt er, wenn schon keinen Hund, dann wenigstens eine Katze. Natürlich verstehe ich das. Er braucht etwas zum Liebhaben. Wie er sie drückt und streichelt . . . Unsere Liebe ist schwierig und belastet und oft nicht zu verstehen. Eine Liebe voll von Forderungen. Eine Katze fordert nichts!

11. Oktober 1976

Liebe Christl und Herbert, hallo fans!
Das ist jetzt Danis neuer Gruß, bei Euch in Wien sicher längst überholt. Also, Euer Brief – telefonisch angekündigt – ist no immer net da. Dafür die Kartn vom Ötscher, da haben sogar die klawunzigen Farbbilder mein Herz höher schlagen lassen. Bin nämlich ausgesprochen geil auf frische Luft und »Gegend«. Renne nur draußen herum, kratze ein bißl im Garten, kümmer mich um die Staudn und alles mögliche, und das hat mein Gesundwerden sehr beschleunigt. Seit einer Woche, wo ich aus'm Spital gekommen bin, hab ich mich leiwand verändert, schau wieder frisch und normal aus, und die Leut auf der Straßn kriegn an Schreck, weil ich sie so enttäusch mit meinem guten Aussehn. Die habn sich eh saublöd verhalten, haben weggeguckt und sind mit'm Fahrradl vorbeigesaust, und wenn sie mich besuchen, reden sie von Gott und der Welt, nur net von meinem Krebs, net anmal die Frage: »Wie geht es dir?«, denn da könnte man auf schwieriges Gebiet geraten! Ist auch sicherlich die verborgene Angst der Leute: Mensch, wenn das so schnell geht ... das kann ja auch *mir* passieren! Und den Gedanken muß man natürlich schleunigst verdrängen. Na ja, ich verhalte mich anständig, belästige keinen, hab ja den armen Fred, der vieles abbekommt. Nachts schläft er jetzt in meinem Zimmer, hat dort sein Klappbett neben meiner Couch aufgeschlagen, und so schlafe ich ruhig und träume friedlich (letzte Nacht von einem Ausflug auf die Rax)! Fred hat auch meine Wunde prima kuriert, hätt es ihm nicht zugetraut! Erst hier zu Haus ist alles verheilt, so daß die Strahlen kommen können. Wir telefonieren jeden Tag nach Buch in die Klinik, kommen aber nicht durch. So hat sich meine Einweisung noch rausgeschoben. Nehme an, daß wir morgen hinausfahren, dann schreib ich Euch gleich, ob ich Strahlen krieg oder net. Okay? Telefonate mit Euch beiden haben mir gutgetan, mach's bei Gelegenheit wieder, aber laßt mich anrufen!

Drei Tage lang war ein junger Arzt aus Westdeutschland bei uns, er hat sich schon sehr lange angesagt, und so haben wir ihn eben aufgenommen. Es waren drei herrliche Tag, ein sehr angenehmer und gescheiter Gast, und wir haben schöne Ausflüge gemacht, in den Holler und in die Schwammerln und den letzten Kukuruz. Und ich war sehr stolz, daß ich mein »Thema« ausgeklammert hab, weil's für einen Arzt nix Schlimmeres gibt, denk ich, als auch privat mit Krankheiten belästigt zu werden. Ein Typ, der Euch gefallen hätt, sehr aktiv, lebt in einer Wohngemeinschaft, war grad bei einem Kongreß in Genf über Kindesmißhandlungen. Er studiert jetzt Soziologie und arbeitet in einer Gruppe, die ein Zentrum für geschädigte und sozial gefährdete Kinder aufbaut, nach einem Muster, das in Holland und England schon Erfolg hat. Na ja, läßt sich so in Kürze nicht erklären. Er hat seine Nase in verschiedenen Bürgerrechtsbewegungen drin, erzählte viel von Protestaktionen gegen die Atomkraftwerke drüben. Er sagt, hoffentlich fliegt bald eins in die Luft, damit die Gleichgültigkeit der Menschen aufgestört wird und die kommenden Generationen verschont bleiben. War eine bewegte Woche, noch nie hab ich so intensiv alles erlebt. (Obschon ich überhaupt nicht glaube, ins Gras beißen zu müssen, wir haben beschlossen, mindestens noch zehn oder fünfzehn Jahre gemeinsam zu leben und auf Dani zu achten!)

Dani ist zwar selbständig geworden, aber nicht konfliktlos. Kürzlich erwischen wir ihn beim Rauchen. Er »organisiert« für eine Clique von Vierzehnjährigen Zigaretten vom Papa! »Ich krieg ja keine im Laden«, entschuldigt er sich, »mir verkaufen sie ja keine!« Die Clique bewohnt eine Bude nahe am Müllplatz, aber hingehen dürfen wir auf keinen Fall. »Sonst halten die mich für ein Kind, das nicht dichthalten kann!«

No, wie verhält man sich pädagogisch richtig? Die Kinder erleben ja keine Abenteuer mehr, soll man ihnen die letzten Möglichkeiten rauben? Was tun? Wir waren mit ihm bei der Kinderärztin und haben ihr geflüstert, sie soll in der Richtung was tun. Sie horchte ihm die Brust ab und zog dann ein bedenkliches Gesicht. »Rauchst du etwa?« Dani war ungeheuer beeindruckt, daß man das schon beim Abhorchen merkt. Ihm wurde fast schlecht vor Schreck, und wir hoffen, daß unser Trick gewirkt hat!

Kinder, der Garten ist so herrlich grün, mitten im Oktober! Und heizen muß man auch noch nicht. Das haben die da oben alles für mich organisiert, weil mir der Sommer geklaut wurd, wißt Ihr? Ich lebe nur im Augenblick und mach überhaupt keine Pläne, sonst krieg ich's mit der Angst zu tun. Bin sehr neugierig, wie lang meine Ruhe anhält. Ich verabschiede mich schweren Herzens, Christl, Herbert, wär gern noch ein bissl bei Euch, mit Anschaun und Händehalten, damit man das Leben spürt!

Viele Bussi, Eure Fritzi

14. Oktober 1976

Liebe Evi, halli-hallo (das ist doch Dein Losungswort, net?). Schreiben ist schwer, aber aus Sympathie plag ich mich halt. Daß Du ein paar Zeilen für meinen Krebs übriggehabt hast, hat mir gutgetan. Ich weiß ja, wie schwer es allen wird, irgendwas zu sagen, aber ein bissl Anteilnahme erwartet man halt doch, ist leider so, und nicht nur das allgemeine stumpfe Schweigen! Man darf auch nicht dramatisieren, denn irgendwie lernt man auch damit zu leben und damit umzugehen, es wachsen einem sogar Kräfte, von denen man nix mehr gewußt hat. Eine verflixte Sache, kompliziert für mich selber, aber was sollst Du Dich damit belasten, Evi, Du mit Deinem »gesegneten Zustand«, der eigentlich das Gegenteil von meinem ist! Aber beides *aktiviert* den Menschen, macht ihn sensibler, die Haut wird ganz dünn, als – net beklagen!

(Apropos: Stefan gefällt uns net, weil's Stefane wie Sand am Meer gibt. Was habt Ihr gegen den herrlichen Namen David?)

Eigentlich schreib ich wegen Peter, in der schwachen Hoffnung, daß Du und Harry so was wie Sympathie oder Interesse an ihm gefunden habt, denn der Arme braucht Hilfe! (Hoffentlich seid Ihr so gescheit und laßt nichts von meinem Brief durchblicken, er ist so überempfindlich und tief verletzt.) Also gestern kam ein sechsunddreißig Seiten langer Brief von ihm, der dritte in letzter Zeit, nachdem er jahrelang überhaupt net mehr geschrieben hat, und der hat Fred und mich umgeschmissen. Ihm geht es sehr schlecht, auch gesundheitlich. Und Martina denkt nicht daran, irgendeine Arbeit zu machen, wenigstens vorübergehend, um Peter ein wenig zu entlasten. Darüber verliert er natürlich kein Wort, aber ich sag's Euch trotzdem, weil's mich ärgert! Ich hab den Verdacht, daß er nicht einmal Krankengeld bekommt, weil er ja nirgends angemeldet ist. Ich begreif annähernd, wie schwierig ihr Leben geworden ist, aber wenn man zusammenbleibt, *muß* man einfach für den andern was tun, sonst ist alles Heuchelei und einen Schmarrn wert.

Ich schreib so kühn von diesen Dingen, weil ich selber erlebt hab, wieviel der andere für einen tun kann. Fred war wunderbar in den letzten Wochen, hat mich herausgerissen aus dem schwarzen Loch, so daß ich wieder leben kann.

Und jetzt Tacheles: Ich bin seit einer Woche zu Hause, Befunde wandern von einer Klinik zur andern. Nächste Woche werde ich dorthin gehen zur weiteren Behandlung, wahrscheinlich Strahlen, aber noch net sicher. Fühle mich schon beinahe gesund, nur manchmal sehr müde. Fred hat meine Wunde gepflegt . . . Na ja, und die Liebe macht's ja auch! Net?

Gruß und Kuß, Eure Maximiliane

15. Oktober 1976

Liebe Leut, Christa und Herbert!

Schade, daß das Telefon gestern nicht funktioniert hat, und heut ist wieder eine Störung drin, hat mir das Fernamt gesagt. Jedenfalls teil ich Euch mit, daß es mir gut geht. Natürlich hat das herrliche Hoch der ersten Wochen nicht ganz angehalten, es war ja anormal, wie glänzend ich mich fühlte. Ich konnte nicht begreifen, warum ich noch einige Wochen krank geschrieben werden sollte. (Kriege jeden Tag sieben Mark Krankengeld, weil ich seit einem Jahr als »Schriftstellerin« meine eigene Sozialversicherung und Steuer bezahle!) Hab's nur draußen ausgehalten, es war ein Rausch, und ich war glücklich! Jetzt kommt die erste Ernüchterung – Müdigkeit, weil ich ja nie ins Bett zu kriegen bin, Stechen im Brustkorb, weil die Nerven allmählich wieder zu leben beginnen. Naja, und dann redet man sich alles mögliche ein, achtet auf jedes Geräusch im »Motor«! Das sind halt Erfahrungen, die man machen muß.

Die Charité-Leute haben sich viel Zeit gelassen, bis alle Befunde nach Buch überwiesen waren. Und jetzt heißt es, ich brauch nicht bestrahlt zu werden. Wunderbare Vorstellung. Komm mir wie ein Hund vor, den man am Schwanz herumgewirbelt hat und der jetzt selig ist, weil man ihn wieder losläßt! Leider bin ich so naiv und »tröste« diverse Leute damit, die über Bagatellen den Kopf hängenlassen. Ich erinnere mich, wie ich während Herberts Haftzeit versucht hab, Euch ein bissl Mut zu machen, damit Ihr das Beste daraus macht. Jetzt praktizier ich das selber, ich erlebe es, daß man eigentlich in jeder Lage glücklich sein kann, und es ist nicht einmal ein reduziertes Glück! Die »selbstverständlichen« Sachen sind nicht mehr selbstverständlich, man erlebt wieder die Sonne, das Licht, die Farben, findet Nebel schön und die Blätter, die von den Bäumen runterfallen, genießt das gemeinsame Abendessen der Familie ...

Aber wundert Euch nicht, meine Geister rühren sich

schon wieder, auf die Dauer wird mir das kleine Glück, Gott sei Dank, leider, eh net genügen. Der arme Krampus ist verwirrt, weil ich abends schon wieder ausfliegen will, anstatt neben ihm im Bett zu liegen und Händchen zu halten!

Wir haben die Rollen getauscht, jetzt sorgt er für Ordnung und Folgsamkeit, während ich jede Kinderei verteidige! Dani hat sich übrigens gestern ein Meerschwein zugelegt, für sein Taschengeld. Und jetzt frag ich Euch: Was frißt so ein Viech? Ihr habt doch einschlägige Erfahrungen?

Grüßt Euch alle, Eure
Fridolin

Lotti, Dieter, meine Lieben!
Ich danke Euch für die Einquartierung unserer Söhne, und warum kommt Sabine nimmer? Möglicherweise ist unsere Stimmung nichts für sie? Wir würden uns Mühe geben, uns nichts merken lassen. (Bevor ich vergesse: Dani hat einen Armreifen, der wie Gold ausschaut, in der Hosentasche gehabt, natürlich hat er »keine Ahnung«, wie der da reinkommt! Gehört er Euch? Man muß herausfinden, wem der Armreifen gehört, und wir versprechen, wir werden auch kein Faß aufmachen!)

Meine Moral hat wirklich einen Sprung gekriegt, gestern. Tags zuvor war ich glücklich, da hörte ich am Telefon, daß der Befund so gut sei, daß Bestrahlungen nicht nötig wären! Wir fuhren in die Rössle-Klinik, ziemlich hoffnungsvoll, und dann sagt man mir: »Wir werden wahrscheinlich doch bestrahlen müssen, weil wir nicht wissen, wie die Operation in der Charité ausgeführt wurde, ob wirklich *alle* Lymphknoten entfernt wurden. Die Charité hat uns jedenfalls Bestrahlungen empfohlen, darüber können wir uns schwerlich hinwegsetzen . . .«

Zweiter Schlag: Sie werden mir wahrscheinlich nächste Woche den Bauch aufschneiden, um sich das anzuschauen. Im Eileiter ist eine »Zyste«. Natürlich kann die gutartig sein, aber mir fehlt im Moment der Humor, um an diese Möglichkeit zu glauben, ausgerechnet jetzt! Und drittens empfiehlt man mir eine totale Entfernung der Eierstöcke. »Solange die Eierstöcke Hormone produzieren, sind Sie gefährdet!«

Ich bin, ehrlich gesagt, ziemlich mutlos und fühle mich wie ein Todeskandidat. Fred ist zuversichtlich, und das ist schön von ihm. Mit Dani verbringe ich diese Ferientage wie gewohnt, hab mehr Zeit für ihn als sonst, aber . . .

Entschuldigt, ich laß mich gehen. Die größte Tapferkeit ist irgendwann verbraucht. Laßt trotzdem bald von Euch hören. Und falls Berti zum Wochenende zu Euch kommt, sagt ihm bitte, bitte nichts. Er hat sich grad vom ersten Schreck erholt!

Servus, Freunde!

Liebe Lisette, lieber Hermann,
wir brauchen etwas zum Freuen und möchten gern die Weihnachtszeit in Paris, bei Euch, verbringen! Dani hat Ferien, und ich bin – hoffentlich – wieder gesund! Was meint Ihr? Seid Ihr zu Hause? Kann einer von uns bei Euch schlafen, die andern zwei vielleicht bei Maurice? Fürs Hotel werden unsere mageren Devisen wohl nicht reichen. Ich möchte auch die Rosenbergers sehen, wie lange wollen wir diesen Besuch noch aufschieben, ich weiß jetzt, wie schnell einer von uns adieu sagen kann – und weg ist er!

Ihr sollt manchmal daran denken, Lisette, Hermann, wie schnell ein Leben zerstört sein kann, dann werdet Ihr Euer Zusammensein als ein großes, einmaliges Geschenk betrachten. Ich weiß das jetzt. Hoffentlich ist es nicht zu spät, und ich darf mit dieser Erkenntnis noch eine Weile leben!

Ich habe Sehnsucht, Euch zu sehen, mit Euch zu essen, spazierenzugehen, einfach in Eurer Nähe zu sein . . .

Die Mäxl

An Ernst E., Wien

Hallo, Ernst,
Deinen Brief hab ich längst beantworten wollen, und er wäre auch fröhlicher ausgefallen, denn ich war wirklich fröhlich in der ersten Zeit nach dieser Operation, sogar glücklich! Aber jetzt muß ich schreiben, bevor ich wieder ins Spital gehe. Was Du »Schwebezustand« nennst, ist ein treffendes Wort, ich hab mir die Welt wirklich aus einiger Entfernung angeschaut, und da sieht man einiges viel klarer. Manchmal haben mich Ausbrüche etwas belästigt, ich kann daher den alten Fred jetzt besser verstehen, der sich gern in allerlei Aufregungen und Unternehmungen stürzt, aber die meisten Leut sind ja gar nicht so schrecklich lebendig, mit Ausnahme von Daniel und seinen Freunden. Ich bezweifle, ob überhaupt viele von unseren Bekannten begriffen haben, was mit mir passiert ist. Ich möchte Dir ein paar Sätze zitieren aus meinem Frauenbuch, von der Rosi: »Schon mit den einfachsten menschlichen Beziehungen hapert es. Wenn einer Kummer hat, wenn es bei einem ans Sterben geht, wenn er Krebs hat oder wenn er Pole ist – ich weiß, was ich sage –, wenn einer irgendwie aus der Norm tanzt, da versagen wir. In unserem Hof ist ein Kind ertrunken, beim Spielen in die Regentonne gefallen. Die Leute haben einen Bogen um die armen Eltern gemacht, sie haben sich gewunden, in eine andere Richtung geguckt oder Dummheiten geredet. Es war bestimmt nur Hilflosigkeit, aber woher kommt denn die, woher kommt dieses feige Verhalten, wieso sind wir so schlecht aufs Leben vorbereitet, was lernen wir eigentlich in der Schule?«

Ernst, ich hab Dir zwei Bücher geschickt, von denen ich glaube, daß sie Dir gefallen werden. Und ich lese gerade die Aufsätze von Hermann Hesse, und da entdekke ich einen kleinen, bescheidenen Versuch über Franziskus von Assisi und bin fasziniert. Hesse gibt bewußt nur ein paar Daten und Gedanken preis, aber es gelingt ihm, mit drei oder vier Strichen diese unglaubliche, wunderbare Menschengestalt zu zeichnen. Ich habe plötzlich die Begier, alles über den heiligen Franz zu lesen, zu verschlingen, vor allem den »Blütenkranz« und überhaupt alles. Ich habe oft Andeutungen, Zitate, Hinweise auf den Heiligen gefunden, auch bei Pavese, und konnte wenig damit anfangen. Aber gerade jetzt ... Man trifft eben immer auf die Menschen und Bücher, die man gerade braucht. Das Leben des heiligen Franz, seine Absage an den Wohlstand, an die lächerlichen Fiktionen des modischen Lebens, an die Konventionen, aus denen man bei der höchsten Bestrafung nicht ausbrechen darf – aber er tut es! –, all das ist zutiefst einleuchtend und wirkt erfrischend und heiter stimmend. Etwas von der Herzenseinfalt dieses Heiligen, der mich an die Chassidim bei den Juden erinnert, liegt unter den Zeilen von Hesse. Hesse selbst hat etwas in seinem Wesen davon. Aber ich weiß zuwenig über ihn, vielleicht irre ich mich. Ich möchte diese einfache Lebensweisheit und Heiterkeit in jedem sehen, den ich mag. Und ich fühle, wie mein Hunger nach Büchern anwächst und wieviel Zeit ich noch brauchen würde, um das alles zu lesen. Und die Erkenntnis, wieviel Zauber und Lebensfreude von Büchern auf unser Dasein übergeht ... Man vergißt das manchmal.

Ernst ... über den Tod von Klari hab ich nichts geschrieben, weil es nix zu schreiben gibt. Ist alles schwer zu begreifen. Was Du darüber gesagt hast, Deine Zärtlichkeit im Anblick ihrer Agonie, hat uns beide tief berührt. Und nun will ich drüber schweigen, hier liegen Geheimnisse zwischen Euch, die wir nicht berühren dürfen. Daß Dein Panzer ein wenig lädiert wurde, scheint mir eine erfreuliche Nebenwirkung zu sein. Mach's mit der andern Frau ein bissl anders. Der Jossl Perez ist im Moment ein Wunder für mich, ganz neu und ganz vertraut. Noch immer hab ich das Gefühl: unendlich viel Zeit ...

Weißt Du, alter Ernst, ich organisier mir jetzt schon meinen Spitalaufenthalt, wer mir schreiben soll, wer mich besuchen soll. Du bist zu weit, Du schreib! Ich bin süchtig nach Menschen. Möglichst die Augen nicht zumachen in der Nacht, höchstens wenn Fred neben mir liegt und über meine Träume wacht.

Servus, Salute. Deine Franziska

Dienstag, den 26. Oktober 1976

Plötzliche Einberufung in die Rössle-Klinik. Um halb zehn schon packe ich meine Siebensachen im sonnigen, leeren, schönen Zweibettzimmer aus, bin aufgekratzt, fühle mich wie im Hotel, ich Verrückte! Unternehmungslustig wie immer, wenn ich mich in einem Hotel einrichten kann. Und es ist wirklich wie in einem guten Hotel, sogar Spiegelschränkchen über dem Waschbekken, Lampen über dem Bett, Einbauschränke – und die Sonne scheint, dazu die Heizung, ich kann immer das Fenster offenhalten! Musik aus dem Radio, eine Gulyassuppe mit freundlicher Bedienung, Föhren vor dem riesigen Fenster und Stille, und . . . Nichts erinnert hier an die ›Krebsstation‹ wie in der Charité! Nur der Krebs. Halleluja.

Ein junger Arzt, Dr. R. (er war acht Jahre in einer ähnlichen Klinik in Moskau) untersucht mich gründlich und fragt nach Lebensgewohnheiten, Krankheiten, Beschwerden, Medikamenten. Verweilt länger in der Leistengegend und bei der linken Brust, sicherlich auf der Suche nach Lymphknoten, die größer geworden sind. Zuerst also röntgen, kündigt er an, Lunge, Knochen, Unterleib. Es lebe das schöpferische Mißtrauen!

Frau Dr. M., mit der ich schon vor ein paar Wochen Bekanntschaft geschlossen habe, klopft schüchtern an und begrüßt mich. Ich spaziere eine Stunde bis zur Kaufhalle im Neubauviertel in Buch, wo's alles gibt, auch Spee gekörnt und die herrlichsten Sektsorten. Ja freilich, die vielen Ärzte hier werden so was dringend brauchen, kann man verstehen! Um Viertel sechs steht das Abendbrot auf dem Tisch und ich bin glücklich noch immer allein, wie im Hotel, angezogen, lesend, schreibend, bei angenehmer Beleuchtung. (Morgen wollen sie mir eine Partnerin geben, ein junges Mädchen, das vielleicht zu mir paßt!)

Ich lese noch einmal Katajew, ›Gras des Vergessens‹, lese lange, ruhig und glücklich. *Die Frau* in diesem stillen Zimmer ist nicht die Maxie von gestern abend, die von Angst zerrissen war!

27. Oktober 1976

Von fünf bis halb sechs das übliche Wecken und Temperaturmessen wie in allen Krankenhäusern, aber hier ohne Hektik, das Aufwachen ist kein Schock, die Schwestern sind freundlich, fragen nach Wünschen. Frau Dr. G. untersucht mich noch einmal: »Das Herz spricht für ein jugendliches Herz!« Nachdem sie den Hals gründlich abgetastet hat: »Die rechte Seite im Auge behalten!« Galle: »Im Auge behalten.« Um elf zum Gynäkologen, wegen der Zyste, die sie beim letztenmal gesehen haben wollen. Ein ganz junger, derber, zupackender Arzt, er tut mir weh. Dann sagt er ruhig: »Ich nehme an, daß damit alles behoben ist, die Zyste hat sich während der Untersuchung geöffnet. Ich telefoniere nach oben!«

Wieder einmal das große Aufatmen und Hoffnung. Vielleicht ist damit alles ausgestanden und die Bauchhöhlenöffnung nicht mehr nötig! Ich geh mit großen Schmerzen hinauf, Schwester Erika schimpft: »Sie hätten unten warten sollen, wir sollten Sie abholen!« Dann gibt sie mir eine Spritze. Dr. R. schaut jede Stunde nach mir, mißt Puls, Blutdruck, Temperatur. »Wenn die Zyste steril war, ist alles okay. Wenn nicht, kann es zu Komplikationen kommen!« Auf meine Frage, ob es einen Zusammenhang zwischen der Zyste und dem Tumor geben kann, meint er: »Kaum, aber die Operation, die Sie hatten, ist ein gewaltiger Eingriff, und die Absetzung der Pille auch, da kann sich schon allerhand ereignen!« Der Zyto-Abstrich des Uterus sei ohne auffälligen Befund, aber alles bleibe kontrollbedürftig. Und man könnte ja die Eierstöcke auch durch Bestrahlungen zum Erlöschen bringen. Und dann fragt er: »Sind Sie in der Charité über Ihre Situation aufgeklärt worden?« In meiner Verwirrung sage ich: »Was heißt aufgeklärt. Es ist Krebs!«

Ich überlege: Eine Patientin, die sich blind ihrem Schicksal und den Händen der Ärzte überläßt, hat es vielleicht besser. Ich weiß nicht. Aber eine Patientin, die Bescheid wissen will, die alles beobachtet und registriert und Fragen stellt – darauf sind die Ärzte sehr wenig vorbereitet. Und ich werde hin und her geschüttelt, von der Hoffnung bis zur Verzweiflung.

Nachdem er gegangen ist, trinke ich einen Kaffee, und sofort geht es mir besser. Dann kommt Christa W. zu Besuch. Wir reden über Ehe, Kinder, Leistungsdruck und das Punktesystem in der BRD, das alle öffentlich Bediensteten mundtot macht. Über den Bergman-Film und was man vielleicht von ihm lernen kann: Schuldgefühle vermeiden und schlechtes Gewissen! Abends hör ich im SFB das Thema: »Was ist Glück! Glück ist Bewegung!«

Warum fragt *mich* niemand? Diese Krankheit entwikkelt sehr rasch die Fähigkeit, die Dinge des Lebens plastisch zu sehen. (Ich glaube, daß die Gesunden nur eindimensional sehen!) Plastisch sehen? Hier sind die Lebenden und hier die Toten. Wenn ich einen Menschen vor mir sehe – das schöne, ausdrucksvolle Gesicht von Christa –, dann wird mir plötzlich schmerzhaft bewußt: Das ist das Leben. Ich lebe noch, kann Menschen sehen. Jede Minute, jede Sekunde ist voll Leben, voll Spannung. Glück ist Leben. So einfach liegen die Dinge!

28. Oktober 1976

Die Wunde unterm Arm erfordert nur mehr ein kleines Mullstück und Pflaster. Jetzt sind schon sechs Wochen seit der Operation vergangen. Wieder Sammelurin für einen Tag, ohne Milch, ohne Käse, sie messen die Kalkausscheidung. Der Arzt nimmt mir viel Blut ab, in vier Röhrchen, wozu? »In Dresden ist ein Test entwickelt worden, wonach man Entzündungen im Körper feststellen kann, ferner Tumore und sogar ihren Sitz! Außer uns arbeitet nur Rostock damit – im Tierversuch.«

»Und ist das zuverlässig?«

»Solange man eine Sache entwickelt, muß man daran glauben.«

Er lästert ein wenig über die riesigen Visiten der Chefs. »Wir arbeiten, die Chefs machen Visite!« Und fügt hinzu: »Wir haben aber einen guten Chef!« Kurz darauf kommt der Chef herein, Professor T., ein sympathischer großer Mann meines Alters, vielleicht etwas jünger, mit schütterem Haar und wachen Augen. Er betrachtet die Bücher auf meinem Tisch, eines fällt zu Boden, er bückt sich, beim Hinausgehen sagt er: »Ich weiß, wir reden so akademisch daher, und Ihnen ist ganz anders zumute. Aber wir halten diese Operation für notwendig. Hinterher können wir Ihnen ein hohes Maß an Sicherheit geben!«

Also doch die Eierstöcke raus! Schon sinkt wieder mein Mut. Er scheint es zu merken, möchte mir noch etwas Tröstendes sagen: »Bestrahlen werden wir dann trotzdem, das kann sich parallel abspielen, bald nach der Operation. Und es ist ja ein Unterschied, ob man mit voller Kraft drauflosschießt oder mit modernen Geräten, sehr dosiert, elegant . . .«

»Elegant« dürfte hier ein Modewort sein, ein Trost, der aber nicht viel besagt.

»Bestrahlen würden wir nicht«, schließt der Professor die Visite ab, »wenn Sie hier operiert worden wären!« Und Dr. K., der mir schon mehrmals sagte: »Am besten, man hört nur auf *einen* Arzt!« hat recht. Aber eigentlich ist das ja heutzutage gar nicht mehr möglich!

Ein belustigender Plausch mit der blondlockigen Reinemachefrau S., sie schimpft über die Rumänin, die hier in diesem Zimmer starb. Über ihr arrogantes, beleidigendes Benehmen. Nun ja, manche Kranken lassen sich gehen, machen jeden verantwortlich für ihr Unglück. Sie liebt das Kollektiv in diesem Haus und bestätigt, wie wohl sich alle Angestellten fühlen, wenn es einen Zusammenhalt gibt! Und ich bin noch immer allein im Zimmer, was für ein Luxus!

29. Oktober 1976

Ich hab wieder ein Dach entdeckt, auf dem ich spazieren kann. Dort ist man dem Himmel am nächsten, wie ein Vogel schaue ich auf die Welt ringsum. Es ist kalt geworden, und die Welt ist schön.

All diese Untersuchungen zur Vorbereitung der Operation. Blutproben, Urin ... und nichts essen. Arger Hunger. Wann wird operiert? Das hängt noch von einigen Daten ab. Ich treffe den Chef vor seinem Büro, er nimmt mich mit hinein. Ich werde wieder ganz klein und frage, ob die Operation wirklich notwendig ist. Er erklärt mir alles noch einmal (zum wievielten Mal hab ich es gehört!) und mit großer Geduld. In meinem Alter wäre es ratsam, die Hormonproduktion im Körper einzustellen! Ein gutes Gespräch. Er gibt sich zuversichtlich. (Alle geben sich zuversichtlich, na klar, was sonst sollen sie sagen.) »Ich freu mich, daß wir etwas für Sie tun können!«

Er hat Bücher von Fred gelesen, Paris, Holland. Über New York sollen wir schreiben. Er scheint verlegen zu sein. Muß man denn reden? Der Kunert, sagt er, hat über New York geschrieben. »Diese Kontraste, diese Kontraste ...« Eine Woche für die Operation. Bald danach kann man bestrahlen. Muß man bestrahlen?

Später fällt mir ein, was er noch gesagt hat: »Welche Folgen die Operation haben kann? Dick muß man nicht werden, heute weiß man über die Ernährung genügend Bescheid, eine kluge Frau kann das regulieren! Was die Patientinnen am meisten fürchten, ist die Vermännlichung! Tritt aber nicht oft auf. Der ganze Alterungsprozeß wird lediglich um einige Jahre vorverlegt. Muß aber nicht sein. Seelisch kann man vieles ausgleichen. Ich kenne Frauen mit fünfzig, die sexuell und in jeder Hinsicht voll erlebnisfähig geblieben sind, trotz entfernter Eierstöcke. Und die Nebenniere produziert ja auch Hormone, leider...«

Leider für den Krebs?

»Lediglich« um ein paar Jahre vorverlegt. Ach ja, der Alterungsprozeß! Lediglich. Und dann fällt mir ein (und warum, warum arbeitet mein Hirn unaufhörlich), fällt mir ein, daß ich im Frühjahr einige Nebennierenhormonspritzen bekommen habe, gegen den Heuschnupfen, die auch auf meinen Tumor gewirkt haben könnten, zusammen mit den anderen Hormonspritzen im Winter, als die Regel ausblieb und meine Brust so groß wurde! Ob sich die Ärzte es reiflich überlegen, wann sie einer Patientin Hormone spritzen?

Hier in Buch, höre ich von allen Seiten, werden Hormonprobleme aufmerksam diskutiert. Hier wird sorgfältig operiert, so daß Bestrahlung hernach nicht notwendig ist. Heißt das, daß an anderen Kliniken weniger sorgfältig operiert wird? Jemand erklärt mir: Jede Klinik hat ihre Methoden und ihre Aufgabenstellung. Es müssen viele Wege erprobt werden, das leuchtet mir ein.

Eins hat mich verdrossen: »Wir machen das alles«, sagte der Chef, »damit Sie weiter für Ihre Familie sorgen können!« Und ich? Ich darf ruhig kastriert werden, zum Krüppel gemacht, zum Greis... Leben um jeden Preis? Und noch während ich das aufschreibe, meldet sich mein Widerspruchsgeist: Mir macht es nicht viel aus, ob ich körperlich verfalle. Aber wird es auch meinem Mann egal sein? Die Augen der Männer sind auf Äußerlichkeiten fixiert!

1. November 1976

Meine liebe Tanja!
Das ist ein Spitalbrief und mit Vorsicht zu genießen! Es ist 21 Uhr, die Welt draußen hebt grad erst die Nase aus den Federn, und wir Spitalmenschen sollen schon wieder schlafen. Nix is heut mit Schlafen. Mit Fred hab ich viel Kaffee getrunken am Nachmittag, Deinen Brief hab ich gelesen, Julias sehr talentierte Farbenkleckse bewundert und ›Kalina Krasnaja‹ ausgelesen. Bin wieder einmal warm geworden von diesem wunderbaren Schukschin, der viel zu früh gestorben ist! Danke Tanja, Andreas, auch für den Bobrowski, den ich noch nicht gelesen habe. Aber Ihr spinnt, soviel Geld auszugeben!

Meine kleine Bettnachbarin schläft, ich muß ganz leise sein, sie hat noch Schmerzen nach der Operation. Mädchen, Tanja, Du bist gut! Maxie liegt da mit ihrem Krebs, heult sich heimlich die Seele aus'm Leib – und Du sagst, ich soll Dich aufrichten! Überleg mal: Bin ich so eine weise Alte, die kein eigenes Leben mehr braucht und nur dazu da ist, andere mit Ratschlägen zu versorgen? Ich hab in den letzten Tagen mehr als fünfzig Briefe bekommen, und die meisten fragen mich, wie sie leben sollen. Als wäre ich am Ende meiner Tage und schon im Himmel angekommen, wo Gott sitzt und alle unsere Fragen beantwortet. Was denkst Du, wie ich die Nächte mit Fragen hinkriege, wie ich verzweifle und keine Kraft mehr finde und *eins* nur klar zu sein scheint: So wie bisher will ich nicht weiterleben. Leben, ja, aber nicht um jeden Preis!

Du hast doch noch gar nichts auszustehen gehabt, Mädchen, akzeptiert hab ich Dich immer, Du bezweifelst das, aber sicherlich hab ich nicht alle Deine Probleme sehr ernst genommen. Das sind doch Schwierigkeiten, die in fast jeder Ehe auftreten. Ich glaub halt nicht dran – daß es heut schon möglich ist – oder sagen wir: normal ist, daß man alles gratis kriegt: Selbstverwirklichung und Liebe und großartige Kindergärten, die uns die Verantwortung abnehmen, und Sicherheit und die beste Arbeit und Gesundheit! Ich betrachte zum Beispiel (ob Du's nun blöd findest oder nicht) Kittys Tod und meine hundsgemeine, zerstückelnde, mörderische Krankheit als den Preis für Liebe und relativ geringe Versklavung als Hausfrau und Arbeitende. Du kannst doch noch so vieles gut und richtig machen, was mir schon mißlungen ist, zum Beispiel die Erziehung der Kinder!

Übrigens, falls Du an eine andere Gesellschaft glaubst, laß ich Dich einige Briefe lesen, zum Beispiel von Evi, Freds Tochter in Wien, die seit Jahren sucht und nicht findet und jetzt wieder geschrieben hat: »Wir alle sind schon so verkümmert. Wie sehr uns doch solche Menschen wie Ihr fehlen! Unsere Freunde sind entweder neurotisch oder spießig oder oberflächlich. Wir versuchen es im kleinsten Kreis, in unseren Beziehungen zueinander, Harry und ich, doch mit Freunden auf einen grünen Zweig zu kommen scheint unmöglich. Alle sind so fad, öd und verknöchert. Totale Frustration.«

Das, was wir hier betreiben, Tanja, daß Menschen sich lange Briefe schreiben oder nächtelang ernsthaft diskutieren, das ist doch ein Luxus! Du beklagst Dich mit Recht, aber die Tatsache, daß Du in der Lage dazu bist, das nötige Bewußtsein hast, spricht für Deine privilegierte Situation, im Weltmaßstab gesehen. Je älter ich werde, desto bewußter begreife ich das Leben unter unseren Bedingungen als einen ständigen Kampf! Es bleibt eine Frage der Kraft, wie man zu diesem Leben steht. Klar: Wenn man nicht das Gefühl hat, daß sich wenigstens im Kleinen was verändert, daß man selber irgendwas verbessern kann, müßte man sich einen Strick nehmen! Ich hab bestimmt sehr vieles gründlich falsch gemacht, aber auf eines bin ich beinahe stolz, daß ich die Hoffnung nicht verliere, immer wieder aufstehe und mir sage: Die Menschen werden es schaffen, sie werden lernen, ihr Leben zu gestalten. Wer mir diese Hoffnung gibt? Der Schukschin, mein Vater, der Peter, Fred, Deine Jule, Lenin, Jesus, Christa Wolf, Tilman Fürniß aus Westberlin, Ingmar Bergman, David Oistrach, unser Töpfer, die Evi mit ihrem Harry, Laodse, Romain Rolland, Chagall, Heinrich Böll, Albert Schweitzer, die Schwester Doris von unserer Station, unsere Freunde Draer in Paris, Michelangelo, Aitmatow ... sieben Seiten könnte ich mit Namen füllen!

Weißt Du, Tanja, was ich mir hier immer sage? Es sind keine verlorenen Wochen, es ist mein Leben, das ich möglichst ehrlich und intensiv zu leben habe. Ich hab angefangen, meine verschütteten Quellen freizulegen. Dann bin ich glücklich, in jeder Situation. Wenn ich zum Beispiel Anita aushalte, neben all den Flaschen mit Blut, Nahrung und Sauerstoff, die an ihr dranhängen (ich sehe meine Kitty!), und wenn ich ihr beim Kotzen helfe und mich nicht über die schlaflose Nacht beklage, dann bin ich zufrieden, im inneren Gleichgewicht. Einfach das Nächstliegende tun.

So, jetzt geh ich mir selber auf den Wecker, rede ja wie ein Prediger. Das macht die späte Nacht und der viele Regen draußen, der uns von der Welt abschneidet, und die Vorstellung, daß es möglicherweise bald vorüber ist!

Nächstes Wochenende krieg ich vielleicht frei, dann sehen wir uns alle. Okay? So, und nun plag Dich mit dieser kaputten Schrift und widersprich mir kräftig!

Leben wär eine prima Alternative!

Küsse auf Euch drei,
Eure Maxie

3. November 1976

Trotz Hunger gehe ich spazieren. Rechts die Gärten, links das große grüne Feld, dahinter die Autobahn. Schaue die letzten Blumen an, jenseits der Zäune, die

Blumen schaun mich an. Wie eine Diebin angle ich mir da und dort eine Rose oder einen Asternstengel. Manchmal geht ein Mensch vorbei und blickt auf meine Hand mit den kurzstieligen Blumen. Noch eine Nacht und alle sind erfroren. In unserem Zimmer aber können wir uns noch ein paar Tage miteinander unterhalten. Wie eine Ausgestoßene streiche ich an den Zäunen entlang; dahinter wohnen Menschen, hocken hinter Gardinen im blauen, flimmernden Fernsehlicht. Ich empfinde dennoch keinen Neid, bin nur ein bissl traurig, weil ich am Rande des Lebens steh, *hinterm* Zaun. Ich versuche diese Wand zu durchbrechen, rede einen Mann auf dem Weg an, der mit einem Kind daherkommt: »Haben Sie vielleicht eine Rose in Ihrem Garten?« – Nach einem kurzen Erschrecken sagt der Mann: »Na, wenn Ihnen ein paar Knospen genügen ...« Und ich gehe neben den beiden her. Das Mädchen schaut mich heimlich an, und dann krieg ich drei kümmerliche Rosen an einem Stiel. »Danke«, hab ich gesagt und kam mir auf einmal blöd vor, hierzulande. Sie haben kein Organ für spontane Gesten.

Oben warten auf mich neue Briefe, drei Briefe, Liebesbriefe von Frauen. Merkwürdig der Tenor dieser Briefe. Sie schreiben mir, daß ich ihnen helfen soll. Ist das vielleicht ein Trick, um mich zu aktivieren? Ich glaube, nicht. Ich hab's anscheinend mit Frauen zu tun, die schwächer sind als ich oder sich schwach stellen, um mich stärker erscheinen zu lassen, um vielleicht selber nichts tun zu müssen und weil sie auch nicht die richtigen Worte finden. Ist ja auch schwer für sie. Sie können mir nichts geben außer dem Gefühl meiner »relativ« beneidenswerten Lage. Klar, es gibt immer noch Schlimmeres. Beschissen.

Die eine schreibt: »Du, meine Mütterliche, Warme ...« Die andere schreibt, »daß man sich glatt selber bedauern muß, angesichts Maxies Stärke. Sie wird unsere Lehrmeisterin sein. In Maxies Nähe werden tote Dinge lebendig.«

Na bitte. Die dritte: »Die andern haben nicht Dein Format, Deine Haltung. Es ist bezeichnend für meine Unbescheidenheit, daß ich mir Dich als Freundin hab schenken lassen.« Die vierte: »Seit ich angefangen habe, zu wünschen, es möge Dir gut gehen, geht es mir selber besser. Ganz einfach zueinander sein!«

Irgendwie tun diese Briefe doch ihre Wirkung. Schließlich sind ja noch Fred und die Christa da, bei denen ich mich manchmal fallenlassen kann, die meine Tränen ertragen und meine Angst. Mir scheint, ich bin schon wieder so streng zu den Menschen wie 1968, nach Kittys Tod, als es mir niemand recht machen konnte. Ich hab's aber niemandem verraten.

Bei Thornton Wilder lese ich: »Da ist ein Land der Lebenden und ein Land der Toten, und die Brücke zu ihnen ist die Liebe. Das einzig Bleibende, der einzige Sinn.«

So, jetzt bin ich zum erstenmal unwirsch in diesem gastlichen Haus: seelisch vorbereitet zur Operation – endlich, endlich, endlich. Den ganzen Tag Warten auf den Anästhesisten. Abends erscheint er, als ich schon halb verhungert bin und auf den Einlauf warte, und verkündet: »Es gibt Schwierigkeiten, Sie stehen doch unter Falithrom ... Ja, ja, wohl abgesetzt, aber nicht mehr kontrolliert. Und der letzte Quick-Wert ergab 66 Prozent. Sie wollen doch nach der Operation wieder aufwachen?«

»Eigentlich schon!« knurre ich.

Das hat mir noch gefehlt. Ich hege bereits allerlei Zweifel am Können der Ärzte. Und nun dieses Durcheinander. Weiß die rechte Hand eigentlich, was die linke tut? Nachts treffe ich den Chefarzt auf dem Gang, erzähle vom Falithrom. Er winkt ab. »War das so ein junger Anästhesist? Na ja, Sie kommen morgen dran, Sie wollen doch zum Nikolaus zu Hause sein?«

4. November 1976

Grausiges Erwachen, Schädelweh vom Schlafmittel, das ich nehmen mußte. Noch eine Untersuchung, Blutabnahme, rasieren, duschen. Der Professor erscheint: »Hat jemand das Blut gesehen? Quick 70, na, da kann man schon operieren. Ihr Bauch wird ja immer interessanter!«

Frau Dr. G. erwähnt meine Schmerzen, links im Rükken. Der Professor wirft einen Seitenblick auf mich. »Na ja, das kann ... kann aber auch ... Na ja, vielleicht aber ...«

»Ach, Frau Wander ist high heute«, lenkt die Schwester ab. Ich bin aber nicht high, bedeppert von Hunger und Schwäche und den Schlaftabletten. Dann krieg ich die Beine einbandagiert und zieh mein Büßerhemd an. Spritze in den Po, gegen die ich erfolglos protestiere (Will ja dabeisein, will ja alles sehen!), und ab geht's zum OP hinunter, warte dann mit ein paar anderen Patientinnen im Vorbereitungsraum, die apathisch auf ihren Chirurgen harren. Welch ein Anblick! Narkose in der »Besenkammer«, wie ein Narkoseassistent es nennt. Den Operationssaal kriegen die Patienten nie zu sehen. »Schade«, sag ich, »hätt mich interessiert.« Spritze in den Arm, Schlauch in den Mund, »tief einatmen«, weg bin ich.

Erste Schläge ins Gesicht und Geschirrklappern, Rufe zum Mittagessen. Da liege ich offenbar wieder neben der kleinen Anita, weil drüben auf der Wachstation kein Platz frei war. Und alle Augenblicke kommt ein Arzt oder eine Schwester und hindern mich am Schlafen. Sogar Christa Kožik steht dreifach in der Tür, ich sehe alles doppelt und dreifach, sie lächelt, aber da fallen mir schon wieder die Augen zu. Große Schmerzen, krieg Spritzen, die nicht lang helfen, breche graugrüne Flüssigkeit. Manchmal betupfen sie mir mit einem Mullstück, das um ein Stück Holz gewickelt ist, die Lippen mit Tee.

5. November 1976

Tee ohne Zucker. Diese Woche werde ich noch nichts Richtiges zu essen bekommen. Bekomme wieder Spritzen. Jetzt brennt der ganze Bauch, ist das Darmkrebs – oder einfach Hunger?

Probiere trotzdem meinen Weg zur Toilette allein! Die Schwestern sind liebenswürdig. Elsbeth wäscht mich morgens von Kopf bis Fuß und bettet mich um. Alle fragen, ob ich was brauche. Fred kommt endlich, er sieht mager aus und erzählt von Danis Klauerei. Begleitet mich zur Toilette, wie üblich muß ich mir die Hände vor den Bauch pressen, weil ich das Gefühl habe, die Naht zerreißt.

6. November 1976

Heute zum erstenmal Schleim anstatt nur Tee. Ich bin so schwach, daß mir immer wieder die Tränen kommen. Diese beiden Operationen sind zu schnell aufeinander gefolgt.

Briefe hab ich viele bekommen, am besten waren die von Herbert und Hermann Draer, beide wären gekommen, wenn sie nicht so weit weg wären. Ich weiß, es ist ungerecht und entspringt nur einem Gefühl, aber mir fällt das Hesse-Gedicht ein: ›Seltsam, im Nebel zu wandern.‹ »Voll von Freunden war mir die Welt, als noch mein Leben licht war. Jetzt, da der Nebel fällt, ist keiner mehr sichtbar.«

Die gute Schwester Gisela sagt: »Gucken Sie mal, Ihr Körper muß sich erst auf die Umprogrammierung einstellen!«

Nachmittag ist wider Erwarten mein Fred da. Ich heule vor Freude ein bissl. Nimmer allein sein müssen! Abends lassen wir die Vorhänge offen, und ich schaue lange zum Mond hinauf, der über den Himmel wandert, bald von dunklen Wolkenfetzen wie Rauch bedeckt, bald grellweiß. Ich sehe die Zeit dahinziehen, und wir verstehen uns.

Am nächsten Tag platzt auf einmal ein großer, breitnakkiger Wirbelwind von Mann ins Zimmer, der Professor: »Wie geht's Ihnen? Passen Sie mal auf, die ganze Muskulatur ist noch gelähmt von der Narkose ... Aber Sie sind eine ganz gesunde Frau! Ich hab zur Schwester gesagt: ›Diese Frau muß nach der Operation Geschirr waschen!‹ Blut im Stuhl? Das schau ich mir noch an. Im Bereich des Dickdarms, des Dünndarms und der Leber spielt sich nichts ab, alles in Ordnung!«

Und eh ich noch was sagen kann, ist er draußen. Na so was. Anita und ich lachen vor Freude.

Wieder einmal gebannt, die Todesangst!

8. November 1976

Mein geliebter Jossl!

Weil ich gestern abend zu schwach war, um Dir zu schreiben, und weil Du heute nicht kommst, will ich Dir schreiben, damit Du morgen abend was zu lesen hast von mir und nicht so allein bist. Dann streichel ich in Gedanken Deinen Kopf, Deinen Körper. Es kann uns jetzt ja nichts mehr trennen, nur der Tod, und der muß warten, bis wir alles getan haben, was wir wollten, bis wir alles nachgeholt haben.

Manchmal werden wir noch in die alten Gewohnheiten verfallen, das wird auch vorbeigehen. Ich schau Dich jetzt schon wie eine Mutter an, wenn Du wieder in Deine alten Rollen zurückfällst. Ich bin nicht mehr so scharf darauf, »zurückzuhauen« oder mich vor den anderen reinzuwaschen. Es kann ja nicht sein, daß Du jetzt noch unser Zusammenleben als eine Kette, ein Gefängnis ansiehst. Für mich ist es ein großes einmaliges Geschenk, für das ich tief dankbar bin, für jeden neuen Tag mit Dir. (Mit Dir, nicht mit dem alten galligen Griesgram!)

Die letzte Nacht war das Schlimmste, was ich an Angst und Schmerzen erlebt habe. Aber jetzt war dieser frische Wirbelwind Professor M. hier und hat alles reingefegt.

Und ich lerne ganz von selber, wie man Semmelstückchen in Milch auflösen oder zu einem Brei kauen muß, damit nicht wieder diese Krämpfe kommen. Alles eine Entdeckung und bringt mich Dir näher.

Die Spatzen kriegen seit heute Semmelstückchen bis aufs innere Fensterbrett, und sie kommen.

Bin so müde, versuche zu schlafen. Du auch? Weißt Du, ich warte jetzt jedesmal auf Dich mit klopfendem Herzen, sehnlicher als in der ersten Zeit (wie »Donnerstag«!). Ich freu mich, daß wir uns wieder anschauen können, nach so langer unbegreiflich schwerer Zeit. Einander anschauen! Wissen wir doch, daß es nicht mehr allzulange dauern wird, wir haben nicht mehr ein ganzes Leben vor uns, Du!

Sei gut zum Dani, er wird kein leichtes Leben haben, unbehütet! Sei auch zu den Anrufern gut, sag ihnen, ich mag oder kann jetzt nicht schreiben. Ist die Wahrheit.

Bleib gesund!

9. November 1976

Fünf neue Briefe. Eigentlich müßte ich nach diesem Überangebot von Sympathie und Freundschaft von allen Seiten abkratzen. Das wär ein dufter Abgang. Aber leben tät ich halt auch gern. Es ist gemein von mir, so viel Gunstbezeugungen zu erpressen und dann in mein altes Leben mit Fred zurückzugehen. Ob manche enttäuscht sind, wenn ich sie um die Posaune am Schluß bringe, das Drama abbreche? Dumme Gedanken.

Mir kommt der Verdacht, ich spiele eine Rolle, um irgendwie durchzustehen. Leiden kann auch etwas Demonstratives haben: Schaut her, Leute, wie ein Mensch mit seinem Krebs umgehen kann. Was der Mensch alles fertigbringt. Ach, Scheiße. Ein paar Freunde, ein paar Briefe, aber zuletzt ist man doch grauslich allein und ausgeliefert dieser heimtückischen Krankheit. Wer kann mir da verübeln, daß ich wenigstens gelobt werden will?

Nachmittags fliegt wieder die Tür auf, und herein weht

Professor M. mit lang ausgestrecktem Finger, auf dem ein Gummi steckt, auf meinen Hintern zusteuernd: »Sie können gleich so liegen bleiben!« – Er hat nichts gefunden, woher das Blut kommen könnte, und donnert schon wieder hinaus mit den erhebenden Worten: »Sie sind eine ganz gesunde Frau, dafür garantiere ich!« Zur Schwester sagt er: »Stuhl kontrollieren!«

Ich bin dahintergekommen, daß sich selbst ein Chefarzt leisten kann, Banalitäten zu reden, wenn man spürt, daß Ernsthaftigkeit dahintersteckt und echte Sorge. Alles ist eine Frage der Ausstrahlung. Und dann kann er reden, was er will. Und er hat diese Ausstrahlung! Aber ich habe arge Schmerzen und Durchfall, und die Darmwände sind überreizt. Also doch weiter mit Angst leben!

Und wieder eine Reihe von Untersuchungen, Bronchien, Knochen (ich kriege Isotope in die Venen gespritzt), und dann die Blicke der Ärzte, ihre halben Sätze, verschluckte Bemerkungen, die meinen Seelenfrieden nicht gerade fördern.

Meine kleine Anita bekommt fast ebensoviele Briefe wie ich. Irgend jemand hinterbringt ihr den Tratsch aus ihrem Dorf. Die Leute machen Spekulationen über den Stand ihrer Krankheit, die an Brutalität nichts zu wünschen übriglassen. Sie fragt völlig kindlich den Arzt: »In Berndorf sagen die Leute, sie geben mir nur noch fünf Jahre, dann bin ich tot, stimmt das, Herr Doktor?« Und was soll der Doktor auf so eine Frage antworten? Sie sieht blühend aus, hat sich ganz rasch erholt, und wahrscheinlich wurde sie rechtzeitig operiert!

An Christa Kožik

Christa, Christa, Eure Verehrung steht mir nicht zu! (Das sagt mein Doktor immer: »Zwicken da und dort? Steht Ihnen zu. Übelkeit am Morgen? Steht Ihnen zu!«) Aber soviel Lob bringt mich in Verlegenheit. Oder ich nehme Deine Komplimente einfach als Freundlichkeit, als den Wunsch, mir etwas Gutes zu sagen. Okay? Und der Spitzenengel von Deinem Basti hängt jetzt auf meiner Lampe. Woher Deine Kinder alle diese Fähigkeiten haben? – Im Bett neben mir wohnt jetzt ein Mädchen aus dem Erzgebirge, es geht ganz gut mit ihr, sie hat Lymphdrüsenentzündung, ein lautes Radio und viel blaue Wolle zum Stricken. Im Mai will sie heiraten, das sagt alles, und Du kannst Dir vielleicht vorstellen, wieviel Gesprächsstoff das gibt.

Christa, ich weiß nicht, warum Du Dich selbst beschimpfst. Ich finde es ja prima, daß Du so aufrichtig bist und Dich selbst in Frage stellst. Oder machst Du es nur, um meinen Widerspruch zu provozieren? Da hast Du ihn: Jawohl, ich beschimpfe mich auch, aber nur, wenn ich meinen Kindern gegenüber versagt hab, wenn ich schreie und schlage. Dann entschuldige ich mich bei Dani. Und ich verachte mich manchmal derart, daß ich nicht mehr leben möchte! Das erzähl ich Dir, damit Du siehst, auf was für wackligen Füßen meine »Fröhlichkeit« steht. Und von wegen »Maxie ruht in sich« – wenn Du wüßtest, wie notwendig ich andere Menschen brauche, wie lange ich über das Versagen einer Freundin grübeln kann.

Verflixt, warum hab ich hier keine Schreibunterlage! Nie mußte ich mich so abquälen. Jetzt schreib ich halb im Liegen, weil irgendwas im Rücken schmerzt. Weißt Du, was sie alles mit mir machen?

Es geht zwar schon viel besser, gehe fast aufrecht und muß nicht mehr die Hand auf den Bauch halten, wenn ich ein paar Schritte mache. Auf dem Weg zur Küche oder zur Toilette schau ich aus dem Gangfenster und genieße die Welt. Wie schön in diesen Herbsttagen die Sonne aufgeht hinter dem niedrigen Operationstrakt, und dann die letzten Lauben, und dahinter das weite grüne Feld. Dort ist die Luft malvenfarben und das Sonnenlicht gefiltert durch den Morgennebel.

Christa, ich leide Hunger, das macht mich so leicht und wirr und trunken. Bekomme kaum was zu essen, weil es immer irgendwelche Untersuchungen gibt, Gallentest und Knochentest. Und viele Röntgenaufnahmen, wenn ich die alle zählen würde... Ich frage mich, wie man diesen Widerspruch begreifen soll: Einerseits brauche ich alle Widerstandskräfte, um mit der Krankheit fertig zu werden. Man müßte alles tun, um meine Abwehrkräfte zu mobilisieren. Aber sie tun das Gegenteil. Eben haben sie mich wieder zu einer Durchleuchtung mit dem Rollwagen gefahren. Stell Dir das einmal vor, mich im Rollwagen, ich war empört, aber sie haben mich rumgekriegt. Und immer diese Strahlen, das ganze Haus hier riecht davon. Der Geigerzähler hinter dem Eingang zur nächsten Abteilung tickt unaufhörlich. Und die Schwester Gisela sagt zu mir: »Den müssen Sie erst mal hören, wie der zu rasen beginnt, wenn jemand vorbeigeht, der was in sich hat!« Sie meint Isotopen und all diesen Mist!

Was sich die Ärzte eigentlich denken: Ein paar Lebensjahre mehr oder weniger spielen bei einem Krebskranken offenbar keine Rolle?

Zum erstenmal beschwerte ich mich heute bei meinem Arzt. Er murmelt etwas, daß »sowieso die Röntgenabteilung zu schwach besetzt« sei und weniger durchleuchtet wird als sonst. Und »Bei ihnen müssen wir das schon alles durchziehen!«

Ich werd verrückt! Wieso »müssen«, wenn der Professor ständig verkündet, ich sei eine ganz gesunde Frau!

Hallo, Christa, entschuldige, laß Dich nicht betrüben. Ich sage mir jede Stunde: Auch das hier ist mein Leben. Ich darf diese Monate nicht als gestohlene Zeit ansehen, sondern als Leben! Servus, liebe, schöne Christa, danke für den Engel.

Salute! Maxie

PS. Ich will gern alle Männer schlechtmachen, wenn es Dir gefällt, nur den alten Jossl-Perez nicht!

12. November 1976

Sonny, Du wartest auf ein Zeichen, und ich hab's bis heut nicht geschafft. Nicht nur mein Körper streikte, ich fühle mich leer und dumpf von Medikamenten und Hunger. Heut lese ich aus Deinem Brief schon vieles andere heraus, was wichtig ist, zum Beispiel, daß es Dir schlecht geht, daß Du sehr müde bist, daß Du mich brauchst . . .

Aber vertraue nicht zu sehr meiner Kraft, sie ist bedenklich geschmolzen.

Hab ich Dir schon erzählt, wie ich Anita gepflegt habe nach der Operation und immerzu Kitty vor meinen Augen sah . . . Hab alles getan, was ich konnte (und damals versäumt habe), hab sie gestreichelt und besänftigt, bis ich selber erschöpft war. Und frei . . .

Was nun? Eins ist sicher: So leben wie zuvor, will ich nicht. Dieser Gedanke kristallisiert sich immer klarer heraus. Es ist weniger die Angst vorm Tod als die Unlust dem Leben gegenüber, die mir jetzt zusetzt und mich unruhig macht. Das ist neu für mich!

Nach diesen ganzen Quälereien, auf die noch die Strahlen folgen, die ich am meisten fürchte, erscheint mir das »ganze kleine Leben« nicht mehr als das Allerhöchste. Kuchenbacken, Mit-der-Familie-am-Tisch-Sitzen waren mein Traum nach der Wiederauferstehung. Jetzt aber überkommt mich immer mehr das Gefühl: Mit diesen öden Kränkeleien wird's weitergehen, mehr oder weniger anfällig, viele Jahre lang! Vielleicht wird Kuchenbacken und Mit-der-Familie-am-Tisch-Sitzen das einzige sein, was mir bleibt. So früh am Ende? Nein!

Ich will richtig leben, will nicht immer auf meinen Körper Rücksicht nehmen müssen! Weißt du, daß Reisen und in Hotelzimmern leben (wie die Beauvoir) meine heimliche Liebe sind? Wäre ich frei, hätte ich keine Kinder, würde ich nie lange an einem Ort bleiben, würde von Land zu Land ziehen, Freunde besuchen, schreiben, irgendwas arbeiten . . .

Ich hab gerade die ›Wildspur‹ von Karl Bruckner wiedergelesen, und heut mit ganz anderen Augen. Ich war zwei Tage lang in der klaren Luft der Siebentausender und war ein junger Steinbock, war Karaghu, der mit seiner Kraft und seinen Instinkten etwas anzufangen wußte, der sich nicht fangen und nicht töten ließ und der immer wieder seine Herde in die Freiheit führte! Schneestürme, Wind, Adler, Schneeleoparden, Wolken, Sonne, Mond ... Ach, was ist eigentlich geschehen, liege im Spitalbett und hab nichts mehr zu tun, laß mich behandeln und träume von Siebentausendern! Weil es dort keine Lüge, keine Demagogie und keine Dummheit gibt und weil alles klar und einfach ist.

Gut finde ich, Alte, daß Du ablegst, was Du Deine »opportune Bereitschaft für jeden und jedes« nennst. Fred tut das auch, hat sehr daran zu kauen, ich übe es schon eine Weile, es ist befreiend! Wir Narren, haben das Bewußtsein unserer Lage und unserer Nöte, begreifen Zusammenhänge, heute – und haben morgen alles wieder vergessen, schimpfen auf das »Scheißspiel«, spielen es schon wieder! Sonny, Sofia, Du!

Wenn Du nicht kommen kannst oder willst, versprich mir eins: Wir wollen auf der Hut sein, daß wir uns selber nichts vormachen. Möglichst wenig Selbstbetrug, mehr Mut zur Einfachheit! – Mein Buch wird gedruckt, weißt Du schon? Das Ministerium hat ja gesagt. Es gibt noch Höhen in meinem Leben – und auch Tiefen. Verschiedene Leute, von denen ich es nicht erwartet habe, kümmern sich nicht, sagen kein Wort. Vielleicht schweigen sie aus Feigheit? Und ich hab noch die Vorstellung eines Rudels, einer Sippe, einer Menschengemeinschaft. Doch was lernen unsere Kinder? Leistung, Konsum, Stillhalten, Konformismus, Egoismus ...

Entschuldige bitte das Durcheinander meines Briefes. Vielleicht sind es die Beschwerden, weil ich eine Woche gehungert habe, mit dem Grauen vor den kommenden Bestrahlungen aus der Kobaltkanone, mit der Angst, diese öden Kränkeleien den Rest meines Lebens ertragen zu müssen, gealtert vor der Zeit.

Jetzt beunruhigt mich weniger die Angst vor dem Sterben als die Unlust dem gewohnten Leben gegenüber. Klein, klein, klein!!! (Und daß ich leben werde, da besteht für mich kein Zweifel!)

Laß Dich nicht unterkriegen, wir denken uns was aus, wir zwei! Ach, ich hab so viele, viele gute Briefe gekriegt!

Deine Maxie

14. November 1976

Schwester Elisabeth wollte meine Fäden ziehen, hab's aber nur bis zur Hälfte ausgehalten, tat zu weh ... Liege jetzt still da und denke, der Bauch müßte aufplatzen, wie beim bösen Wolf neben dem Brunnen, die Wampe voll von Wackersteinen.

Trister Nachmittag, blicklos, gedankenlos. Dann finde ich im Radio das Brahms-Violinkonzert, gespielt von David Oistrach. Im ersten Satz mußte ich mich einhören, aber der zweite Satz riß mich auf. Ich fühlte, ich brannte – und litt. Kitty ... Fred ... Alles, was ich nicht gelebt habe, die tiefe Trauer über ungelebtes Leben, wieviel Schönheit uns verlorengeht, für immer. Und wir lebten manchmal so, als ob wir unermeßlich viel Zeit hätten!

15. November 1976

Andere Frauen altern langsam und merken es kaum. Ich bin in einem Herbst gealtert, habe einen zerschnittenen Körper, der nie wieder einen Mann reizen wird. Nie wieder werde ich mich unbefangen am Strand ausziehen können. Mein Körper, den ich gern hatte, ist ausrangiert für immer. Ich kann es nicht fassen, es ist zu grausam.

Manchmal frag ich mich, ob es geschehen mußte, weil ER mich für meine Eitelkeit strafen wollte. Nimm es endlich an, rebellier nicht länger, sagt ER!

Was bleibt? Worauf freu ich mich in diesem schrecklichen Haus? Meine kleine Anita hat gebettelt, ihr Radio anstellen zu dürfen. Nun dudelt das, dudelt ... »Von sieben bis zehn, Spree-Athen«! Und »Liebe macht alles noch schöner«! Und »Alles im Eimer, Christina-Marie, nur die Liebe nicht«! Und »Komm heraus, Mariana, liebe mich«! Anita ist selig, aber wenn sie wüßte, wie mich diese Schnulzen quälen!

Die Spatzen! Heut hab ich anstatt Semmeln und Kekse Sonnenblumenkerne aufs Fenstersims gestreut, die uns Jossl-Perez mitbrachte. Flugs war ein Taubenpaar da. Die kleinen Köpfe, Hälse und Brüste hellgrau mit einem rosigen Schimmer. Mir kommen Tränen, wenn ich an ihre Schönheit denke. Wieviel Zeit mag noch bleiben, um alles Schöne zu genießen?

Mein alter Jossl besucht mich lang, geht zum erstenmal kurz in den Garten mit mir, aber bald wird mir übel, und wir müssen zurück ins Haus. Zusammen Abendbrot essen, still und schweigend, während Anita schläft oder so tut, als schlafe sie, und während fast alle Schwestern und Ärzte in Friedrichshain ein Betriebsfest feiern.

Wir schauen uns an. Er schaut mich wieder an, wie damals, als ich jung war ...

Hallo, alter Jossl-Perez, ich bin wieder bei Pablo Neruda gelandet. Ich werde es immer wieder lesen. Stell Dir vor, wir sind blind, lesen fünfmal eine Sache, bis wir was begreifen. Wenn überhaupt. Die Stelle, wo er über die Elefanten schreibt, in Ceylon: Die Bändigung der Elefanten! Mensch, Krampus. Wie sie die wilde Elefantenherde zusammengetrieben haben und Lärm machten, die Trommeln rührten und Feuer anzündeten, um sie vor Angst erstarren zu lassen. Aber ich schreib Dir das ab, das muß man sich tief einprägen: »Plötzlich ritten auf großen Hauselefanten zwei Tierbändiger ein. Das zahme Elefantenpaar arbeitete wie gewöhnliche Polizisten. Sie stellten sich neben die Flanken des gefangenen Tieres, schlugen es mit ihren Rüsseln und zwangen es schließlich zu völliger Reglosigkeit. Dann fesselten die Jäger mit einem dicken Seil einen Hinterfuß an einen starken Baumstamm. So wurde einer nach dem andern bezwungen.

Der gefangene Elefant verweigerte viele Tage lang die Nahrung. Doch die Jäger kennen seine Schwächen. Sie lassen ihn eine Zeitlang fasten, dann bringen sie ihm Schößlinge und Spitzen seiner Lieblingsbüsche, jener, die sie in der Freiheit auf ihren langen Reisen durch den Urwald suchen. Schließlich ist er gezähmt. Schon beginnt seine Lehre als Schwerarbeiter.« . . .

Jossl, ich hab ein Würgen im Hals. Solche Elefanten kennen wir doch! Hm? Und was machen wir mit unseren Kindern? Die Revolution wollen wir mit ihnen machen. Oder gar die Weltrevolution?

Sozialismus wollen wir machen, mit gezähmten Elefanten? Ich bin traurig. Traurig über unsere jungen Menschen, die von ihrer eigenen Kraft keine blasse Ahnung haben. Und offenbar nicht haben sollen!

Hast Du übrigens schon den Brief an Erich Arendt geschrieben? Immer schiebst Du die Sachen vor Dir her. Er hat uns den ›Großen Gesang‹ und die ›Oden‹ und so viele schöne Gedichte von Pablo Neruda übersetzt, nachgedichtet, geschenkt. Wer wird es ihm danken? Seine eigenen Gedichte sind streng, herb und schön, von so großer Zurückhaltung, daß man sie schwer versteht.

Große Mühe . . .

Ich hab Dich lieb, Deine
Mäxl

23. November 1976

Visite von Dr. B.: »Das Szintigramm ist in Ordnung!«

Und zu Anita: »Bei dir sind auch alle Befunde in Ordnung!«

Große Freude im Lande!

Habe Geschirrberge abgetrocknet. Manchmal gibt's ein Gespräch mit der Schwester (Abendbrot machen die Schwestern ohne die Küchenfrauen), die ja sonst sehr verschwiegen sind, besonders was die Dinge der Station betrifft. Gestern fragte ich die Schwester Irene, wo die Patienten zum Sterben hinkommen, in die Wachstation? (Das hat mir die S. geflüstert, wahrscheinlich um mein Unbehagen zu zerstreuen, wegen der Rumänin, die in unserem Zimmer und in meinem Bett gestorben sein dürfte!) Die Schwester schweigt lange, wie's ihre Art ist, dann sagt sie: »Das hat mich noch keiner gefragt!« Dabei bleibt sie über das Abwaschbecken gebeugt, ohne aufzuschauen, traurig, müde. Nachdem ich nicht mehr bohre, etwas später: »Also, wir haben noch niemanden weggeschickt zum Sterben!«

Das beruhigt mich, ernstlich. Sie ist über zwölf Jahre auf der Station, zusammen mit der Schwester E., kannte sowohl die Brigitte Reimann als auch die Änne Schlotterbeck. Mein Gott, wieviel Elend müssen die Schwestern hier schon erlebt haben.

Hallo, Dieter, Bruderherz!

Schon wieder zwei Briefe von Dir, brav, brav. Eure Redakteurbesprechung kann ich mir lebhaft vorstellen, wird die reinste geistige Berieselung gewesen sein. Aber Menschen sind nun mal keine Tomaten!

Danke für den Sekt, aber der Korken, weißt Du, den lassen wir einstweilen nicht knallen, das hat der Doktor verboten. Letztes Wochenende ging die Lebenslust mit mir durch, Fred hatte mich abgeholt, und wir haben jeder ein Glas Wein getrunken und danach zweieinhalb Stunden im vollen Hans-Otto-Theater gesessen, und ach, war mir mies danach. Kam grün und gelb am nächsten Tag hier an und mußte gleich unter die Kobaltkanone. Gestern und heute je eine Stunde »Probeschießen«: einstellen, das Feld abstecken, Probeaufnahmen, auf den Rükken wälzen und wieder zurück. Schließlich taucht der Arzt den Pinsel in Farbe und malt mich an, lauter liebevolle rote und lila Kreuze, bis zum Hals hinauf. Nach dem Probeschießen wird's ernst, dann zischt die Kanone, und die übrige Mannschaft geht in Deckung, läßt mich allein auf freiem Feld ...

Themawechsel. Na, ernsthaft, der Besuch in der Radiologie hat mich arg strapaziert, nicht meinetwegen, aber die beiden Mädchen – die eine vielleicht sechzehn oder achtzehn, sehr schön, rabenschwarze große Augen, herrliches Profil, sehr dünn und ohne linken Arm – direkt unter der Schulter abgesäbelt. Sie sah traumhaft schön aus, aber als sie dann den Mund aufmachte und zu schimpfen anfing, bin ich erschrocken. Diese Erfahrung hab ich hier öfter gemacht: Die chronisch Kranken entwickeln mit der Zeit eine sehr traurige, wenn auch verständliche Haltung. Sie hängen durch, seelisch, geistig und körperlich. Du mußt einmal sehen, wie die Mannsbilder hier rumrennen, auch die leichteren Fälle, ein Graus. Lassen sich gehen, achten nicht einmal mehr auf ihre Kleidung. Und dieses schöne Mädchen hatte ziemlich abgebaut. Wenn sie sich weiter mit der Krankheit herumschlagen muß, wird sie mit zwanzig ein Wrack sein. Schrecklich ist das, wie die redete, schimpfte, nörgelte, wie sie Schultern und Wangen und alles hängen ließ und ihre Augen ganz stumpf und ausdruckslos wurden. Wahrscheinlich geschieht das mit den ganz jungen Menschen häufiger. Nichts interessiert sie, außer ihr Bestrahlungstermin und ihre lackierten Fingernägel. (Ich weiß, es ist hart von mir, wie ich das sage!) Sie hatte nicht einen freundlichen Blick oder ein Wort für das andere Mädchen, das mit uns wartete, im Bett. Vielleicht zehn Jahre alt, lange blonde Strähnen, fettig und dünn auf dem Kissen, blasse Haut, blutleer, und das traurigste war dieser abwesende, hoffnungslose Blick aus hellen Augen. Als ich zu ihr redete und sie anlächelte, starrte sie mich an wie eine Wand. Neben dem Kissen eine Mandarine und ein Weihnachtsmann aus Schokolade, von ihrer Mutter, die das hingelegt hat, weil sie ja sonst nicht mehr viel tun kann, stell ich mir vor.

Ich muß das schreiben, nicht um Euch den abendlichen Krimi zu ersetzen, sondern weil die Menschen wissen sollen, wieviel Leid es gibt, man vergißt das manchmal und wird übermütig und anmaßend.

Les ich zum Beispiel grad bei Brecht, Tagebuch vom 26. März 1921: »Ich lebe luxuriös, mit der schönsten Frau Augsburgs, schreibe Filme. Alles am hellen Tag, die Leute sehen uns nach. Wie lange noch und Gottes Geduld reißt, ich sitze auf dem Stein, und die Hunde schiffen mich an!«

Aber jetzt muß ich die Anita schonen, ich tippe schon zu lange. Fred, Jossl-Perez hat mir die Maschine gebracht.

Salute, liebe Freunde

Dienstag, den 30. November 1976

Hallo family!
Bagage! Schreibt die Maximiliane net, schreibt kaner net! Und det nennt man Liebe, wa?

Auf hochdeutsch: Ich sitz im Aufenthaltsraum der Klinik, vor mir der Fernseher, der Gott sei Dank ruht, hinter mir die Adventsbüscheln mit den Kerzen – man sorgt hier für Atmosphäre. Ist überhaupt eine sehr gute Station, der einzige mir bekannte Ort, wo Sterben vielleicht erträglich sein könnte.

Aber vom Sterbn noch ka Red. Hab gestern wieder eine Bestrahlung bekommen, rund um die rechte Achselhöhle zum Hals hinauf. Übrigens – damit Ihr Bescheid wißt, der Mama hab ich nur von einer Woche Krankenhaus erzählt, weil sie mich hier gründlich untersuchen. Dann jubel ich ihr die Briefe unter, die angeblich von zu Haus stammen, okay? Noch etwas, ich war schwach und hab der Minna-Tante, die garantiert verschwiegen ist, von Krebs erzählt. Es hat mich beunruhigt, daß sie so lang nix von mir gehört hat, und flunkern wollt ich bei ihr auch net, sie ist mir zu lieb. Wißt Ihr, daß die Minna-Tant prima is? Ich hab sie erst jetzt entdeckt. Und schließlich wird sie der letzte Brunner-Sproß von der alten Generation sein!

Zum Wochenende war ich wieder zu Haus, hab's aber übertrieben und hab mir sagen lassen müssen von meinem verflixten Körper, daß er noch Ruhe braucht! War mit Krampus und Freunden im Potsdamer Theater, bei Garcia Lorcas ›Bluthochzeit‹. Verrückt. Ein düsteres Stück und keine sehr geglückte Inszenierung, aber von einem jungen Regisseur, den wir sehr schätzen. Die Begeisterung, wieder unter Menschen zu sein (hab dort viele alte Bekannte getroffen), endete mit großer Müdigkeit. (Eierstöcke sind halt doch eine feine Sache, mein Körper trauert um sie!) Bin dahingekommen, die Alten besser zu verstehen. Dafür hab ich's schwerer mit den ganz Jungen, mit dem Danitschku.

Nächstes Kapitel: Kam also nach Hause, fand den Dani extrem mürrisch am Fernseher, er drehte kaum den Kopf nach mir, Stimmung andeutungsweise etwa so: »Von Erwachsenen is eh nix zu erwarten!« Freds Lektor war da, ein sympathischer Mensch, der als Mann sogar in meine Klinik zu Besuch kam, was ich ihm hoch anrechne! (Sonst werde ich fast nur von Frauen besucht.) Und als wir Dani nach seinem Grant fragten, erfuhren wir: »Es kotzt mich alles gewaltig an, in den Pioniernachmittag möcht ich nicht mehr gehen. Bin einfach rausgegangen, ewig die gleichen Phrasen. Warum können wir denn nicht grüßen und reden, wie wir wollen?«

No, klar, den Kindern sagen Sprachklischees gar nix. Warum können wir das nicht verändern? Sind wir denn in der Kirche? Unsere konformistischen, »vernünftigen« Reden, daß man sein Pulver trocken halten soll für wichtigere Dinge, daß gewisse Kompromisse leider unvermeidlich wären usw., hört er nicht. Es ist andrerseits ganz wunderbar mit diesem Menschen, den ich hervorgebracht hab: Er gibt nicht klein bei, nimmt alle möglichen Schwierigkeiten auf sich, aber macht keine Zugeständnisse, ist schön eigenwillig und stur. Ich könnte heulen, Christl, Herbert! Im Grunde haben wir die gleichen Probleme, Ihr mit Renate, wir mit Dani und Berti. Aber ein bissl trauriger, scheint mir, ist es bei uns. Im Kapitalismus versteht man das. Aber wir identifizieren uns doch weitgehend mit dem Staat, in dem wir leben. Da müßte man mit Kritik doch anders umgehen können, nicht? Wie grauslig ist für Kinder die Entdeckung, daß eigentlich nix verändert werden kann, jedenfalls nicht im Handumdrehen, daß Leben und Schule immer Kompromisse erfordern, mehr noch: Goschenhalten, Stillhalten.

Und sonst, na ja, ich hätt halt gern mit Euch g'redt, gesprochen, palavert. Mist! (»Mensch, Scheiß!« sagt meine kleine Anita aus dem Erzgebirge, zwanzigmal am Tag. Und das hilft auch.) Übrigens, ein Krankenhausbett kostet hier 150 Mark pro Tag, und uns kostet's nix. Das muß man sich amal überlegen. Mensch, Scheiß! Jetzt hocken wieder zwei Mannsbilder vor dem Fernseher, die glotzen tagein, tagaus und die halbe Nacht, und ich find kein Platzl, wo ich schreiben kann. »Würden Sie unter einer schwarzen Regierung leben wollen?« fragte grad ein Senator einen Durchschnittsamerikaner im Fernsehen. Jetzt sitzen schon drei Männer hier vor der Kiste. Ich glaub, ich muß verduften.

Salute, Bussi, Eure
Fritzi

3. Dezember 1976

Komisch, bald ist Weihnachten, und ich hab Lust bekommen, in meinen alten Tagebüchern zu stierln. Hab einen Band von vor zehn Jahren mit in die Klinik genommen, mal sehen, was ich damals für Probleme hatte. Reise nach Wien, zu Mamsch, wann war das? Vergessen, vergessen... Ian aus Jamaika. Einmal war ich in Persien, nein, in Brasilien, nein, wir wollen aus irgendwelchen unerfindlichen Gründen immer schön bei der Wahrheit bleiben, einmal war ich in Wien. Man kann es so formulieren, denn ich war ja eine Ausgewanderte, die zu Besuch kam wie eine Touristin. Es fällt mir ein, weil wir damals den Rausch kannten, auch ohne Drogen und ohne Alkohol, und weil ich sein Bild in meiner Tasche habe, das mir allmählich fremd und gleichgültig wird.

Es war ein junger Neger, ein schöner Negerstudent, der als leader einer Studentendelegation von den Westindischen Inseln zum Friedenskongreß nach Wien kam. Sie wohnten in der Wohnung meiner Eltern, aber ich wußte nichts davon, fünf junge Männer, die nur englisch redeten und eine Dolmetscherin brauchen konnten. Na schön, ich kam in Hernals an, klopfte, und in der Tür stand ein verschlafener, gähnender Neger ohne Hemd. Kein Bett frei, begriff ich sofort. Meine Tochter beobachtete uns stumm aus großen, übernächtigen Augen. Nie zuvor haben wir unsere Wohnung so malerisch gefunden, angefüllt mit Taschen, Koffern, bunten Tüchern und Hemden. Vom ersten Augenblick an wußte ich: Die Situation ist mir hold! Ich verliebte mich nicht Hals über Kopf, wie man das hinterher gern so darstellt. Nein, daran glaub ich nicht, ich glaube vielmehr, daß man einen Instinkt für günstige Konstellationen entwikkelt. Man spielt eine Weile Befangenheit, Verliebtheit, Verzauberung, bis man unversehens hineinrutscht und aus der Rolle nicht mehr 'raus kann, nicht mehr 'raus will, bis man wirklich liebt!

Zehn Tage beinahe ohne Schlaf, zehn Tage auf den Beinen, in einem Taumel der Verbrüderung, der Lebensfreude. Wir ziehen durch die kleinen schummerigen Wiener Cafés, mein Heimatbezirk tut sich mir auf, es ist wie eine fremde Welt. Meine Westindies spielen Gitarre, nein, Runny spielt Gitarre, die andern klopfen mit ihren ausdrucksvollen schwarzen Händen den Rhythmus, tanzen, singen, schlafen manchmal wie Kinder vor Erschöpfung auf einem alten Diwan ein oder wo sie gerade liegen.

Wir ziehen zur Donau, tanzen Walzer auf dem Rathausplatz, halten uns an den Händen, wenn im Raimundtheater oder im Ronacher die Peking-Oper und das Pariser Ballett für uns spielen.

»King Sagabu, the great black king of Africa, will eat the Kellner«, weil der unser Wienerschnitzel nicht bringt und wir vor Hunger sterben. Große Mißverständnisse: »Dudu«, das ist eine Zärtlichkeit, aber »bubu« ist ein gräßlicher Mann. O mein schwieriger Ian, mein geduldiger, sanfter Mensch. Was will er denn von mir. Ian, was willst du? »It's allright, Fritzi, listen...« Und er redet geduldig zu mir, wie mit einem Kind. Aber ich sei »selfish«, meint Ian. Ich bin nicht großzügig genug, bin ein Spezialist in spitzfindigen Ausreden.

Hm, ich werde es mir nie verzeihen!

Oder – Robert aus Paris. Wann war das? Was für eine Faszination haben doch Kongresse. Helsinki 1955. Maximiliane, Fritzi, Mäxl, fliegt mit Leuten vom Österreichischen Friedensrat nach Helsinki! Mein erster Flug, in einer zweimotorigen, gecharterten Wackelmaschine für fünfzig Leute, die in jedem Luftloch über der Lettischen Seenplatte (oder wo war das?) absäuft. Dann ein elegantes Hotel. Noch im Traum fliege ich weiter, falle in Luftlöcher, drehe und schaukle mich, während die helle Mittsommernacht ins Zimmer schaut und den seichten Schlaf noch unruhiger macht.

Nein, ich kann beim besten Willen mit keinen Details mehr aufwarten. Aus meinem Kopf sind nur mühsam einige Bilder herauszuholen, die nicht wahr sind. Ganz banale Bilder, die jedem passieren können: ein Essen im Segelklub am offenen Meer, einem stinkvornehmen großfenstrigen Schuppen auf einem hohen Felsen, der aus dem nachtschwarzen, stürmischen Meer ragt; später ein Spaziergang am Strand, gemischt aus Furcht und Anziehung.

Oder das Sonnwendfest. Wir sind auf eine Insel hinausgefahren, ein großes Lagerfeuer brennt, wir tanzen. Stephan Hermlin raucht imponierend unnahbar und sehr schön seine Pfeife. Robert P. aus Paris taucht aus der Menge auf, nimmt mich bei der Hand und tanzt schweigend mit mir, während wir uns anschauen. Wir haben zuerst unseren Sinnen vertraut, dann erst haben wir miteinander geredet. Wie dumm und unwichtig ist doch das Reden. Roberts dichtes braunes Haar fällt ihm in langen Strähnen ins Gesicht, damals war das eine auffällige üppige Mähne. Er ist viel größer als ich und riecht vertraut. Am nächsten Morgen kauft er mir im altmodischen Kaufhaus der Stadt ein französisches Apfelblütenparfüm. Er findet einen bezaubernden Vergleich, der mich für ihn einnimmt. Und dann ein Fest im Park, eine nächtliche Taxifahrt durch die felsigen Vororte. Küsse, Schwüre, die innige Überzeugung, diese Augenblicke niemals, niemals zu vergessen.

Und doch ...

Was schreibe ich, welchen Unsinn, welche Banalität! Das kommt davon, wenn man sich pedantisch an die »Wahrheit« hält. Aber die Dinge haben ihr eigenes Leben, sie widersetzen sich mir, widersetzen sich, brutal festgelegt zu werden, weil sie dann fertig sind und tot. Wir sollten nicht über alles reden wollen. Während ich schreibe und über dem Geschriebenen grüble, enthüllt sich mir das Geheimnis der Schweigsamen, der Nichtschreiber. Sie begnügen sich mit der unwiederbringlichen Einmaligkeit jedes Geschehens, sie sind nicht so eitel und kleinmütig, es konservieren und aufbewahren zu wollen. Vergebliches Mühen. Niemals wird ein Leser etwas nachvollziehen können, was er nicht schon kennt, und sei es nur aus innerer Anschauung. Niemals wird er etwas lesen können, was außerhalb seiner Erfahrungen und Möglichkeiten liegt. Wozu also schreiben? Für die verwandten Seelen, die einem nahe sind, ohne daß wir die Dinge zerreden, das Geheimnis töten?

5. Dezember 1976

»Wenn meine Nacht einst fällt, die lange Nacht des Schweigens, sodann gebeut der Herr, der alle Wunder tut, daß eine Leuchte neu und hell am Himmel steige. So scheine, scheine, Mond, getaucht in Sonnenglut! Dein Antlitz tue kund, aus weiter Sternenflut, mein Tag sei still verglüht, doch bleibend meine Spur!« Das ist von Bunin, Jossl, nicht sehr gut nachgedichtet, finde ich, aber lies es langsam, Jossele, ich hab Dich so lieb, in meinem stillen Zimmer in Buch. Es ist schon elf Uhr nachts, und noch immer bin ich wach und lebendig und freue mich auf alles! Nur die Verantwortung Dani gegenüber macht mir Angst. Mit unseren späten, bitteren, tiefen Erfahrungen fängt er nichts an. Für ihn müssen wir andere Saiten zum Klingen bringen. Welch eine Last! Möchte reisen mit Dir, schauen, schauen, schreiben, in Hotelzimmern wohnen, essen in Bistros – kein Eigentum, kein Wohnsitz, nur Du und ich und die Welt! Wie sollen wir das machen, um Daniel nicht fühlen zu lassen, wie sehr er uns fesselt und uns erinnert an unser Unvermögen? Was ist schon »Freiheit«, was »Verantwortung«? Wir müssen damit ins Lot kommen, so wie wir miteinander ins Lot gekommen sind, nach so vielen Jahren der Dürre und des Schweigens. (Bald bin ich zu Hause. Aber Briefe sind auch gut. Bist Du nur mit Autos beschäftigt?)

Du wolltest mir noch von Deiner Angst erzählen – die Schreie in der Nacht, aus der Waschbaracke ... Welches Lager war das? Du hast mir vor vielen Jahren einmal davon erzählt, aber wir haben es beide vergessen. Vielleicht hilft uns dieses Wissen. Ich bin Dir dankbar für die Nächte neben Dir, die Geborgenheit, die Ruhe, die Güte. Sie ist schwer zu ertragen, diese Einsamkeit unter den Menschen. Ich fand meine Gefühle bei Katajew wieder, im ›Gras des Vergessens‹, als Babel über Majakowski sagte (nach seinem Selbstmord): »Den Arm hätten wir um ihn legen, ihm etwas Liebes, Herzliches sagen müssen, damit er spürt, wir sind ihm von Herzen gut. Elementares Mitfühlen brauchte er! Und wir haben versagt. Aus Scheu, sentimental zu erscheinen ... Wo hatten wir bloß unsere Augen?«

Ich hab so vielen lieben Menschen Briefe geschrieben, weil das Bedürfnis nach Wärme und Nähe zu groß geworden ist. Ob einer versteht?

Zweiter Teil

Mir scheint, das Jahr 1972 war ein Schlüsseljahr für meine Entwicklung; wo ich auch mein Tagebuch aufschlage, überall spüre ich Morgenluft, Unruhe, blitzlichtartige Gedanken, Ausblicke in Neuland. Aber auch hier noch Unausgegorenes, Halbfabrikate, Klischees, von denen mich zu befreien ich wohl ein Leben lang werde arbeiten müssen.

Ich werde aufhören, in meinem Leben zu blättern wie in einem Buch. Aber es *ist* offenbar ein Buch, ich lebe nicht wirklich, und wie soll man leben, ich *schreibe* meine Erlebnisse. Frisch hat das gut ausgedrückt, es ist wie beim Fotografen, er entwickelt die Platten zu Hause! Und dann erst gehen ihm die Bilder auf. Ich möchte einfach versuchen, in all der Wirrnis von Briefen und Notizen einen roten Faden zu finden, mein Lebensgesetz. Und ich glaube, ich bin auf der Spur: Im Jänner 1972, vier Jahre nach Kittys Tod (und vier Jahre vor dem Ausbruch meiner Krankheit), finde ich den Versuch einer Abrechnung mit mir selbst, eine Bestandsaufnahme.

Fred hatte mich mit dem Wagen nach Petzow gebracht, ins Arbeitsheim des Schriftstellerverbandes. Er hatte ein Zimmer bestellt, wie fast in jedem Jahr um diese Zeit. (Satt von zu gutem Essen und zu vielen Festen, wir haben doch alle Anfang Jänner Geburtstag!) Er flüchtet zu seiner Arbeit, und ich akzeptiere diese Flucht. Doch in letzter Zeit tauschen wir die Rollen, tritt er mir manchmal das Zimmer ab.

Januar 1972

Ankunft in Petzow, am Nachmittag des 12. Jänner. Es ist ungewöhnlich mild, man könnte den Frühling ahnen, wüßten wir nicht aus Erfahrung, wie hart der Feber, der März und auch der April noch werden können. Der See ist zugefroren, von Rauhreif verzuckert, mit dunklen Stellen, dort, wo sich bereits Wasserlachen bilden. Ich packe aus, richte mich ein, von Erwartung kindisch erregt, denn morgen, morgen geht's los! Dann machen wir den gewohnten Anfangsspaziergang, und nachher will Fred wieder fahren! Hand in Hand, schweigend und glücklich gehen wir am Seeufer entlang – in Erinnerung der schönen Tage und Nächte, die wir hier oft verbrachten. Drüben verschwimmen die Hügel im abendlichen Dunst. Ein neues Jahr, was wird es bringen?

Im Haus ist es ruhig, die Weihnachtsgäste sind eben abgefahren, wer jetzt kommt, wird sich im Zimmer verkriechen und auf der Maschine klappern, spazierengehen und vorsichtig Bekanntschaften schließen. Sind Freunde dabei? Eine Gruppe junger Autoren reist an, ein paar junge Männer und zwei sehr hübsche Frauen, die Fred einen neugierigen und respektvollen Blick spenden. Fred grinst in sich hinein, reut es ihn schon, mir den Platz zu überlassen? Er wollte nach dem Abendessen zurückfahren zu den Kindern und zu Oma, die aus Wien gekommen ist. Aber nachher verstricken ihn die jungen Leute in ein langes Gespräch, und er glänzt wieder einmal, läßt sich hinreißen und erzählt, predigt, deklamiert. Morgen wird er sich wieder schämen. Wird mir erklären, er habe die Rolle satt! »Wer wie ein Schriftsteller lebt«, schrieb er mir kürzlich, »lebt schon falsch!« Nu, mach endlich Schabbes draus!

Abends kamen noch die beiden E., Mann und Frau, heiter und vergnügt, und spendierten ein paar Flaschen Wein. Lange Debatte um Ehe und Glück. Was bedeutet Freundschaft unter Eheleuten und was die Treue? Ich habe zuviel getrunken und gebe meine neuesten Ansichten zu diesem Thema preis. Die Männer bekommen runde Augen, Herbert E. betrachtet mich erstaunt und nicht ohne Begehren. Ich glänze wie schon lange nicht, spiele

Fred an die Wand und mache ihnen den Clown. Ich rede verwegenes Zeug, das ich selber nicht recht glaube, und amüsiere mich heimlich über die scheinheilige Moral der Männer, die meine Ansichten nicht akzeptieren. Als wir nach oben gehen, kurz nach Mitternacht, hör ich im dunklen Flur jemanden munkeln: »Ist das ein Luder!« Es klang nicht ohne Bewunderung, mit Verwirrung gemischt. Fred hat's gehört. Er schweigt. Was für eine Verwandlung, früher genierte er sich für meine Ausbrüche, meine Flunkerei, meine Tiraden und wie ich mich über sie lustig mache, diese Spießer. Jetzt schmunzelt mein Fred.

Wir haben nicht gleich geschlafen, haben uns auf dem Tonband Jazz angehört. Was für ein ermutigender Anfang, was für eine Nacht! Auch Fred lockert sich. Er hat unten im Saal Henry Miller zitiert, wer kennt den schon in diesem Land. Der Name bedeutet ihnen ein fernes Glitzern. – Und auch ich entdecke den Miller und entdecke den Jazz und das Phänomen der Ekstase (Freds Lieblingsthema), das auch aus einem erregten Herzen kommen kann, aus sprühenden Reden und Gedanken und aus »der Leidenschaft des Wortes«, wie ein Dichter sagt. (Ich wehre mich noch immer gegen große Worte.) Befreiende Wirkung auch durch Henry Miller. Jazz ist Aus-sich-Herausgehen, um das Ich loszuwerden, um es zu betrachten und einen Rundgang um sich selbst zu machen. Lächelnd. Und tanzend natürlich.

I got the blues.

Andrerseits, bei Licht betrachtet (es ist inzwischen am andern Morgen, nach dem Frühstück, ich sitze vor meiner Maschine, halleluja, Fred ist abgefahren, der Liebe, der Tapfere!), andrerseits bleibt eine gewisse Anziehung bei den Asiaten, der ich nicht widerstehen kann, der auch Henry Miller und Hesse und Tolstoi und überhaupt alle erlegen sind. Das wichtigste Wort des Zen (und wenn der ganze Zen nur aus diesem einen Satz bestehen würde, könnte mir das genügen): »Du wirst den Weg nicht finden, wenn du nicht selbst zum Weg wirst!«

13. Jänner 1972

Meine Situation

Eine neununddreißigjährige Wienerin (bin ich die wirklich noch, bin ich nicht schon eine Deutsche geworden?), die ihre große Liebe gefunden und geheiratet hat, einen schwer vorbelasteten, sechzehn Jahre älteren, gut aussehenden, liebesfähigen, schwermütigen, feinfühlenden, zu Depressionen neigenden jüdischen Mann. Sie hat zwei Kinder geboren, eines wieder verloren, hat niemals einen Beruf erlernt, einige aber ausgeübt, sie hat ein Kind aus einem Heim zu sich genommen, hat ihre Heimat verlassen und sie erst danach, viel später, als Heimat begriffen. Hat das Wort Heimweh kennengelernt, das sie früher verleugnete – hat einige Male erfolglos versucht, noch ein Kind auszutragen, als Wiedergeburt der verlorenen Tochter. Sie hat mit einem Schlag das Altern begriffen, das andere Leute vielleicht als Prozeß erleben, der nichts Erschreckendes hat, sie mußte begreifen lernen, wie wenig sie sich vorbereiten konnte, allein vertrauend auf ihren hübschen, noch immer jugendlichen Körper. Was nun?

Ja, was nun?

Ich habe keine Probleme mehr, mein Leben ist in ein breites Flußbett geraten und treibt gemächlich zum Meer, ohne Hindernisse, ohne Umwege, ohne Tiefen und Strudel. Es sieht eine freundliche Landschaft an seinen Ufern vorüberziehen, nicht abwechslungsreich, aber auch nicht beunruhigend, es ändert seine Geschwindigkeit nicht, aus Trägheit und Gewöhnung, fließt geruhsam dahin, verweilt nicht, drängt nicht, kennt keine anderen Bedürfnisse als dieses beschauliche Dahingleiten, bis es eines Tages ins Meer münden wird, aufgehoben für die Ewigkeit, auf die es nicht vorbereitet ist.

Auf seinem dunklen Grund aber führt dieses Wasser die Sehnsucht nach dem verlorenen Bergquell mit sich, nach den Mühen der Gebirge, es möchte aus dem sonnigen Flußbett ins Ungewisse einer verirrten Strömung, in dunkles Gestein vorstoßen, das nirgendwohin führt oder ins Paradies. Es möchte sich in einen abseitigen Bergsee ergießen, sein Geheimnis spüren, bei den Fremden, den Schweigsamen, den Fischen bleiben, möchte dann in Stromschnellen mit allen Gefahren sich messen, noch einmal jünger und stärker werden oder sterben im Rausch.

Wenn es wenigstens große Schiffe getragen hätte, dieses geruhsame Wasser, wenn es die Menschen erfrischt, die Paddler aufgeregt hätte, wenn es Sterbende umspült und in sanften schweren Wogen tröstend an seinen Grund gezogen hätte.

Schon wieder Großartigkeitsideen!

Petzow, 16. Jänner 72

Meine liebe Irene!
Ich kann nicht mehr Tagebuch schreiben und auch nicht die Kurzgeschichte, die ich begonnen hab und die mir schon schlaflose Nächte bereitete. Ich muß Dir etwas sagen, auch wenn Du im Krankenhaus liegst. Verzeih mir, ich kann mir nicht vorstellen, daß Du wirklich krank bist. Nicht wahr, es ist doch nichts Böses? Ich darf von mir erzählen, ohne allzu egozentrisch zu erscheinen?

Irene, hör zu, ich trinke schon den ganzen Tag Kognak, in kleinen Schlucken, fühle mich unbeschreiblich, mir selber fremd, aber frei. Die Menschen im Haus wundern sich, begreifen nicht, wie sollen sie es begreifen. Ich schweige oder platze mit Sarkasmen heraus, die manche verletzend finden, andere amüsieren sich. Warum bin ich so bitter, warum bin ich so hell? Irene, ich werde es niemandem sagen außer Dir: An einem dieser Jännertage und Nächte haben wir Kitty gemacht, hier in diesem

Haus! Ich habe gestern Fred angerufen und ihn gebeten, Blumen aufs Grab zu bringen. Er hat nicht verstanden, hat überhaupt nix verstanden, und wie soll das ein Mann verstehen. Ich bin dumm und sentimental, ich schäme mich und trinke Kognak, und schweige auch wieder! Ich bin ein Ungeheuer. Man kann traurig sein und sogar verzweifelt und kann in der gleichen Stunde essen, trinken, mit Leuten reden und sogar lachen! Ich liege im Bett, strecke mich, fühle die Wärme an meiner gesunden Haut, und doch ist das Herz von Schmerz zerfressen, und doch höre ich durch die Zimmerwand Musik von jemandem, der sie anscheinend für mich spielt . . . Wer spottete über dieses verfeinerte Selbstgefühl im Schmerz, das nichts taugt – ich glaube, es war Pavese. Man müßte lieber hinausgehen und etwas tun, anstatt sich im Selbstmitleid und im Genuß des Leidens zu rekeln. Also Schluß damit.

Irene, ich hab eben mit Hubert gesprochen, er holt Dich Freitag aus der Klinik ab und bringt Dich zu mir heraus. Eine ausgezeichnete Idee, sagt Hubert, sie sind gut, unsere Männer, wa? Und es wird Dich auf andere Gedanken bringen. Hier sind nette Menschen und auch solche, über die man herziehen kann. Und das ist es, was wir brauchen, gelt? Also zier Dich nicht, hab kein übertriebenes Mitleid mit Hubert, er macht den Haushalt besser als Du! Den Brief schick ich mit Frau K., sie hatte ohnehin die Absicht, Dich zu besuchen. Und noch ein Geständnis, Irene: Hier ist ein junger Mann, der mich verehrt, nur mit Blicken, versteht sich, er hat Augen, spürt, daß mit mir etwas nicht stimmt, und hält sich im Hintergrund. Ich brauch Dich, Irene. Ich brauch Dich auch als Blitzableiter, und es wird schön sein, für uns beide, bestimmt. Es gibt gute Gespräche (auch Geschwätz, dem man aber ausweichen kann, wenn man nur will!), und es gibt Sympathie (auch Gehässigkeit, die unvermeidbar ist), und es gibt lange Spaziergänge, die uns gesund machen werden!

Ich freu mich auf Dich, ich danke Dir und umarme Dich herzlich

Deine Maxie

PS. Weißt Du, das ist jetzt das Merkwürdige in meinem Leben: Ich lache, unterhalte mich, komme mir selbst wie immer vor, beobachte mich dabei, beobachte die andern, weiß, was sie denken, entsetze mich über mich selbst ... Und mache doch weiter, wie in einem Alptraum, einem Film, dem man nicht entrinnen kann: Mach nur weiter, das ist vernünftig, normal und notwendig, das alles wird von Dir verlangt, nicht denken, nicht daran rühren, mach nur so weiter, du wirst schon sehen, es geht, probiere! – Wie grauenhaft, Irene, letzte Nacht hab ich im Traum geschrien. Es hat offenbar niemand gehört oder nicht beachtet, niemand kam, niemand klopfte an meine Tür. Ich hab den Kopf in die Kissen gepreßt und geheult wie schon lange nicht. Wie schon sehr lange nicht. Irene, das Schuldgefühl werde ich wohl nie ganz verlieren. Und wie soll man damit leben? Mein Kind ist tot, und die Menschen denken, das geht vorbei. Jeder Schmerz geht vorbei. Und es ist nicht nur das Mitleid, nicht nur der Schmerz, nicht nur die Verlorenheit in der Welt, es ist die Grausamkeit, Irene, das Gefühl der Grausamkeit hinter allen Dingen. Die ganz dünne Fassade bröckelt ab, auch wenn man es nicht zugibt und vor sich selber nicht, weil man überleben muß und weil man auch den andern die Schuld geben kann. Aber ich bin selber schuldig, ich hab sie nicht genug behütet, ich war schlecht, egoistisch, blind, gleichgültig gegenüber den Gefahren, oberflächlich, leichtsinnig. Irene, ich hab noch nie seither so tierisch geweint, so hemmungslos und hilflos. Ich lief dann nachts durch das stille Haus. Fred nicht da, niemand da ...

Verzeih mir, es ist Nacht, morgen geht's besser!

19. Jänner 1972

Herrliches Wetter, beim Frühstück beschließen wir, heute nicht zu arbeiten und einen großen Marsch zu wagen. Irene ist gestern angekommen, sie ist in der Klinik fett geworden (was haben sie dort mit ihr gemacht, sie ist verändert – als ich sie betrachtete, bei der Begrüßung, wurde sie schamrot über ihre Fülle), und sie drängt zu größeren Strapazen, wie sie sagt, um wieder in ihre Röcke zu passen! Also gut, Irene, Hans W. und ich machen die Spitze, durch den Wald nach Ferch hinüber und vielleicht rings um den Schwielowsee. Hinter uns folgen die Schuberts, die beiden E., die Familie Strauß mit beiden Töchtern und der alte Herr G., sie geben sich Mühe, uns einzuholen. Irene zeigt sich aufgekratzt: »Merkst du nicht, wie er dich in einem fort anschaut? Mein Gott, hast du es ihm angetan . . .«

Sie übertreibt maßlos, in allem, und es war ein Fehler von mir, sie überhaupt auf Hans W. aufmerksam zu machen. Sie kann wie ein Backfisch dumm sein, überspannt und sentimental. Und offenbar versteht sie es als Herausforderung, sich selbst in ihn zu verlieben. Es ist wahr, er betrachtet mich oft, aber warum nicht, ist es so ungewöhnlich, daß Menschen Gefallen aneinander finden? Warum gleich dramatisieren? Und außerdem gefällt er mir nicht, ich finde ihn sympathisch, das ist alles. Irene wurde auf halbem Weg auf einmal müde und wollte umkehren. Vielleicht wollte sie uns nur auf die Probe stellen oder irgend etwas erzwingen . . . Vielleicht wollte sie einfach, daß *er* mit ihr umkehrt? Wie kindisch von ihr.

Abends feiern Schuberts Geburtstag, bei Wein und Musik. Man versucht zu tanzen. Irene geht draußen mit G. spazieren, kommt mit kleinen trippelnden Schritten manchmal herein und wirft neugierige Blicke auf mich und ihn. Wir beachten es nicht. Hans W. ist mir zum erstenmal näher gekommen, sagt, daß er die Beauvoir aufregend findet, die ›Mandarins‹, das eindrucksvollste, entscheidende Buch für ihn. Irene ist übermüdet, bittet mich, mit ihr hinaufzugehen, wir verabschieden uns.

20. Jänner 1972

Irene beschließt beim Frühstück, heut zu fahren. Frau S., mit der ich mich ein wenig angefreundet habe, flüstert mir lachend zu: »Oh, dann seid ihr endlich allein!« Wie verletzend das ist, aber sie merkt es nicht, hat es nur wohlwollend gemeint. Beim Mittagessen teilt Irene strahlend mit, daß sie doch noch bleibt. Hans W. scheint es mit Bedauern zu hören, sagt aber kein Wort, verzieht keine Miene. Es liegt Spannung in der Luft, und genau das möchte Irene.

Nachmittag mit Irene und Hans W. im Wald. Er geht aus sich heraus, beichtet mir von seiner Ehe. Sagt, daß die meisten Studentenehen treu sind. Man hat sowenig Zeit, und etwas fehlt mit den Jahren. Schwierigkeiten binden die Partner aneinander, Entbehrungen machen ihnen das kleine Glück bewußt, aber man wird auch müde. Lebt nicht das Gefühl auch von Spannung, die aus dem größeren Erleben, aus dem weiteren Horizont sich nährt? Aber wir werden von kleinen und kleinlichen Dingen aufgerieben! »Ich bin erotisch anspruchsvoller geworden«, gesteht er ein wenig schüchtern ein und so, als rede er zu sich selbst. »Ich bin erwachsen geworden, aber ich fürchte, meine Frau hat das nicht gemerkt. Sie sagt, was willst du denn, ich pflege mich für dich, bin schön und umworben, gehe arbeiten, bleibe treu ...« Wir überlegen angestrengt (Irene trippelt singend und abwesend vor uns her), was das sein könnte, das ihrer Ehe fehlt. Oder jeder Ehe? Seine Frau arbeitet im Außenhandel, eine interessante Arbeit, aber was für eine ungute Atmosphäre! Und im Grunde interessiert sie die Arbeit nicht. Woher kommt diese Gleichgültigkeit, dieses Nur-an-materiellen-Dingen-Interessiertsein? Er hat sie mit neunzehn kennengelernt und nie eine andere gehabt! Er spürt die Langeweile. Ist das der Preis für soziale Sicherheit?

Abends gehen alle zu irgendeiner Feier. Sie haben sich in Gala geworfen und klopfen an meine Tür, ich möchte aber lieber hier bleiben und lesen. Sie gehen ohne Einspruch, kommen aber bald zurück. Hans W. ist froh, als er mich mit Irene im Saal findet, er spielt herrlich den Betrunkenen, wir lachen begeistert über seine Kunst. Wie doch die Menschen einen Zaubertrunk brauchen! Wir trinken zu fünft aus einem Glas, weil wir die Heimleiter nicht belästigen wollen, dann gehen wir schlafen. Irene beim Hinaufgehen, dringlich, forschend, mit einem fast hysterischen Zug: »Merkst du denn nicht, wie er dich anhimmelt?«

22. Jänner 1972

W. hat es gewagt, uns in sein Zimmer zu bitten. Hat eine Flasche Wein, Zigaretten und Pralinen besorgt. Irene deprimiert, offenbar verliebt in W., legt sich schweigend (oder schmollend) auf sein Bett und lauscht unserem Gespräch. W. und ich schauen uns gern an, aber das ist auch alles. Er redet hartnäckig über die Ehe. Ich sage etwas spöttisch, er solle sich doch eine Freundin anschaffen. Niemand könnte aus meinem Ton eine Herausforderung hören, als würde ich mich anbieten. Aber was für ein Blick von Irene! – Diese tastenden, nicht ganz ehrlichen Gespräche. Er fragt uns »erfahrene« Frauen, wie man denn zu einer Freundin kommt. Ich erzähle harmlos von Fred, der setzt sich ins Auto, fährt in die Stadt, trinkt eine Tasse Kaffee und macht dabei eine Bekanntschaft ... W. schreit plötzlich (der Mavrud hat schon gewirkt): »Herrgott, ich kann doch nicht mit einer Frau schlafen, mit der ich nur Kaffee getrunken habe!« Ja, ja, das alte Lied, da muß doch mehr sein, da muß man sich doch erst näherkommen, das braucht Zeit und Einfühlungsvermögen!

Herrje, diese unerfahrenen jungen Männer. Und wie kommt er dazu, ein so rasches Urteil über meinen Mann abzugeben, was weiß er denn von ihm? Und warum nimmt er meine Worte gleich ernst? Ich bin verstimmt, aber er versteht nicht, warum. Das Gespräch findet kaum mehr mein Interesse. Um der Sache ein Ende zu machen, zitiere ich die Sagan. Ein Journalist fragt sie, was sie über die Liebe denkt, sie antwortet kalt: »On n'en parle pas, on le fait!«

Wir gehen endlich schlafen. Eine Bemerkung von meiner Eroberung Hans W. möcht ich noch notieren: Intellektuelle Frauen mag er nicht, aber solche, mit denen man nicht reden kann, mag er auch nicht. Außerdem, sagt er seufzend, möchte er einmal wieder gefordert werden, und zwar erotisch, um sich selbst wieder zu spüren und nicht so dahinzudämmern ...

Dieses Wort »dahindämmern« geht mir nicht aus dem Kopf!

23. Jänner 1972

Nach dem Mittagessen, bei strahlender Sonne, ein langer Spaziergang. (Ich habe von fünf Uhr früh an gearbeitet, harte Arbeit, sechs Stunden lang, und fühle mich gut!) Irene rennt plötzlich weinend von uns fort. Sie ist in ihn verliebt, aber er tut, als merke er es nicht. Das Beste, was ihm zu tun übrigbleibt. Er sagt: »Wenn ich nicht arbeiten müßte, würde ich vergammeln. Faulenzen ist herrlich, aber eben nur als Ausgleich zu harter Arbeit!« Wie recht er hat, aber eine Binsenweisheit.

Abends sagt Irene: »Sei nicht so grausam, siehst du nicht, wie er leidet, geh zu ihm ...«

24. Jänner 1972

Nach dem Mittagessen packt Hans W., und Irene zieht mich nach oben: »Du kannst ihn jetzt nicht allein lassen!« – Er freut sich wirklich, durchwühlt seine Sachen, möchte uns etwas schenken. Vielleicht seine Pfeife? Ich sitze auf dem Fenster und schaue hinaus auf den See. Er nimmt seinen Pullover, den ich gestern getragen hatte, als mir kalt wurde, er schnuppert daran und sagt leise: »Er riecht nach Maxie!« Und packt ihn liebevoll ein. Während er sich umzieht, gehen Irene und ich in mein Zimmer. Er kommt dann, schon mit den schwarzen Ledersachen fürs Motorrad, setzt sich, raucht in sich gekehrt und sehr ernst. Irene liegt auf meinem Bett und weint. Dann geht sie hinaus, großmütig, wie sie denkt. Aber wozu? Wir reden nicht mehr, ich schaue ihn an, er schaut nur auf seine Pfeife. Dann sagt er, daß ich ihn anrufen soll. Und fügt hinzu: »Aber Sie werden ja doch nicht mehr an mich denken!« Vielleicht wartet er darauf, daß ich ihn küsse. Auch später, hinter dem Haus, als er schon auf der Maschine sitzt, denke ich, daß ich ihm jetzt einen Kuß geben könnte, tue es aber nicht. Es wird mir leid tun, ich weiß es. Aber ich bin wie gelähmt.

Ich habe schöne Briefe bekommen, ich werde auf mein Zimmer gehen und meinen Freunden schreiben!

Von Evi, Freds Tochter aus Wien

Liebe Fritzi,
Du bist oft in meinen Gedanken. Ich möchte Dir jetzt einfach einen Teil meiner Pläne andeuten.

Ich habe wieder neue Menschen entdeckt: Habe mich wieder neu in ihnen gefunden. Ich lebe bei einem gewissen Harkenberg (vielleicht weißt Du von Peter etwas über ihn, er wollte auch bei ihm wohnen). Kurz gesagt, ich werde so früh wie möglich diesen Erdteil verlassen, Richtung Asien. Ich steige aus, nichts könnte mich hier halten. Es wäre für mich nur interessant, mit Dir über meine Gedanken zu reden. Was ist mit Südfrankreich, habt Ihr mit dem Buch schon begonnen? Wir sollten uns irgendwo treffen.

Ich verabscheue unsere Kultur und Zivilisation, ich bin nicht bereit, als winziges Rädchen in der anonymen Maschinerie dieser Welt in eine Richtung zu laufen, die ich nicht kenne und nicht kennen will. Betonwüsten, verseuchte Naturüberbleibsel, Maschinen, Roboter. Wehe, du siehst anders aus als die andern, gleich wirst du eingefangen und programmiert. Und wenn du dich sträubst, sagen sie: »Ins Orbeitsloga kern's«! (Sie gehören ins Arbeitslager!) Nein, dafür hat mich mein Vater nicht auf die Welt gebracht. Auf irgendeine Weise muß ich 5000 Schilling bekommen! Im Moment sieht der Plan so aus: Harkenberg sucht ein Haus am Land, das uns als Stützpunkt dienen soll. Dort wollen wir bis August bleiben und Ledertaschen erzeugen, ein bißchen Kunsthandwerk, um Geld zu verdienen. Und dann in Kreta bei der Weinernte arbeiten. Oder überhaupt gleich nach Indien. Der Mann meines Lebens kann sich nicht entschließen, er läßt sich noch von seinen lieben Eltern einnebeln. »Wir wollen doch nur das Beste für dich!« Also gut, schlimmstenfalls geh ich allein! Was macht das Leben mit Euch oder was macht Ihr mit ihm? Wie steht's wirklich mit Eurem Frankreich-Projekt? Ich kann Euch nur raten, sucht Euch ein stilles Plätzchen, die Welt ist vergiftet. Und schreibt bitte bald, ich weiß so wenig von Euch,

viele Küsse, Evelin

25. Jänner 1972

Was soll ich ihr darauf antworten. (Der »Mann ihres Lebens« ist zwanzig Jahre alt!) Natürlich ist das alles kindisch und eine Modekrankheit, die Hippiewelle schlägt zu. Aber darf man den ernsten Hintergrund bagatellisieren? Überall sinnen die Menschen nach Ausbruch. Vielleicht sollte ich ihr darauf sagen: »Bleib hier und sieh zu, wie die Welt sich dreht!« Ich hab das eben bei Miller gelesen. Aber er schrieb es auf als alter Mann, nachdem er die Welt gesehen und viele Ausbruchsversuche praktiziert hatte. Also auch kein guter Rat. Ich sollte also sagen: Überall leben Menschen, und im Grunde haben sie die gleichen Probleme. Sie können sich nicht ausleben, ersticken in den verborgenen Kräften, die keine Bestätigung finden. Solange die Menschen nicht genug zu essen haben, hungern sie körperlich. Sind sie aber satt, hungern sie seelisch, weil »der Mensch von Brot allein nicht lebt«! Soll ich ihr das schreiben? Oder: Man muß mit den Menschen leben, die man hat, andere findet man nicht. Und die andern sind auch so! Alles Kicki, ich werde nachdenken und vielleicht etwas finden, und mittlerweile schreib ich meinem lieben Freund Ernst.

Teurer, unvergeßlicher Ernst Epler!
Hat überhaupt nix zu bedeuten, wenn ich mich in Wien rar mache, geschieht weder aus Arroganz noch aus übergroßer Schüchternheit. (Nächstesmal werden wir Euch besuchen!) Ich bin ein schwacher Mensch, und Diskussionen darüber sind sinnlos. Die Leute, an denen mir liegt, muß ich wohldosiert genießen. Aber bei unseren üblichen Fünftageaufenthalten (Mehr Devisen hamma net!) – unmöglich. Die einzigen vernünftigen Leut von der Mischpoche sind die Rosenhügler und Rosi, die uns wenigstens nicht in ihre tristen Behausungen locken, sondern immer eine Buschenschenke für uns entdeckt haben. Wo ich doch so auf die Wiener Lokale steh! (Ein Wink mit dem Zaunpfahl für Dich, wenn wir das nächstemal kommen!)

Übrigens hab ich auch einmal mit unserem Peter das griechische Beisl auf der Wieden besucht. Abgesehen von den unverdaulichen Rauchschwaden hab ich mich dort sehr wohl gefühlt. Ahne aber, daß einem auch dieser Aufenthalt bald verleidet wird. Es hat eben alles nur seinen Reiz, was selten is. Von unserem »schwerwiegenden«

Entschluß, in diesem Jahr vielleicht einen Schritt nach Wien zurück zu probieren und danach ein Frankreichbuch anzufangen, hast Du vielleicht schon Wind bekommen. Fred hat einen Job für Juli, August, September in einem Wiener Hotel. Danach fahren wir mit dem verdienten Geld nach Südfrankreich. Und ich sitz in Petzow am Schwielowsee und schreibe meine Erzählung über Kitty zu Ende und eine Kurzgeschichte, und was hältst Du von einem Briefroman? Oder sagen wir, die Briefe einer Frau von vierzig? Vorläufig koste ich das masochistische Gefühl aus, von niemandem verstanden zu werden. Habe mehrere Kurzgeschichten an Redaktionen geschickt und mit der Bemerkung zurückbekommen: »Ihre Geschichten sind sehr schön, aber unsere Leser werden sie nicht verstehen!« Maseltow. Du bist doch ein alter Kommunist und ein Redakteur, wie findest Du es, wenn Zeitungsmenschen sich anmaßen, zu bestimmen, was die Leser verstehen und was nicht. Meine Geschichten handeln in Wien und Paris, weil ich das bisher besser kenne als die DDR, aber »das« verstehen die Leser hierzulande nicht. Kannst Du vielleicht eine meiner Kurzgeschichten unterbringen, die letzte leg ich Dir bei. Fred gefällt sie, aber er fordert von mir, daß ich sie noch bearbeite, dazu aber hab ich jetzt nicht den Schwung, also vertrau ich mich Dir an. Falls Du Mut hast, in meiner Geschichte herumzufuhrwerken, tu's! Ich wäre selig, sie gedruckt zu wissen. Ansonsten bin ich tapfer genug, einen Verriß aus Deinem Mund einzustecken.

Der Wander is übrigens gut, sehr gut. Hab ich Dir schon gesagt, daß ich jetzt genau weiß, daß ich ihn liebe? Mit Deinem teppaten Brief hast Du mir schmerzlich unrecht getan, so a Scheusal bin i net! Servus, fröhliche Ostern. Wie geht's bei Euch? Grüß die Klari

freundlichst, Fritzi

Hallo, Sonny,
Euer kurzer Besuch gestern war ebenso überraschend wie schön. Hier nun mein Dank für die Geschenke. Du sollst aufhören damit. Niemand kann das durchhalten, sich dauernd Geschenke zu machen, und dann kommt die Enttäuschung. Es genügt doch, mit Freunden zu essen, zu trinken, sich anzusehen und zu verschweigen, was man eigentlich hat sagen wollen. Eine Information: Dein Horst gefällt mir, aber das weißt Du ja. Er hat Eindruck auf Maximiliane gemacht. Und Du? Wenn ich ein Mann wäre, würde ich Dich zur Geliebten wählen, heiraten nie! Auf die Dauer würde ich Dein scheinbares Immer-stark-sein-Wolln nicht ertragen, es würde mich an die Wand spielen, und man muß einem Mann wenigstens manchmal die Illusion geben, auch stark sein zu dürfen. Eine Frau muß auch schwach sein können, sich eine Lässigkeit gestatten. (Aber vielleicht kommt's nur daher, weil ich selber eine Herrscherin bin.)

Vielleicht interessiert Dich das, eben ruft mich Fred verzweifelt an, weil er mit Berti Hausaufgaben machen muß oder soll (meist läßt er den Dingen sowieso den Lauf und kümmert sich gar nicht darum), also, Berti, sechste Klasse, hat folgendes Problem: Seit drei Stunden plagt er sich damit, sieben Sätze zu basteln, in denen folgende Substantive enthalten sein sollen: Faschismus, Revanchismus (von ihm Rewangschissmus geschrieben, buchstabiert mir Fred, außer sich, am Telefon), Militarismus, Imperialismus, Kommunismus usw. Jetzt frag ich mich, ob es nicht möglich wär, daß bei uns in der Schule sich die Konterrevolution festgesaugt hat. Denn mit solchen Übungen impft man unseren Kindern eine Allergie fürs ganze Leben ein. Sie werden von diesen Termini nie wieder etwas hören wollen und daher absolut unempfindlich werden für jede Art von Agitation. Und das *muß* sie dem großen Vakuum von drüben in die Arme treiben. Was soll man da machen? Die Hände in den Schoß legen und abwarten, wie es neunundneunzig Prozent aller Eltern machen? In unserem Haus brauchen die Kinder keinen Drill dieser billigsten Sorte, auch ohne je agitiert zu werden, wissen sie, wohin sie gehören. Aber leider haben wir ein paar Idioten am Werk, die uns unsere schöne, gute linke Atmosphäre versauen wollen. Das war's, ich mußte Dir das sagen, man kann nicht immer schweigen, muß es sich von der Leber reden. Ich werd's auch in der Schule sagen. Und sie werden mich wieder als Volksfeind betrachten. Na schön, ich bin's gewöhnt.

Eure Maxie

Petzow, am 26. Jänner 1972

Lieber Dieter, Servus alle miteinander,
morgen fahr ich wahrscheinlich ab. Und zu Hause bereiten sie eine große Überraschung vor. Die Kinder können aber nicht dichthalten, Berti am Telefon: »Du mußt unbedingt noch drei Tage bleiben, weil wir's nicht schaffen!« Als ob ich's nicht eh schon geahnt hätt: Sie malern. Wahrscheinlich die Küche oder auch meine Bude.

Diesmal hab ich hier ein elegantes Zimmer bezogen, das Zimmer 3, aber ich hab schon lang entdeckt, daß die schönsten Zimmer nicht immer die fruchtbarsten sind. (Und darüber hat schon der olle Goethe gescheite Sachen gesagt!) Nun sitz ich also in dem großen Raum (in dem wir damals mit Evi gehaust haben) mit der unnützen Couch, dem diskreten Vorhang vor der Waschnische, dem Glasschrank, den vielen Sesseln und schau durch die Balkontür auf den verschlafenen Schwielowsee, der bald in der Abenddämmerung versinken wird. Am liebsten hab ich die drei strammen Pappeln am Ufer, sie haben so etwas Unberührbares, Ewiges, Stolzes, was die schon alles gesehen haben! Ich zerbrech mir den Kopf, wie groß sie damals gewesen sind, vor fünfzehn Jahren, als wir hier ankamen und einen ganzen Winter in diesem Haus verbrachten. Wenn ich mir die jungen Leute ansehe, die ich nicht kenne, komm ich mir selber wie ein Fossil vor oder wie eine von diesen stummen Pappeln. Ja, und ich sehne mich also nach dem kleinen Kammerl unter dem Dach, Zimmer 10, mit dem Blick zum Wasser. Das ist so herrlich spartanisch, nur der Schreibtisch, ich und der See! Ha, ha, jetzt spinn ich, Dieter, Du Meschuggener, Deinen Brief hab ich verdaut. Und hier, nach reiflicher Überlegung, die forsche Antwort: Wenn du geschrieben hättest: »Uns nicht zugänglich ... andere Wellenlänge ... unergiebig für uns«, dann hätt ich es akzeptiert. Den Vorwurf des »Spießigen«, »Spleenigen«, »Unnützen« lehne ich ab. Es ist das erstemal, daß ich eine Kritik ablehne, und das muß ein Schreibender ja auch lernen, nicht? Du verlangst mehr »Erdverbundenheit«, aber hast du denn nicht verstanden, daß ich über Nicht-Erdverbundenes geschrieben habe? Mein Thema sind immer die kleinen, zu kurz gekommenen, zugegeben, ein wenig spleenigen Leute. Warum darf man darüber nicht schreiben? Müssen es immer Kraftmeier mit der Schippe in der Hand sein? Warum forderst Du einen Bezugspunkt zu »unserem Leben«? Ich habe über *meine* Erfahrungen geschrieben, hab versucht, ein anderes Leben als das »unsere« zu gestalten. (Und was ist das eigentlich, »unser« Leben, hm?) Es ist durchaus nicht so versponnen, wie es Dir scheinen mag. Es gibt diese Leute, und ich hab sie alle gern. Es ist *mein* Leben!

Warum der Vorwurf über die »Trauer und Melancholie« in meiner Geschichte? Sind denn das nicht legitime Lebensgefühle? Wohin du schaust, siehst Du Trauer und Melancholie, wenn Du nicht blind bist – warum also ständig Optimismus verlangen. Davon hab ich die Schnauze voll. Die meisten »optimistischen« Bücher sind verlogen. Das »mit der Wurst nach der Speckseite« hab ich überhaupt nicht kapiert. So, und jetzt denk bitte nicht, ich wäre gekränkt. Hättest Du die Qualität durch den Kakao gezogen, hätt ich Dir recht gegeben. Ich merke selber, daß ich noch dran arbeiten muß, und weiß nicht einmal, ob ich dazu Lust hab, denn neue Ideen spuken in meinem Kopf. Wie wär's mit einem Briefroman? Lockt mich sehr.

Nun zu Freds Buch, ja, ich weiß, es ist sehr gut. So viele Briefe und gute Rezensionen hat er noch nie bekommen. Ich glaube auch, er kriegt den Heinrich-Mann-Preis, aber bitte nicht darüber reden, es ist noch inoffiziell. Das ist ein erfreulicher Durchbruch, aber Geldsorgen haben wir noch immer, denn die Auflage ist sehr klein! Fred geht es trotzdem gut, er ist gereift, und wir haben eine gute Zeit miteinander. Wie geht es Euch, schade, daß wir uns so selten sehen können!

Achje, es ist inzwischen düster geworden, dicke schwarze Nacht zieht herauf. Mir grault ein bissl, wo sind Freds breite Schultern und Danis Schnäuzchen im Schlaf? Ich war grad unten beim Abendessen. Es sind zwei interessante Männer angekommen, ich glaube Australier, aber mir scheint, ich werde alt, denn ich ziehe es vor, mit einem Buch ins Bett zu gehen!

Du, ich hab unlängst an zwei Feiern vom Verband teilgenommen und hab eine Menge alter Bekannter getroffen, Du kennst ihre Namen ... was für mich aufregend war, denn wir lernten sie damals hier kennen, und einige hatten mich verehrt. Aber es stellte sich bald heraus, daß wir Gesprächsstoff höchstens für eine halbe Stunde hatten. Man sollte alte Freundschaften nach so vielen Jahren nicht auffrischen wollen. Am besten aus dem Wege gehen, so bleiben wenigstens eine schöne Erinnerung und eine Illusion erhalten.

Wenn man jung ist, hat man meistens eine gemeinsame Basis, gemeinsame Vorstellungen vom Leben, vielleicht auch mehr Toleranz und eine Menge Ideen. Später lebt man sich radikal auseinander. Die meisten sind zu was gekommen, und ich finde es erschreckend, wie sie auch bei uns verbürgerlichen. Ich merke immer mehr, welch verschiedene Sprachen die Menschen reden, einer am andern vorbei, auch unter Freunden. Was dem einen lieb und teuer ist, bedeutet dem andern nichts. Was dem einen

Lebensinhalt bedeutet, ist für den andern eine Marotte. Und immer deutlicher spüre ich, daß die meisten Menschen ihre ureigensten Probleme und Schwierigkeiten gar nicht sehen, daß sie vollauf damit beschäftigt sind, ihre Kompensationen und ihren Ersatz zu entwickeln, ihre Lebenslüge aufrechtzuerhalten, weil sie nämlich sonst zerbrechen würden. Vielleicht klingt es in Euren Ohren hochmütig, aber ich sage nur, was ich empfinde. Schluß, ich geh ins Bett ...

27. Jänner 1972

Hallo, da bin ich wieder. Hab ich Euch übrigens schon von unserem letzten Besuch in Wien erzählt? Dani und Peter waren mit uns. Peter probiert, ob er dort wieder Fuß fassen und vielleicht studieren kann. Er hat seine alte Liebe zu seiner Heimatstadt wiederentdeckt, genau wie ich. Nur mit dem Unterschied, daß er so einen Entschluß viel leichter verwirklichen kann. Ich bin an manchen Abenden mit ihm herumgestrolcht, was ungleich interessanter ist als die obligatorischen Besuche bei Tanten und Onkels. Einmal war ich mit ihm in einer Kommune, ich fürchte, es waren sogar Rauschgiftsüchtige dabei. Jedenfalls schienen sie mir alle reichlich teilnahmslos und gelähmt. (Wenn das die große neue Welle sein soll, dann gute Nacht!) Eine weiträumige, alte, gutbürgerliche Wohnung in einem ehemals reichen Haus, mit riesigen Fenstern, die natürlich niemand putzt, in der Mitte ein langer Tisch mit vielen Stühlen, sonst nichts. Eigentlich ein kahler Raum, nur an der Fensterseite ein übergroßer Penis. Ha, ha, ha. Und an den Wänden Tonbandgeräte und Plattenspieler und Bücher. Niemand scheint hier etwas zu tun, ein Blick in das Zimmer ist ernüchternd. Ich verstehe allzugut das Bedürfnis der Jugend auszubrechen, heute mehr denn je, aber sie werden zweifellos verkommen, wenn sie so weiterleben, wenn es ihnen nicht gelingt, ihr starres Vorurteil gegen die Arbeit zu überwinden und ihr Leben zu organisieren, aber ich rede Banalitäten. Sie haben mir einfach leid getan. Die Mädchen übrigens blutjung, mit langem Haar, das ihre Gesichter verdeckt, ganz in Schwarz, spielen stundenlang mit ihren Fingernägeln oder zeigen einander Fotos von früher... Da war alles noch »heil«, da gab es Eltern, Geschwister, ein Haus, sogar einen Hund.

Ich komme darauf zurück, wie merkwürdig, daß Ihr nicht gespürt habt, was ich mit meiner Geschichte sagen wollte. Das erinnert mich an mein letztes Gespräch mit Irene. Wir hatten zuvor den polnischen Film ›Mutter Johanna von den Engeln‹ gesehen, ich zum zweitenmal, zutiefst aufgewühlt und erschüttert. Aber Irene sagte: »Ich weiß gar nicht, warum die Polen solche Filme machen!« Sie hatte nichts verstanden. Habt Ihr ihn gesehen? Ich kenne kaum einen Film, der so hart und erschütternd das Ausgeliefertsein des einzelnen an gesellschaftliche (hier – kirchliche) Dogmen zeigt. Wie Menschen zerbrechen, weil sie ihr Menschsein auch unter den grausamsten Zwängen nicht unterdrücken können und weil sie doch blind und unwissend gehalten werden. Und die Leute, die's angeht und mehr betrifft als andere, die verstehen am wenigsten, worum es geht. Das macht mich traurig. Nein, Dieter, Du hast nicht recht, die Trauer und Empfindsamkeit sind keine Durchgangsstationen, die überwunden werden müssen, sie sind in dieser Welt unüberwindbare, notwendige Lebensgefühle. Ich glaube, daß nur schwache Menschen den ewigen Optimismus und die blinde forsche Heiterkeit brauchen. Wir sollten uns gegen die Trauer und den Schmerz nicht wehren. Es sei denn, man liegt schon auf der Butterseite, und wie viele tun das bereits! Ich habe mich ungeschickt und ungenau ausgedrückt, aber ich bin zu faul und nehme mich auch nicht wichtig genug, um diese lange Epistel auch noch umzuschreiben. Gleich geh ich zum Frühstück hinunter. Dieter, altes Haus, wenn ich Dich wieder einmal mißverstanden haben sollte (und das tun wir Menschen ja ständig), dann klär mich auf und laß Dich trotzdem freundschaftlich auf beide Backen küssen, die lieben dicken. Der Lotti ein Sonderbusserl. Grüßt die Kinderschar und alle Eure Viecher,

Eure Maxie

30. Jänner 1972, Kleinmachnow

Um meinen Petzow-Aufenthalt und den Besuch meiner Freundin Irene abschließend zu kommentieren, füge ich hier Notizen ein, die ich zwei Monate später machte: Sie ist noch immer schön, wenn auch etwas ausdrucksloser. Die Medikamente verändern ihre Persönlichkeit. Erhöhte Konzentrationsschwierigkeiten, Überspanntheit, schnell wechselnde Stimmungen, von Depressionen bis Allmachtsgefühlen. (»Ich werde euch allen helfen. Ich kann jetzt alles. Ich muß Hubert aus Leningrad zurückrufen. Er wird sich ändern, er muß sich ändern!«)

Sie sagt oft: »Ich darf jetzt keinen Fehler machen. Alles muß genau überlegt werden!« Sie fühlt sich für alle verantwortlich, äußert sich O. gegenüber, daß man manchmal eben zur Bombe greifen muß und daß *sie* jetzt diese Bombe hätte!

Andeutungen von Gedankenübertragung. Ich würde schon merken, wenn sie mich braucht. Anruf erübrigt sich. Sie ist auch nicht gewillt, mir Huberts Telefonnummer in Leningrad zu geben. »Konzentrier dich fest auf ihn, denk selber nach, dann klappt die Verbindung. Man muß es sich leichter machen, immer leichter!«

Sie spricht davon, daß sie viel Anerkennung und Bestätigung entbehrt hat, daß sie aber plötzlich von allen Menschen erkannt wird! Eines Abends ruft sie mich an, sehr kleinlaut: »Du mußt mir einen Rat geben. Nein? Dann muß ich selber . . . warte mal, was wollte ich sagen, es ist so schwer, ich weiß nicht . . . ob wirklich geschehen ist, was ich glaube . . .« Und dann rückt sie heraus: Sie ist einfach nach Mahlow gefahren, um in die Klinik aufgenommen zu werden. So einfach und kindlich sieht sie die Dinge. Natürlich blieb sie nicht da. Und es ist ja auch nicht die richtige Klinik. Sie versucht, zu Fuß zurückzugehen, trifft einen Polizisten: »Ich war ganz ruhig, ich habe ihn gefragt – woher komme ich, was meinen Sie? Konzentrieren Sie sich, Sie wissen es!« Alles war plötzlich ganz einfach, der Kontakt zu allen Menschen hergestellt. Sie hält einen Autofahrer an. »Wohin ich fahren will, hat er mich gefragt, ich sage ihm, fahren Sie nur, Sie werden es gleich spüren, wenn Sie nur wissen wollen, wohin!« Sie stockte plötzlich: »Nein, ich weiß nicht mehr, was dann war... wart einmal, ich muß mich konzentrieren... Unsere Hemmungen, wenn man nicht sprechen kann, haben ihre Funktion, das weiß ich jetzt. Komm, hilf mir denken!« Und nach einer Weile: »Jetzt weiß ich es wieder: Der Autofahrer wollte also wissen, wo ich wohne. Ich sage zu ihm – raten Sie. Er hat gesagt, das kann er nicht. Doch, hab ich gesagt, das können Sie, ich hab es ihm suggeriert, weißt du... Er hat mich ganz entgeistert angeschaut! Ich habe ihm dann die Hand gegeben, so stellt man den sichersten Kontakt her, verstehst Du, durch direkte Berührung. Ich will allen meine Kraft weitergeben, sie sind so arm, sie leiden...«

Der Fahrer ist mit ihr bis zum Alex gefahren, und dort fiel ihr ein, daß sie zur Uni muß. Und beim Abschied hat sie ihm gesagt, der Vietnamkrieg muß sofort aufhören! Und sie ist dann zum Postamt gegangen und hat ein langes Telegramm an den USA-Präsidenten aufgeben wollen. Alles, was drin stand, klang sehr vernünftig, und der Postbeamte hat lange gezögert. Ein Telegramm für 400 Mark. Ja, so ist das. Was ist aus unserer schönen, interessanten Irene geworden! Alles, was sie sagt, hat eine tiefe Logik und sogar Wahrheit. Vielleicht sind wir alle verrückt und sie ist gesund? Ich finde es nämlich plötzlich sehr normal, wenn jemand bereit ist, vierhundert Mark zu opfern, um etwas gegen den Vietnamkrieg zu tun, wenn überhaupt einer noch in der Lage ist, sich über dieses grauenhafte Geschehen zu empören. Wir angeblich Normalen sind dazu nicht mehr imstande. (Irene hat das übrigens schon mehrmals versucht. Meist ruft Hubert, wenn er es rechtzeitig erfährt, sofort bei dem betreffenden Postamt an und versucht das Telegramm aufzuhalten. Ein paarmal ist es ihm geglückt.)

Inzwischen befindet sich Irene wieder in der Klinik, und dort stopft man sie mit Medikamenten voll!

15. Februar 1972

Hannelore, Servus!

Dein Brief ist eben auf den Tisch geflattert, wie immer expreß, Du Eilige. Was ist eigentlich geschehen? Ist Dein Schwager erschlagen worden, wie Du schreibst, von wem, wieso, oder war es ein Unfall? Ein Mensch kann auch von einem Auto erschlagen werden. Ich verstehe Dich sehr gut, Deine Schwiegermutter verstehe ich auch, es war schließlich ihr jüngster Sohn. Man ist überempfindlich in dieser Zeit und oft ungerecht. Ich war es auch, nach Kittys Tod, habe es mir aber möglichst nicht anmerken lassen, habe die Leute in solche eingeteilt, die Kittys Tragödie mitfühlen konnten, und in solche, die sich gleichgültig zeigten. Das war damals meine Welt. Heut bin ich auch noch dankbar für jede menschliche Regung in dieser Hinsicht, aber ich teile die Menschen bereits anders ein, das heißt: überhaupt nicht! Immer mehr begreife ich, wie dumm jedes Urteil ist und wie unzugänglich uns das Leben des andern bleibt. Das darf aber nicht zur Resignation führen, im Gegenteil! Ich glaube, ich werde allmählich alt und weise, Deine Schwiegermutter wird es auch noch werden, Du mußt nur Geduld mit ihr haben.

Vorläufig drängt sich mir der Gedanke auf – die müßten sich für eine Weile trennen. Vielleicht wäre es erträglicher, wenn Du weniger zu Hause bist. Übrigens solltest Du bei Gelegenheit versuchen, der Unglücklichen das alles zu erklären, wie Du es mir erklärt hast. Sie kann nicht erwarten, daß die ganze Welt mit ihr leidet. Auch diese unsinnigen Vergleiche, »Was ist schlimmer«, sollte man bleiben lassen. Jeder hat seine Erfahrungen und sein Los. Ich habe mir nie angemaßt, mein Leid über das der andern zu stellen. Für jeden kommt die Zeit. Ich weiß auch gar nicht, warum die Leute so erpicht darauf sind, Leiden abzuwägen und das eigene Unglück in Tonnen zu beziffern, das andere nur in Zentnern. Trotzdem, Hannelore, liebes Mädchen, Du bist die Jüngere und die Stärkere, sei lieb zu ihr – es ist so grauenhaft, ein Kind zu verlieren! Weißt Du, ich glaube auch, daß Du besser verstehen könntest und Du Dich diesem Tod eher stellen würdest, wenn er nicht so unmittelbar nach der Geburt Deines Sohnes geschehen wäre. Natürlich »kneifst« Du, wie Du selber sagst, aber niemand hat das Recht, Dich zu verurteilen. Es würde ja auch keinem was nützen.

Um Dich ein wenig zu trösten, will Dir die alte Maximiliane ein Geständnis machen, das sie bisher allen Leuten verschwiegen hat. Ich war schwanger ... ich wußte es seit Dezember und habe das Kind vor ein paar Tagen verloren. Was für eine Situation. Wir haben lange miteinander geschwiegen, Fred und ich, und uns nur mit Blicken verständigt. Ich 39 und er 55. Eine feine Rechnung, nicht wahr? Wir hatten nichts einzuwenden gegen diese Zahlen. Aber das Kind – wie würde dieses Kind entscheiden, wenn man es fragen könnte. Was steht uns allen bevor. Das sind natürlich »Schales«, wie die Juden sagen, unwichtige Fragen. Das Leben entscheidet immer für sich, und wir waren niemals geneigt, Leben zu töten.

Sag mal, altes Mädchen, darf man die Frage riskieren: Wie lebst Du mit Deinem Mann? Ist das Liebe? Wenn nicht, was sonst? Und was kann es noch werden? Übrigens haben wir von unserem (von Deinem) Peter wieder einmal keinerlei Nachricht. Angeblich war er unterwegs zu uns. Aber wie es schon öfter passiert ist, auch auf kleinen Strecken – Peter trifft einen Bekannten, läßt sich beschwatzen und ändert seine Zielrichtung um hundert Grad. Es spielt zum Beispiel keine Rolle für ihn, auf dem Weg von London zu uns es sich einfallen zu lassen, einen kleinen Abstecher nach Madrid zu machen. Und das ohne Geld und ohne die Sprache zu beherrschen. Mancher junge Mensch hier würde ihn beneiden, aber wir fragen uns: Was nützt es ihm? Bringt es ihn weiter? Trotzdem würden wir uns freuen, stünde er plötzlich vor der Tür. Das kann übrigens jeden Augenblick geschehen.

Erzähl mir bei Gelegenheit einmal etwas von Deinem Sohn! Das ist bestimmt viel schöner und heiterer, als was ich Dir zu sagen habe. Bekommt er übrigens Deine hübsche Brust? Mein Dani nuckelt noch heute mit sechs Jahren Daumen, weil er keine Brust bekam. Bussi auf Dich,

Deine Maxie

Februar 1972

Wo bin ich hingeraten? Wo sind die Jahre geblieben? Ich sitze in Deutschland, bin bequem geworden, bequem, seßhaft, untätig – und doch ruhelos, als sagten meine ungenützten Quellen in mir: Was hast du getan? Hast gelebt, als hättest du tausend Jahre Zeit. Wozu war dein Leben gut, und wie wird es weitergehen?

Ich weiß nicht viel. Je mehr ich lese und höre, desto unwissender komme ich mir vor. Eines weiß ich, ich würde gerne schreiben. Worte ziehen mich an, Bücher, Papier, Bleistift, die Maschine. Ich forsche in mir und weiß nicht, worüber ich schreiben könnte, weiß nicht, was ich zu sagen habe. Hab viele Seiten vollgeschrieben, vieles begonnen, versucht, Tagebuchnotizen, Briefe, Bekenntnisse, Erzählungen, Kindergeschichten.

Wenn ich auf mein Leben schaue, erscheint es mir uninteressant und mir selber unverständlich. Worüber soll ich schreiben? Und wen wird es interessieren? »Wir leiden alle unter demselben, niemals formulierten Gedanken.«

Und Arthur Miller: »... die Vermessenheit, überhaupt zu schreiben. Man hat das Recht zu schreiben, weil andere Menschen Berichte der inneren Welt brauchen und weil sie, wenn diese Berichte zu lange ausbleiben, durch ihr chaotisches Leben zum Wahnsinn getrieben werden.« – »Ich berichte nicht nur für andere, sondern vor allem für mich selbst. Ich schrieb nicht nur, um einen Weg in die Welt zu finden, ich schrieb auch, um sie von mir abzurücken, um nicht von leeren, sinnlosen Begebenheiten überwältigt zu werden.« – »Nur in der Arbeit kann ein Künstler Realität und Befriedigung finden, denn die alltägliche Welt ist weniger intensiv als die Welt seiner Erfindung, und folglich erscheint sein Leben, wenn er sich nicht in wilde Unordnung stürzt, als nicht sehr wesentlich. Die ergiebigste Situation für ihn ist dann gegeben, wenn ihm die Arbeit nicht nur sehr gelegen kommt, sondern unvermeidlich wird.«

20. Februar 1972

Und wie geht's weiter? Besser gesagt, wie fängt's an? Mindestens zehn Anfänge für meinen Briefroman, aber alle hab ich weggeworfen oder in eine von meinen vielen Mappen versenkt. Wahrscheinlich sollte man mitten hineinspringen, einfach einen Samstag, einen Sonntag und einen Montag beschreiben, bei uns, in unserem Narrenhaus.

Peter ist angekommen, und mit ihm zieht die ganze Kamarilla von jungen Leuten, ehemaligen und neuen Freunden bei uns ein. Sie sitzen herum, fressen unseren Kühlschrank leer, stellen Fragen, langweilen uns auch und wundern sich über unsere veralteten Ansichten. Auch Peter, bald über die zweite Jugend hinaus, macht uns noch immer diesen Vorwurf, wir seien hoffnungslos veraltet und autoritär in unseren Ansichten.

Und warum? Weil wir manchmal die Frage zu stellen wagen, wovon der oder jener lebt, was macht dieser junge Mann, arbeitet er?

Montag vormittag: Fred kann heut nicht schreiben, sagt er, weil hier in diesem Haus ... Er liest mißmutig in den Lebenserinnerungen von Chagall. Peter schläft noch. Peter steht selten vor zwölf Uhr auf. Er behauptet, er müsse bis vier Uhr morgens lesen. (Vielleicht stimmt das, aber niemand kann es kontrollieren!) Lesen ist Arbeit. Nachdenken ist Arbeit. Sagt Peter. Nu find mal ein brauchbares Argument dagegen. Gestern war Anne da, seine ehemalige Freundin. Sie hat jetzt einen guten Mann. Und kommt doch. (Sie kommen alle zu Besuch, von Zeit zu Zeit, auch wenn Peter nicht da ist!) Aber diesmal ist Peter hier, es spricht sich wie ein Lauffeuer herum. Anne trug ein dunkelrotes, nicht sehr schönes, aber eng anliegendes Kleid. Und sie umarmten und küßten einander scheu. Peter war sofort erregt, er lachte, redete, gestikulierte. Er hat aus Wien eine original afrikanische Trommel mitgebracht und trommelt, trommelt uns alle in Rage. Berti und Dani waren völlig behext. Auch Anne war behext. Peter kann immer irgend etwas, was die Leute meschugge macht. Entweder er erzählt seine Geschichten (meistens Liebesabenteuer besonderer Art, mit einem Negermädchen in London, einer Schülerin noch, einer Japanerin in Paris, einer kleinen Lesbierin in Wien), oder er rettet gerade einen jungen Mann vor dem Zusammenbruch oder gar vor dem Selbstmord oder ein junges Mädchen vor einem schrecklichen Mann, oder er trommelt, wie jetzt. Er trommelt wirklich erstaunlich gut, soweit wir das beurteilen können. (Sein Freund, der gerade aus Afrika zurückkam und ihm die Trommel schenkte, brachte es ihm bei.) Aber um fünf Uhr nachmittags sind Anne und Peter verschwunden. Wir suchen sie, geben es auf, trinken Kaffee, reden, debattieren. Auf einmal kommt Dani, er war oben, hat in Bertis Zimmer geguckt, weil er ein Geräusch hörte. »Dort sind sie!« berichtet er völlig unschuldig. »Was machen sie?« fragt jemand. Und Dani, während er zärtlich die Trommel berührt und die Festigkeit der Verspannung prüft: »Sie liegen im Bett und kämpfen!« Schweigen. Gelächter. Jemand versucht zu trommeln. Der Papa. Da schau her, er wird's auch bald können!

Später werden wir lachen: Haben die nicht recht da oben, besser kämpfen oder lieben oder weiß Gott was. Furchtbar langweilig finden wir unsere genormten Gespräche, wo Leute zusammenkommen, um sich zu beklagen, zu schimpfen, zu nörgeln, sich zu bemitleiden, und immer in der Atmosphäre der Unlust, Bedrücktheit, der Depression, Angst, Wehleidigkeit!

(Ich lese in den Vorarbeiten zu Freds ›Zimmer in Paris‹, da läßt er seinen Baptist sagen: »Habt ihr Mitleid mit den vietnamesischen Kindern? Warum geht ihr nicht hin und tut etwas für sie. Was nützt der Welt euer verfeinertes Gewissen. Auf seiten der Arbeiterklasse wollt ihr stehen? Nehmt einen Hammer in die Hand, einen Spaten, redet nicht, pflastert den Hof!«)

Und nun ist es Montag und noch immer das Haus nicht leer. Fred hat Chagall weggelegt und fängt an zu telefonieren. Achje, der Jossl telefoniert heut den ganzen Tag, schreit stundenlang ins Telefon, und ich höre jedes Wort, redet, palavert mit sehr unterschiedlichen Menschen, um aus der Enge des Denkens herauszukommen, um zu vermeiden, sich ewig im Kreis zu drehen. Standpunkte zusammentragen, abwägen, rechnen: Was haben wir getan? Was haben wir versäumt zu tun? Man muß anders leben! Manchmal bekommt er seinen Rappel, wir leben falsch! Und dieser Ort hier ist von halben Gedanken und mittelmäßigen Gefühlen vergiftet. An solchen Tagen müßte man schweigend den Koffer packen und verduften, egal wohin. Allein sein. Den Kopf auslüften. Warum tun wir das nicht. Es ist Montag, aber noch immer strömen Leute ins Haus. Sogar liebenswerte Leute. Horst und Rüdiger haben sich frei gemacht, bringen einen Korb voll Essen mit (danach werden sie das Geschirr spülen und aufräumen, und Rüdiger wird das Haus besichtigen und den kaputten Lichtschalter reparieren, die Gardine wieder in Ordnung bringen, die Dachrinne säubern, und wir werden lange rufen müssen, um ihn zum Kaffee hereinzubekommen – die Schwulen sind offenbar die einzigen Freunde, die nicht nur an sich selbst denken), aber Horst ist völlig geknickt, hat Verdruß und Sorgen und glaubt nicht mehr an das Leben . . .

Und Fred erwacht aus seinem Grübeln, fängt an zu reden, gestikuliert, er hat plötzlich Einfälle, wie man leben müßte, nämlich kämpferisch, sich nichts gefallen lassen, allen Leuten seine Meinung sagen, auch wenn sie falsch ist. Er möchte Horst aufrichten und ihm Mut unter die Weste jubeln, wie gut er da ist, wie er argumentieren kann, nicht alles kann ich akzeptieren, aber ich liebe ihn, wenn er schreit und aufwacht und den Leuten Grobheiten sagt. Und dann wieder das Getümmel. Und ich verfluche mein Schicksal und verfall in Trübsinn. Warum packt er nicht endlich seine Schreibmaschine ein und einen Koffer voll Papier und Bücher und verschwindet, damit ich alle Türen verriegeln kann, um mit mir allein zu sein!

Und dann taucht Peter auf, noch ein wenig verschlafen. Er braucht immer zwei bis drei Stunden, um in Fahrt zu kommen. Aber heut reizt ihn etwas, und er trommelt. Und Dani glüht. Und Berti schweigt, und dann verschwindet Berti. Und Anne taucht wieder auf, in ihrem roten Kleid, und alles ist wieder wie gestern. Meine Hände zittern, ich spüre ein Würgen im Hals, die Luft stockt in den Lungen, ich renne hinauf und schließe mich ein. Das Fenster auf, und nun werde ich meine Briefe schreiben.

Liebe Heide,
eigentlich wollt ich Dir rechtzeitig zu Deinem Geburtstag gratulieren, dann hab ich's vergessen. Aber jetzt hab ich ein Büchlein in der Hand, von dem arabischen Dichter Kahlil Gibran, und erzähle Dir, was er über Freunde, Liebe und Ehe sagt, es wird Dich vielleicht mit Staunen erfüllen:

»Wahrlich, ihr bleibt vereint selbst im Schweigen von Gottes Gedanken. Doch lasset Raum zwischen eurem Beieinandersein. Und lasset Wind und Himmel tanzen zwischen euch. Liebet einander, doch macht die Liebe nicht zur Fessel. Schaffet eher daraus ein webendes Meer zwischen den Ufern eurer Seelen. Füllet einander den Kelch, doch trinket nicht aus einem Kelche. Gebet einander von eurem Brot, doch esset nicht vom gleichen Laibe. Singet und tanzet zusammen und seid fröhlich, doch lasset jeden von euch auch allein sein. Gleich wie die Saiten einer Laute allein sind, erbeben sie auch von derselben Musik. Gebet einander eure Herzen, doch nicht in des andern Verwahr. Denn nur die Hand des Lebens vermag eure Herzen zu fassen. Und stehet beieinander, doch nicht zu nahe beieinander: Denn auch die Säulen des Tempels stehen einzeln. Und Eichbaum und Zypresse wachsen nicht im gegenseit'gen Schatten.«

1. März 1972

In letzter Zeit träume ich wieder öfter von Kitty. Das sind die schönsten und schmerzlichsten Augenblicke. Ich sehe sie so lebendig wie sonst nie, immer in der gleichen Weise: Sie spricht, singt oder betrachtet irgend etwas sehr interessiert. Und ich höre nur ihre Stimme, wage nicht hinzusehen, wie in den alten Märchen (Ach, die alten, klugen Märchen!), aus Angst, das kostbare Bild könnte dadurch zerstört werden, wie ein Gespinst, das jeder Lufthauch zerreißen kann. Und dabei fühle ich, wie sorglos und unbekümmert sie sich Gefahren aussetzt, weiß, daß sie – todkrank, immer todkrank, aufs höchste gefährdet – eigentlich in Watte gepackt, vor der Welt bewahrt werden müßte, während die anderen Kinder sie bedrängen, betasten, stoßen, ihren Schlaf bedrohen, kurz, so unverschämt, so aufregend selbstverständlich gesund sind! Ich denke oft an das afrikanische Gedicht, das Kitty in ihren letzten Tagen aufs Tonband gesprochen hat, von dem Kind, an dessen empfindlicher Haut jeder Kratzer zu einem Geschwür werden kann. Immer wieder Träume voll Angst um ihre kostbare, blasse kranke Haut – und von Dornen, scharfen Kanten überall, von meiner ewigen, ruhelosen, hoffnungslosen Suche nach einem stillen, ruhigen Platz für sie, auf dem ich sie behüten und dem drohenden Tod ablisten könnte. Aber kein Platz für sie und für mich!

Diese absolute Hilflosigkeit und Ohnmacht, auch unstillbare Sehnsucht, ist wohl am schwersten zu ertragen und das größte Problem für alle Beteiligten, ein Lebensproblem. Nur wer die Ohnmacht kennengelernt hat, könnte verstehen, warum ich diese schmerzlichen und ruhelosen Träume als ein Glück betrachte: das Glück, für das geliebte Kind etwas tun zu können, und wenn es auch nurmehr wenig Aussicht auf Erfolg hat.

(Seltsam der Verlauf dieser Träume: zuerst eine lustige, gesunde, unzerstörte und nahe Kitty, so wie sie ja wirklich war, bis zu ihrem letzten Tag; später eine zwar noch sehr lebendige, aber räumlich entfernte Kitty, deren Hände man nur noch unter großen Mühen streicheln kann. Noch später – eine Kitty, zu der man wie im Märchen keinen Weg mehr findet, die da ist, aber durch die geringste Unbedachtsamkeit verschwinden wird. Sei still, beweg dich nicht, stör sie nicht! Die anderen stören sie ja schon genug!)

März 1972

Ich bin ein Stück weitergekommen. Ein Mensch, der sich sucht, wird sich finden oder sich wenigstens näherkommen. Und er wird auch die Menschen finden, die ihm auf diesem Weg helfen können. Im Augenblick sind das für mich Christa Wolf, Mitscherlich und Dr. K. (von unserer Gruppentherapie), merkwürdig, vor vielen Jahren schon hab ich Rollands ›Reise nach Innen‹ verschlungen und doch nichts profitiert. Ich erinnere mich an seine Frage: Zu welcher Stunde seines Lebens ist denn ein Mensch frei, sich zu erkennen oder sich zu suchen? Und wenn man sich gefunden hat, ist der Schlüssel vielleicht verloren?

Aus meinem Tagebuch ist nach und nach eine Selbstanalyse geworden. An Veröffentlichung denke ich nicht mehr. Das halte ich für einen Gewinn! Jetzt kann ich es mir leisten, nachts wach zu liegen und sogar das Licht wieder anzudrehen, um meine Probleme zu klären. Früher mußte ich sie verdrängen, wenn ich fühlte, daß Unruhe hochkam. Dann habe ich Schlaftabletten genommen und mich zum Schlaf gezwungen.

Was mich im Augenblick am meisten beschäftigt, ist meine soeben entdeckte Ambivalenzhaltung, mein Hin- und Hergerissensein zwischen gegensätzlichen Gefühlen. Mitscherlich nennt es das »Schwanken zwischen Zuwendung und Antipathie«. Und: »Je vielfältiger die Beziehungen zwischen Menschen geknüpft sind, desto größer sind die Möglichkeiten, die Schwankungen des affektiven Kontaktes auszugleichen.« Er sieht in dieser Ambivalenz etwas Hinderliches, das es zu überwinden gilt. So hab ich es jedenfalls verstanden.

Ich finde keine Brücke zwischen den Ufern – auf der einen Seite echte Freundlichkeit zu den Menschen, die mich nicht oder kaum kennen und mich also durch ihr Bildnis nicht einengen. Ebenso zeitweilig liebevolle Empfindungen für die Meinen, sobald sie mir zeigen, daß sie mich brauchen, daß ich gut für sie bin. (»Wir lieben die, denen wir Gutes tun können.«) Andrerseits entsteht eine schier ausweglose Situation, wenn ich fühle – oder mir einbilde –, daß die andern mich nicht brauchen, daß ich ihnen sogar im Wege steh.

Vielleicht hätte ich diese Spannungen schon früher durchschaut, hätte Fred nicht durchaus eine Tugend daraus gemacht. Ich erinnere mich an sein erstes Hingerissensein von mir: »Je stärker ausgeprägt eine Persönlichkeit, desto größer sind die Widersprüche in ihr.« Da mußte ich meine Verrücktheiten ja hegen und pflegen! Vielleicht geht es nur darum, mit diesen Widersprüchen zu leben, sie unter einen Hut zu bringen. Vielleicht ist die Suche nach dem eigenen Ich, der runden Persönlichkeit eine Fiktion. Ich empfinde jetzt meine kindische Sehnsucht nach Selbstverwirklichung und Einheit der Persönlichkeit eher als Belastung, weniger als fruchtbaren Antrieb.

Der alte Geheimrat hat auch nicht viel von Selbsterkenntnis gehalten: »Man hat zu allen Zeiten wiederholt, man soll trachten, sich selber zu kennen. Dies ist eine seltsame Forderung, der bis jetzt niemand genüget hat und der auch niemand genügen soll . . .« Am Schluß heißt es: »Übrigens aber ist der Mensch ein dunkles Wesen, er weiß nicht, woher er kommt, noch wohin er geht, er weiß wenig von der Welt, und am wenigsten von sich selber. Ich kenne mich auch nicht, und Gott soll mich davor behüten.«

Man muß das nicht zu wörtlich nehmen, denke ich. Unsere kluge Christa hat unlängst über unsere Ehe gesagt: »Du ringst um Klarheit, um Wahrheit, du machst dir weniger vor als Fred, aber das kann man auch übertreiben!« Und unser kluger Peter schreibt in seinem letzten Brief an Anne:

»... rede mit Fred darüber, der kennt sich da aus. Nur Maxie, das arme Meerschwein, hat's noch nicht begriffen. Sie glaubt nicht, kann nicht glauben. Zuviel Angst vor Zuversicht, vor der Hingabe und dem Sichausliefern. Ihr Rhythmus von Hingabe und Zupacken ist gestört. Aber sie ist ehrlich, sie ist ehrlich mißtrauisch, macht sich nichts vor. Fred ist unehrlich, unehrlich gläubig. Er glaubt sich selbst, um nicht an den Abgrund erinnert zu werden, den er vermutet; die Schwärze, die Leere, das Stürzen ins Bodenlose der Schuld, dieser teuflischen jüdischen Erfindung, die der einzige Weg zur künftigen oder schon gegenwärtigen Unschuld ist. Und so bestärken sie sich beide in ihrer Misere, wissen noch nicht, wie sehr sie einander ergänzen könnten, wie sie füreinander geschaffen sind. Alles bei den beiden war bisher Vorgeschichte, sie haben gut miteinander ausgehalten, denn sie ahnen beide, daß ihnen eine große Zeit bevorsteht, ich sehe ihren Stern leuchten, und zwar den einzigen. Sie werden EINS sein, bevor sie nach Hause gehen. Diese Zeit wird kommen, wenn er wirklich spüren wird, daß dort kein Abgrund ist, sondern die Heimat und das Leben, wenn er das in ihr spüren wird!«

Unser Missionar, Peter, der immer jemanden »retten« möchte. Er hat ja nicht unrecht. Aber wir wissen bereits, daß wir füreinander geschaffen sind. Wir wissen das schon lange.

3. April 1972

Heute abend im Klub (während Fred einen Stock tiefer seinen Fotozirkel leitet) spricht ein Studienrat G. L. über das Thema »Nahtstelle Kindergarten – Schule«. Eine Mischung von trockenem Schulmeister und theoretisierendem Pseudowissenschaftler. Redete zuerst von der

Zusammenarbeit Lehrer – Kindergärtnerinnen – Eltern, erboste sich über die Behauptung einer Kindergärtnerin: »Ich kümmere mich nicht um Beurteilungen, egal von wem, nehme jedes Kind so wie es ist!« (Siehe Makarenko.) Mir gefällt diese Frau, aber unser Studienrat wettert. Redet über die Tatsache, daß Kindergartenkinder »schwieriger« in der Schule sind, aber außerordentliche Leistungen vollbringen. Sie sind wißbegierig, aktiv, aber unruhig, zappelig und hemmungsloser. (Was heißt das?) Hauskinder sind schüchterner und andächtiger!

Und nun über die Schwierigkeiten der Lehrer mit Kindergartenkindern: Sie können schwer zuhören und eine elementare Forderung, die an die Klasse gestellt ist, nicht auf sich beziehen. Sie können schwer nur das ausführen, was gefordert wird, z.B. »Legt die Fibel auf den Tisch!« Sie aber schlagen sie gleich auf. Oder »Malt einen Strich von oben nach unten!« Sie aber malen im Eifer gleich drei Striche! Der Schulmeister meint, das Verhalten müsse besser gesteuert werden. Sich beherrschen lernen, nicht dazwischenreden! Sauberer Umgang mit Arbeitsmaterialien, gute Gewohnheiten zu Hause anerziehen. Nicht mit der Bank schieben, wenn man aufsteht! Usw.

Nach diesem Vortrag verstummte alles wie gewöhnlich. Ich überwinde mich zum erstenmal vor größerer Menschenmenge und gebe meine Meinung ab: »Als Laie sehe ich keinen Sinn darin, daß von Kindern gefordert wird: Legt die Fibel auf den Tisch. Sie meinen wohl das Lesebuch?« (Rings um mich vorsichtiges Schmunzeln. Wo hat er nur diesen Ausdruck Fibel her, aus dem Jahre Schnee? Von dort kommen auch seine Ansichten!) »Und daß man sie dann rügt, wenn sie es gleich aufschlagen ... Wissen Sie, ich versuche mich in die Lage eines Kindes zu versetzen, das voller Freude und Eifer Striche malt ... Disziplin ist ja ganz schön und sicherlich wichtig. Aber ich sehe da einen Zusammenhang mit der Tatsache, daß man sich später wundert, wie wenig Initiative, Aktivität und schöpferische Interessen die Kinder in den höheren

Klassen zeigen. Nun ja, diese ›elementaren Forderungen‹, von denen Sie reden, haben nichts mit vernünftiger Disziplin zu tun. Die Kinder reagieren dann nur noch auf Befehle ...«

(Übrigens sieht man die Auswirkungen im Saal, die Erzieherinnen schweigen, ducken sich, schwitzen, beklagen sich flüsternd über die stickige Luft, aber niemand steht auf. Bis endlich Maxie Wander, als Gast, der lieber nicht aufgefallen wäre, hingeht und ein Fenster öffnet. Dann sagen sie erlöst Dankeschön und atmen auf.)

Und was erwidert unser Herr Studienrat (er ist übrigens nicht alt, vielleicht Anfang Vierzig), er lächelt ein wenig von oben herab (Übrigens konnte ich es nicht verhindern, ein paarmal zu stottern, aber das stört mich nicht mehr, wenn ich einmal erregt bin!) und erklärt dann unmißverständlich, deutlich und abweisend, daß Disziplin von klein auf anerzogen werden muß, und basta! Und daß in vielen Schulen, »Bitte, verstehen Sie mich recht!«, zu viel »Demokratie« herrscht. Das heißt, jeder tut, was er will. Ja, ich hab schon verstanden, behalte es aber bei mir, es kommt ihm also nicht darauf an, die Kinder zu mündigen, freien und schöpferischen Menschen zu erziehen, sondern zu gut funktionierenden, angepaßten Konformisten und Jasagern? Was machen die mit Wissen vollgestopften Kinder später ohne Initiative?

Jemand kam auf die »Feinfrostatmosphäre« in den musischen Fächern zu reden. Unser Vortragender belächelte diesen Ausdruck, betonte dann kühn und imponierend, wie sehr wir den musisch begabten, allseitig entwickelten Menschen wünschen ... Von dieser Phrase, die völlig abstrakt in den Raum geworfen wird, ohne Erklärung, was das sein soll und wie es zu machen ist, kommt dieser Schulmeister wohl nicht mehr herunter. Worte, leere Worte. Ich unterbreche: »Die Praxis sieht aber anders aus!«

Er schaut mich nicht an, wie man ein ungezogenes, vorlautes, undiszipliniertes Kind überhört, maßregelt, erzieht. Und redet weiter von den Erfolgen an den sowjetischen Schulen, die streng auf Disziplin bedacht sind und großartige Erfolge damit aufzuweisen haben. Und damit reicht es mir, ich stehe auf und gehe hinaus, vorbei an den leeren, übermüdeten, ausdruckslosen Gesichtern vieler Frauen, die vielleicht nicht mehr aufgemerkt haben und nicht wissen, was eigentlich vorgeht. Unten im Keller, bei Fred, hab ich vor Wut beinahe geheult.

4. April 1972

Und wie bestellt, wie eine Illustration zu meinem gestrigen Erlebnis im Klub, heute früh im Bus nach Potsdam:

Vor der Brücke über den Teltowkanal stoppt der Bus, ein Offizier steigt ein und ruft in militärischem Ton: »Alle Fahrgäste, die stehen, bitte aussteigen!«

Und einer nach dem andern geht diszipliniert und schweigend zur Tür, steigt aus. Keiner sagt ein Wort, als wären sie erstarrt, aber sie sind nicht erstarrt, viel trauriger – ihre Gesichter drücken Gleichmut aus und Langeweile, Verdrießlichkeit. Keine Frage, nicht einmal Gemurmel. Der Offizier geht durch den Bus, und ich frage: »Wollen Sie uns nicht sagen, was geschehen ist, warum man aussteigen muß?« Er wirft einen Blick auf mich, brummt etwas wie: »Nichts da . . .« Und dann dürfen die Leute wieder einsteigen, genauso schweigend und ergeben. Eine Herde Schafe. Ich mach meinem Herzen noch ein wenig Luft: »Na schön, das kann ja einen Grund haben, aber man sollte doch den Menschen eine Erklärung geben, ihnen sagen, warum, oder nicht?« Niemand antwortet. Eisiges Schweigen um mich herum. Wir fahren weiter. Und ich frage mich bang: Sind das die mündigen, wissenden, allseitig entwickelten Menschen, die wir hervorbringen wollen? Nur ein Kind fragt schließlich seine Mutter, und die antwortet flüsternd und gereizt: »Ich weiß es ja auch nicht, vielleicht sucht er jemanden!«

7. April 1972

Heute ein aufregender, an den Nerven zerrender Frühlingssturm. Menschen belagern uns, reden, reden, wie das Wasser plätschert. Peter ist wieder abgefahren und hat uns Freunde hinterlassen, Mädchen, Burschen, Fragende ...

Wir haben oft schon darüber geredet, Fred und ich, wir reden jetzt wieder mit Sorge darüber: Peters Unverbindlichkeit in allen seinen Beziehungen, beim Kommen und beim Gehen. Und auch seinen Mädchen gegenüber. (Oder ist es das Kennzeichen der neuen Generation?) Er hat längst aufgehört, Anne zu lieben, sie erscheint heute wieder, um uns zu besuchen und obschon Peter bereits fort ist. Er hat doch eine Nase voll Wind zurückgelassen von der schönen weiten Welt. Aber ist es nicht eine Utopie? Peters Welt ist im Grunde bedrückt. Und wir werden ihn bald wiedersehen, wir haben beschlossen, seine Alm zu besuchen ...

Und wieder ein Traum: Ich gehe am Abend durch eine stille Gasse, die ich kenne, finde aber keinen Ausgang, weil sich am Horizont ein riesiger Erdhaufen befindet. Ich gehe zurück, werde aber plötzlich zu Boden geworfen, weil ein Haus durch die Luft geflogen kommt. Seltsame Späße! Auch andere Menschen neben mir gehen stumm in Deckung. Dann stehen wir auf und gehen weiter, einer hinter dem andern, keiner äußert sich zu dem Vorfall. Ich überwinde mich und breche das ungute Schweigen: »Warum fragen wir nicht? Warum interessieren wir uns nicht dafür, was geschehen ist? Wer der Täter ist.« Die anderen weisen in die steile Nebengasse hinunter, wo ein Kind auf einem Eisengeländer sitzt. »Das Kind ist es gewesen«, sagen sie, »es war ungezogen.« Und die Polizei sei bereits verständigt, wir müßten Geduld haben. Niemand geht zu dem Kind, sie sagen, es beiße und kratze und wüte. (Hier kommt mir der Verdacht, jetzt, da ich es aufschreibe – *ich* könnte dieses störrische

Kind sein!) Ich gehe auf das Kind zu und lüge sofort, um mich zu schützen: »Komm nicht auf den Gedanken, mich anzufallen, ich bin schwanger. Wenn mir etwas passiert, bekommst du noch mehr Scherereien, sei gescheit!«

Das Kind knurrt und faucht, aber es läßt mit sich reden. Es ist ein reizvolles, wie sich herausstellt, ein aufgewecktes, temperamentvolles Mädchen von vielleicht fünf Jahren. Schließlich bin ich mit dem Kind allein, wir kommen uns nahe, es erzählt mir von seinen Schwierigkeiten zu Hause, es hat Angst, und ich überlege, wie ich ihm helfen könnte. Die Gefahr bagatellisieren, die ihm droht? Nein. Häuser durch die Luft werfen ist keine Bagatelle, sicherlich wird die Polizei das Kind einsperren. Aber ich werde es besuchen. Und plötzlich kommt mir die Erleuchtung – ich werde das Mädchen nach seiner Entlassung zu mir nehmen, es aufziehen, wieder eine Tochter haben. Ich liebe es schon. Ich versuche, es dazu zu bringen, sich nicht zu wehren.

Da kommt Fred vorbei, er hat ein verbundenes Ohr wie van Gogh und sucht eine Klinik, aber auch mein Mitgefühl. Ich gehe nicht auf seine Schmerzen ein, obwohl ich das tun sollte, habe aber keine Gewissensbisse. Ich erzähle ihm die Geschichte des kleinen Mädchens, »wir werden es uns nehmen«, sage ich, »diesmal wird es gut gehen, das Kind paßt besser zu uns als Berti!«

Als ich freudig erregt zu dem Kind zurückkehre, sehe ich eine fremde, gepflegte, gutaussehende Frau bei ihm, seine Mutter! Ich werde traurig. Diese Frau wird ihr Kind nicht hergeben. Ich gehe hin, frage nach dem Polizisten, der eben gekommen ist. Die Frau teilt mir mit, das Kind würde nicht viel Glück mit diesem Muffel haben. (Der Polizist ist die Erzieherin im Kindergarten, mit der Dani auch kein Glück hat!) Ich streichle das Kind, aber es beachtet mich kaum mehr, schaut die Mutter an.

8. April 1972

Jede Wahrheit ist einfach und längst entdeckt, und doch ist sie uns nur in den guten Tagen zugänglich. Muß ich auch das akzeptieren?

Was also? Kampf oder Unterwerfung? Zupacken oder Hingabe? Nach außen leben oder nach innen? Und warum die Extreme? Warum nicht einmal Lust am Geist und einmal Lust am Körper, so wie uns zumute ist? Warum bringen wir keine Harmonie, keinen Rhythmus zustande? Und warum lernen wir immer nur mit unserem Kopf und so selten mit dem ganzen Körper? Warum sind unsere Erkenntnisse immer nur intellektueller Natur, warum erleben wir sie nicht? Man fühlt sich im Zen augenblicklich zu Hause, wenn er beispielsweise voraussetzt, daß sich die letzte Antwort auf unsere Existenz *nicht* durch Denken geben läßt und daß er die Wirklichkeit unverzerrt und ohne Gedankenarbeit wahrnehmen will.

»Der Durchschnittsmensch, der von Unsicherheit, Gier und Angst getrieben wird, ist unaufhörlich in einer Phantasiewelt verstrickt (ohne sich notwendig dessen bewußt zu sein), in der er der Welt Eigenschaften verleiht, die er in sie hineinprojiziert, die aber nicht in ihr vorhanden sind ... Wo fast jeder mit seinen Gedanken sieht, hört, fühlt und schmeckt anstatt mit jenen Kräften in ihm, die sehen, fühlen und schmecken können.«

»Die Grundidee des Zen besteht darin, mit dem inneren Wirken unseres Wesens in Berührung zu kommen, und zwar auf die unmittelbarste Weise, ohne auf etwas Äußerliches oder Überlagertes zurückzugreifen.«

Ich weiß, das geht beim ersten Durchlesen nicht ein, man wird es nicht verstehen. Und doch steckt eine überwältigende Wahrheit darin! Ach, nun hängt mir diese ganze schöne Psychologisiererei zum Hals heraus. Eines will ich für heute noch aufschreiben, zwei Eintragungen meines Backfisch-Albums, die jetzt erst ihren Sinn offenbaren. Die eine stammt von meinem Vater, dem guten Kommunisten, Puritaner und verhinderten Asketen (aus dem sich später mein Mann entwickelt hat, der heute gottlob schon weiter ist):

»Wir sind nicht auf der Welt, um glücklich zu sein,
sondern um unsere Schuldigkeit zu tun!«

Die andere hat mir meine Cousine aufgeschrieben, die inzwischen eine prächtige Großmutter geworden ist:

»Wenn's dir im Kopf und Herze schwirrt,
was willst du Besseres haben?
Wer nicht mehr liebt und nicht mehr irrt,
der lasse sich begraben.«

Vermutlich wieder vom Herrn Geheimrat.

Ein Brief von Fred, der mich glücklich macht:

Fritzilein, hab eben ›Papas Vögel‹ zum viertenmal gelesen und ein paar Anmerkungen gemacht. Natürlich mußt Du noch daran arbeiten. Das ist eine Geschichte, in der das Wichtigste zwischen den Zeilen steht, das macht ihren ganzen Reiz aus, aber dieses Zwischendenzeilen muß noch besser transparent werden können. Hugo und Dieter haben nur teilweise recht, wahrscheinlich haben sie die Geschichte nicht verstanden. Ich fürchte, daß manche Leute verlernt haben, zwischen den Zeilen zu lesen.

Dazu kommt natürlich, daß ich, wenn ich eine Sache von Dir lese, sie automatisch einbaue in die Serie von Geschichten, die ich von Dir kenne. Und damit bekommt sie einen Gehalt, den andere nicht spüren können. Hier ist nämlich der seltene Glücksfall eingetreten, daß ein junger Autor auf Anhieb seinen Stil gefunden hat, mit fast nachtwandlerischer Sicherheit. Ich übertreibe nicht und schmeichle Dir nicht, hab mir das, was ich sage, sehr reiflich überlegt. Und ich kenne sehr viele Versuche junger Autoren.

Hier ist weiter der Glücksfall, daß ein Autor auch sein Thema gefunden hat: die Welt der kleinen Leute, der Benachteiligten, der Deklassierten und der Kleinbürger, ja, warum nicht. Ist das vielleicht kein legitimes Thema? Einige der größten Schriftsteller haben sich um dieses Thema bemüht, Gorki, Tschechow, Babel, Roth und viele andere. In jeder Deiner Geschichten dominieren Charaktere, sehr profilierte Charaktere sogar. Das Grundprinzip von Dickens, Gorki, Pogodin, Balzac ... Also auch hier liegst du richtig. Und was den entscheidenden Ausschlag gibt – Du liebst diese Menschen ohne Sentimentalität. Man spürt unterschwellig diese starke Liebe. Nichts zeichnet eine literarische Skizze oder ein Porträt so aus wie diese hinter allen Worten verborgene Glut. Trotzdem, zugegeben, ist es nicht die beste Deiner Geschichten, kann es aber noch werden. Sie ist jedenfalls den andern adäquat. Es fehlt an manchen Stellen Vereinfachung und Verfeinerung zugleich, Prägnanz, mehr Durchsichtigkeit der komplizierten Gedanken und des Konfliktes von Emily, der durch den Tod von Larry ausgelöst wurde. Wozu hat er eigentlich gelebt? Wozu leben wir? Was haben wir falsch gemacht, wie kann man lernen, besser zu leben, anders zu leben? Diese Grundfragen aller Menschen durchziehen diese Geschichten. Darum weise ich solche Kriterien von Dieter und Hugo zurück, sie haben nichts verstanden.

Die Namen scheinen mir nicht gut gewählt, ein wenig gesucht, bürgerlich, zu hochgestochen. Jedenfalls eine Geschichte von Menschen, die suchen, sich Fragen stellen und an diesen Fragen beinahe zerbrechen. Wer sich davon nicht angesprochen fühlt, der tut mir leid. Aber es ist gewiß auch eine Geschmacksfrage, die man ja nie ganz außer acht lassen kann. Du solltest Dich jedoch von solchen Urteilen unabhängig machen. Gorki hat seinen Schülern immer wieder gesagt: »Hören Sie sich alles an, alle Ratschläge und Kritiken, aber tun Sie dann, was Sie selber für richtig halten!« Du bist am richtigen Weg, Maxie.

An der Interpunktion mußt Du noch arbeiten. Was hat Babel zum Punkt gesagt: »Kein Eisen dringt mit so glühender Kälte ins Herz wie ein zur rechten Zeit gesetzter Punkt.«

Dein Fred

Datum unleserlich

Ein turbulenter Sonntag mit vielen ungebetenen Gästen. (Am Abend stelle ich wieder einmal fest, daß drei wichtige Bücher verschwunden sind. Mein einziger Trost ist Peter, den Dani und ich zur Bushaltestelle begleiten, um dem Massenandrang zu entkommen. Peter ist wieder hier, und wie immer mit Rucksack und Trommel, die er überall mit sich herumschleppt.)

Ich hatte auch keine Lust, wieder ein Essen zu bereiten für die neuen, immer wieder neuen Gäste. Ich schaute verzweifelt auf Dani und dachte: Noch ist seine Welt heil. Wie lange? (Fred hat übrigens für die Zeit unserer Abwesenheit hier verschiedenen Leuten unser Haus angeboten. Nun hat er auch noch Inge eingeladen. Und da soll ich keine Alpträume bekommen? Fred, als ich ihn zur Rede stellte: »Was regst du dich auf, wir können Inge sagen, es tut uns leid, wir haben es uns anders überlegt!«)

Und abends kommen sie, Inge und ihr neuer Freund Oswald, der Philosophieprofessor. Es war gut, die beiden einmal zusammen erlebt zu haben, als ein Paar. Ihre Beziehung zueinander ist für mich belastend, nicht weil sie miteinander schlafen (was ich vorher nicht gewußt habe), sondern weil die allgemeine Verlogenheit ihrer Charaktere, die sie verbindet, so aufdringlich sichtbar wurde. (Und es reicht ja schon, wenn man gezwungen wird, durch allerlei Rücksichten – wir kennen ihren Mann und seine Frau – dieses Lügentheater mitzumachen. Warum eigentlich, warum muß man das mitmachen?)

Oswald war gegen Mitternacht ziemlich betrunken, lag mit seinem Bierwanst, gemütlich rülpsend und zynische Reden lallend, neben Inge, die ihn mit ihrem ergebenen Madonnengesicht anschwärmte. Ihnen gegenüber saßen

Klaus B. und einer seiner Freunde. Oswald beginnt die beiden, die er zuvor nicht gekannt hat, auf miese Weise zu provozieren; wovon sie eigentlich leben, da ja im Hause Wander »nur Gammler, die nichts vom Arbeiten halten, verkehren«. Dann zieht er über S. her, von dem ein Buch auf dem Bücherbord liegt, und erklärt, das sei doch alles Scheiße, was der schreibt. Von Jerzy Zweig, auf den wir zu reden kommen und den er ebensowenig kennt, wie er Klaus B. kennt, weiß er nur eines zu sagen: »Ach, der hat ja keinen Standpunkt, das ist ja Scheiße!« Ich sehe zum erstenmal rot und antworte ihm: »So einen Standpunkt wie du kann allerdings niemand haben, falls du das meinst!« Er ist nämlich »Philosoph« und hat für jede Frage eine fertige Antwort in der Tasche. Auch Klaus empört sich: »Dieser ausgebrannte Konformist und Ignorant, der wie ein Automat immer das sagt, was angeblich gewünscht wird, und immer seine Fahne nach dem Wind hängt.« Nur einmal kommen menschliche Töne aus seinem Mund, als er wehleidig seinen Sohn bedauert, der bald zur Armee muß. Ein leises Wehklagen: »Aber mein Junge hat Charakter, er ist gut!« In diesem Augenblick ist er ein ganz normaler Vater, der traurig darüber wird, daß ein Charakter offenbar nur in der Kindheit gedeihen kann, später wird er zerbrochen werden: »Von irgendwelchen Idioten, die ihn schinden, treten, kleinkriegen wollen.« Er weint auch über sich selbst, über das, was mit ihm geschehen ist und was er geschehen ließ. Aber gleich darauf, mit erbarmungsloser Heftigkeit: »Aber es nützt ja nichts, er muß die Wirklichkeit kennenlernen, er muß sich anpassen!«

Zu Hause hat sein Sohn die Wirklichkeit nicht kennengelernt?

Ein einmaliges Eingeständnis, er hat seinen Sohn in Lüge erzogen, hat ihm aus Feigheit eine heile Welt vorgetäuscht. Und die Wahrheit würde ihn umbringen? Daß man für bessere Verhältnisse unter den Menschen und für ehrliche Ansichten auch kämpfen kann, und zwar überall in der Welt, auch bei uns, kommt diesem Fettwanst wohl nicht in den Sinn!

Aber noch zwei Schnäpse mehr, und schon funktioniert der Selbstschutz wieder, der sich ja im Grunde allmählich zur Selbstzerstörung auswächst. Schon ist für Oswald die Welt wieder heil und »durchschaubar«, er beherrscht ihre Gesetze, so einfach ist das. Sein Bauch schwabbelt, seine Genießerfinger kraulen Inges Nacken. (Das ist kein guter Anblick, ich frage mich, wie es geschehen konnte, eine Frau so blind zu machen?) Und plötzlich erscheint Inges Heiligenschein (den sie gern zur Schau trägt) und ihr eifernder, rechthaberischer Dogmatismus als das, was sie sind, als verlogene Weltflucht, als ein Schild gegen die Gefahren der Wirklichkeit. Sie sagt: »Er ist so gut, ich liebe ihn sehr!«

Ich sage: »Hast du keine Augen und Ohren? Hast du seinen ekelhaften menschenverachtenden Zynismus nicht bemerkt?«

»Ach, das hat nichts zu sagen, er ist doch betrunken, er weiß nicht, was er redet.«

O ja, er weiß wirklich nicht, was er redet. Und nur weil er es nicht weiß, weil sein Kontrollmechanismus vorübergehend nicht funktioniert, redet er die Wahrheit, das, was er im Innersten wirklich denkt! So bleiben in Inges Augen weiter alle diese Opportunisten heil, und wer solche Augen hat, um soviel Edelmut und Reinheit zu sehen, muß wohl selber »edel und rein« sein. Und so verkehren sie alle Werte ins Gegenteil, ohne es je zu bemerken. Sie passen gut zusammen: Dem fetten perfekten Jasager behagt die bejahende kritiklose Anbetung. Und die triebhafte Egozentrikerin, die sich für eine Marxistin hält, fühlt sich wohl in der Bierdunstatmosphäre dieses Gleichgesinnten, der noch dazu angeblich ein tüchtiger Ficker ist. Gott sei Dank für Inge, daß er wenigstens darin etwas taugt. Und wenn ich die Angelegenheit unter dem letzten Aspekt betrachte, werde ich umgehend sanfter gestimmt. Warum aber diese verrückte Person nicht imstande ist, mit irgendeinem netten Kerl ihr Vergnügen zu haben, ohne gleich ihre ganze verlogene Seele mit ins Spiel zu bringen?

Der Krebs der Gesellschaft sind diese miesen Beamtentypen, jede Gesellschaft bringt sie hervor, warum nicht auch unsere. Wir müssen uns von der utopischen Vorstellung befreien, daß die Beschäftigung mit Marxismus automatisch die Menschen reinigt und bessert.

Ich durchlese diese Notiz und erschrecke selber über die Strenge meines Tons. Aber während ich (wenigstens einmal) hellsichtig den Dingen auf den Grund schaue, empfinde ich doch auch ein heftiges und warmes Mitleid mit ihnen, mit Oswald, Inge und vielleicht mit mir selber? Es ist schwer, immer wach zu sein, es ist schwer, sich nicht diesen bequemen Schutzmechanismen der Lüge und der Vertuschung hinzugeben. Kann man denn immer kämpfen, immer, immer? In Zeiten der Unterdrückung muß man es können. Und heute? Ich frage mich, welche Rolle spielt der Alkohol? Oswald war bestimmt in Ordnung, als er jung war. Aber durch die beständige Selbstverleugnung, durch Umgang mit Menschen, die nicht den Aufbruch wollen, das Neue, das Revolutionierende, sondern die Absicherung, die Verfestigung, ist er ein anderer Mensch geworden, der seine ehemals liebenswerten und ehrlichen Eigenschaften nur noch als Maske trägt. Und dieser Mensch muß trinken oder irgendeine andere Betäubung suchen. Insofern zerstört ihn der Alkohol nicht, er ist sein Ventil. Solchermaßen betäubt und auf sein ursprüngliches Menschsein reduziert, kann er nicht anders reagieren als mit Spott, Bitterkeit und Verachtung. Er ist dann durchaus nicht böse, sondern reagiert angemessen, auf menschliche Weise, reagiert auf das, was seiner menschlichen Substanz angetan wurde und er sich selber antut.

Es ist erstaunlich, wie scheinbar überlegen und gelassen er sich gibt. Wieder ist er der lebenslustige Philosoph, dem nichts etwas anhaben kann, der alles versteht und richtig einordnet in sein pseudomarxistisches Denksystem. Und der sich niemals auf die Erörterung eines wirklichen Problems einläßt. Sobald ein Gespräch persönlich wird (was sich unter Freunden ja nicht vermeiden läßt), zieht er sich mit Witzeleien und Gelächter aus der Affäre, gleichgültig ob es ihn selbst oder einen anderen betrifft. Sein Hauptargument: »Ist ja Scheiße!« Und weil er klug ist, funktioniert seine Schutzvorrichtung besonders störungsfrei. Weil er klug ist, wehrt sich aber auch der Rest seiner unterdrückten Menschlichkeit besonders heftig, er muß mehr trinken, muß zynischer sein als andere, muß, muß, muß ...

Ein Glück, daß wir andere Genossen kennen, die das Leben, sich selber und unsere Sache ernst nehmen.

Hier ist ein Argument, das mir gut gefällt, ich hab es irgendwo gelesen, aufgeschnappt, kann es nur sinngemäß wiedergeben: Der Sozialismus ist eine unendlich langgezogene Front, die sich durch alle Länder, über alle Kontinente zieht. Naturgemäß gibt es an dieser Front Siege und Niederlagen, es gibt Offensiven und Stellungen, die einfach gehalten werden müssen, wo sich unsere Abteilungen eingraben. Sie bauen Befestigungen und Kasematten, und darin versauern manche, weil die Zeit vergeht und nichts geschieht. Dort nisten sich auch Ratten ein und Mattigkeit und Aberglauben. Die besten Menschen werden immer dort zu finden sein, wo der Kampf zu bestehen ist und die Opfer nicht belohnt werden!

Ende April, und der Monat Mai, die schrecklichste Zeit, kommt auf uns zu ... (Wir erwarten den Mai in jedem Jahr mit Schweigen und mit Bitterkeit!) Und wie mich Dani immer mehr an Kitty erinnert, auch in seinem Humor. Neulich im Berliner Tiergarten erklärt er mir vor dem Affenkäfig: »Mutti, du weißt doch, Regenwürmer sterben nie!«

»Regenwürmer?«

»Ja, nie, ich weiß das genau!«

»Aber Dani, alles Lebendige stirbt eines Tages!«

»Ja, ja, aber Regenwürmer nie!«

Endlich kam des Rätsels Lösung, die er von Berti aufgeschnappt hat: »Die können ja immer wieder nachwachsen, wenn man sie zerschneidet. Dann lebt jeder Teil weiter!«

Das beschäftigt ihn, und er stellt schwierige Fragen. Er bandelt auch durchaus selbständig mit Erwachsenen an, andere, die ihm weniger liegen, behandelt er mit gelassener Gleichgültigkeit. Zum Beispiel wenn Leute ihn mit kindischen Bla-Bla-Fragen bedrängen, die unter seinem Niveau stehen, dann schaut er sie bestenfalls forschend an und schweigt. Andererseits sagt er zu einem Fremden in der S-Bahn: »Ich mach das Fenster auf, wenn es zieht, müssen Sie es sagen, dann schließ ich es wieder!« Oder im Naturkundemuseum, da beobachtet er einen größeren Jungen, der zu einem präparierten Löwen redet. Plötzlich sagt Dani trocken (und ganz wie Kitty): »Der ist heut nicht in Stimmung!« Und geht erhobenen Hauptes weiter.

Dienstag, 30. April 1968

Kitty und Dani haben mich vom Bus abgeholt, mir wurde warm, als ich sie so unerwartet durch die triefende Ginsterheide waten sah, die duftete nach dem Gewitter. Dani, zwei Jahre alt und schon so geschickt auf seinem Roller, vor dem das Wasser auseinanderspritzt, was seine Begeisterung erweckte. Daheim hatte Frau Vorpagel saubergemacht, kein schmutziges Geschirr wartete auf mich, ich konnte mich hinsetzen, Kompott essen und meine Briefe lesen. Und ich fand, daß es uns sehr gut ging. Im Zug hab ich das Tagebuch der Maria Jesus gelesen, der Negermutter aus einer Favela, den Elendsvierteln von Brasilien, die vom Papiersammeln lebt, ihre Nahrung für sich und die Kinder aus den Abfalltonnen der Reichen holt. Aber wenn einer ihrer Söhne eine Fensterscheibe einschlägt, kratzt sie ihre Cruzeiros zusammen, die eigentlich für Brot und ein paar Bananen bestimmt waren, geht hin und bezahlt den Schaden und beklagt sich nicht.

Was für eine schlechte Mutter bin *ich* dagegen!

Jetzt sind die Kinder im Regen draußen, im strömenden, warmen Mairegen, und schmücken ihre Fahrräder für morgen. Und Dani schaut ihnen neugierig zu und merkt gar nicht, wie ihm das Wasser über das Gesicht läuft. Kitty hat ihn den ganzen Tag versorgt, war einkaufen, hat das Essen gewärmt, Dani schlafen gelegt – nur eines hat sie vergessen: ihn auf den Topf zu setzen!

Wie gut es uns geht, wir sind so an die schönen, einfachen Dinge gewöhnt, daß wir sie nicht mehr sehen und soviel Fragwürdiges fordern, wünschen, erstreben ... Weil ich über keine Dramen, keine großartigen Begegnungen und Erlebnisse zu erzählen hatte, fand ich es nicht der Mühe wert, ein Tagebuch zu führen. Schade. Unser Nachbar, der über die Hecke schaut, sagt, daß die Apfelblüten duften. Das haben wir nicht gewußt.

Mittwoch, 1. Mai 1968

Zur Demonstration in Teltow kamen wir zu spät, weil unser süßer Danitschku so lang auf dem Nachttopf saß und Kittys Rad unterwegs streikte. Wir gingen mit dem Menschenstrom zum Stadion der Metallarbeiter. Die Pferde der GST waren das schönste für uns, darin blieben wir uns einig. Kitty wollte wissen, welche Tiere ich schöner fand oder ebensoschön. Sie wollte nichts von Tigern hören. »Es gibt nichts Schöneres als Pferde«, sagte sie, »schau sie dir an, wie sie tänzeln und springen, wie sie den Kopf tragen ...« Auch Dani wollte nicht mehr von den Pferden weg.

Es gab auch Hunde zu sehen und Vorführungen bei der Dressur. Die tobenden, keifenden Hunde, die Jagd machten auf den Mann mit dem gepolsterten Arm, gingen Dani auf die Nerven. Dann kamen wir bei den Boxkämpfen vorbei, aber auch das reizte nicht unsere Neugier. Für diese Bürschchen (der Boxernachwuchs) mit den gehetzten Augen und lädierten Wangen konnten wir nur Mitleid empfinden. Sie sahen irgendwie vernachlässigt aus, stellten wir fest, als ob sie aus verwahrlosten, zerrütteten Familien kämen. Welcher gesunde, aufgeschlossene, glückliche Junge kann Freude daran haben, mit Lederfäusten dem andern das Gesicht zu zerschlagen?

Mittags stand eine Obsttorte auf unserem Küchentisch und viel schöner, duftender Flieder, von Tante Brigitte? Wir kochten ungeschälten Reis, auf den wir jetzt alle scharf sind, tranken Orangensaft und verschlangen fast die ganze Torte. Danach schliefen wir lange, während der Regen tröpfelte, und keiner hatte dann Lust aufzustehen. Wir vertrödelten noch eine Stunde in Kittys Bett. Dann aßen wir den Rest der Torte und fanden, daß der Himmel blau sei und das Kinderfest am Teltowkanal doch nicht »ins Wasser gefallen«! Also, auf zum Kinderfest. Wir radelten aber ins Schwarze, Drohende, schwere Wolken über uns, und auf der Schleuse erwischte es uns dann.

Ungeheure Wassermassen, ein rauschendes, polterndes Gewitter, Feuchte und kalter Wind. Wir standen zusammengedrängt unter dem Brückendach, lange, lange, ach, wie schön. Die Kinder waren vergnügt, nur Dani schaute ruhig und aufmerksam und erstaunt in diese tobende Welt hinaus. Als es endlich aufhörte, radelten wir, patschten mehr durch die tiefen Pfützen, die sich überall angesammelt hatten. Dani sang uns ein Lied, und wir phantasierten uns was vor, wie schön das Kinderfest gewesen war.

Heiße Fußbäder, Ofen anheizen, um trocken zu werden, Abendessen, Klaviermusik. Jeder gibt was zum besten, Kitty spielt eine Sonate von Schubert. Und was macht unser Papa? Er ist in Wien bei Oma. Ich lege uns eine Platte auf. Kitty liest ihren ›Don Quichotte‹, dessen Schicksal sie sehr beschäftigt. Auf dem Baum vor dem Fenster gurren die Tauben. Frühmorgens schon stören sie uns den Schlaf. Aber sie sind hübsch anzusehen, hell und anmutig. Zwei kleine verliebte Tauben.

Wenn die Kinder schlafen, nehme ich mir ein Blatt weißes Papier heraus.

Ich höre noch ein wenig Radio: der 20. Jahrestag der Gründung des Staates Israel. Als Verhandlungsort Nordvietnam – USA endlich Paris vereinbart! Ob die Amerikaner vorher die Bombenangriffe einstellen werden? – Die Sorbonne ist geschlossen worden, Straßenschlachten in Paris, zwischen Studenten und den verdammten Flics. Mich stimmt es sehr zuversichtlich, daß die französische Jugend endlich erwacht. Wenn sie nur eine vernünftige Organisation zu finden vermöchte und ihre Kräfte nicht zersplittert. Wieder drei Herzverpflanzungen, nur Blaiberg in Südafrika lebt noch, seit vier Monaten mit einem fremden Herzen!

Abends noch einen Krimi im Fernsehen, dann ruft Edith Rose an, die ich sehr schätze und die mir erzählt, daß Kim und Peter bei ihr sind und wie früher wieder zusammenhocken. Sie hätte offensichtlich gern mehr erzählt, aber ich war kurz angebunden, um zu meinem Krimi zurückzukommen. Ich schäme mich jetzt.

Dieses blöde Fernsehen. Die schlechten Eigenschaften wuchern, wenn man nicht pausenlos an sich arbeitet und Widerstand leistet. Man verroht, verwildert, verdummt, verkommt.

2. Mai 1968

Da gefällt man sich tagelang in Träumereien und ist wirklich glücklich dabei. Aber ich sollte schon wissen, daß diese weise Zufriedenheit nicht lange dauert bei mir! Heut früh wollte Kitty eine Radiosendung mit der wunderbaren Pianistin Annerose Schmidt hören (die Kinder haben eine Woche Ferien), ich setzte mich zu ihr und schnitt die musikalischen Teile auf dem Tonband mit. Diese Frau beeindruckte mich so, daß ich wieder einmal die Notwendigkeit einer strengen Zeiteinteilung begriff, konsequentes Beiseiteschieben all dessen, was hemmt, auch wenn das eigene Talent nur sehr bescheiden ist im Vergleich zu der großen Begabung dieser gescheiten und disziplinierten Frau. Eigentlich müßte jeder Mensch die Möglichkeit bekommen, seine Talente zu nutzen, ihnen alles andere unterzuordnen. Das setzt allerdings voraus, daß uns jemand den Alltagskram abnimmt, uns entlastet. Wer bestimmt aber, *wer wen* bedient? Wer ist denn würdig, bedient zu werden? Na schön, man kann es auch Arbeitsteilung nennen, wie mir Fred dauernd erklärt. Aber es gehört viel blinder Egoismus dazu, die Menschen, die uns »bedienen«, so gedankenlos zu benützen, anstatt sie über ihre Lage aufzuklären, sie zu wecken.

Ich bin natürlich so kindisch, zu glauben, daß wirklich jeder Mensch, besonders wenn er schon alt ist, noch fähig wäre, aus seinem Rohstoff etwas zu machen. Trotzdem möchte ich gern unschuldig daran sein, wenn die armen Frauen ein Leben lang fremde Haushalte führen, ihr eigenes Leben dem Leben anderer opfern. Aber es ist (abgesehen von den Finanzen) doch ein Dilemma für mich, denn nichts reizt mich mehr, wirklich nichts, als endlich frei zu sein von der Hausarbeit, ein eigenes Zimmer zu haben, mit Büchern überall, Papier und Schreibmaschine, jederzeit griffbereit, und viel Ruhe, um arbeiten zu können, Papier vollschreiben ist eine wunderbare Sache, die mehr befriedigt als irgend etwas anderes.

Freitag, 3. Mai 1968

Man redet und liest soviel von den Plagen des Haushalts. Darunter verstehen die meisten nur Kochen, Waschen, Nähen, Saubermachen, Einkaufengehen und so weiter. Wie die Tage wirklich vergehen, die Wochen, die Jahre, möcht ich einmal erzählen.

Dani anziehen, auf den Topf setzen, Frühstück bereiten, einheizen (nur 11 Grad draußen), frühstücken mit den Kindern, abwaschen, Betten machen, Wohnzimmer ordentlich machen, mich anziehen, einige Kinderhosen waschen, aufhängen, einen Brief schreiben, zwei Telefongespräche, mit Dani in die HO fahren, Film vom Entwickeln abholen, Frau Vorpagel bezahlen, Schuster, Drogerie, kochen, zwischendurch eine Musiksendung auf Tonband mitschneiden, Dani die Schaukel in den Garten hängen, ihn trösten, weil er hingefallen ist, Dani auf den Topf setzen, Mittagessen, Abwaschen, Dani ins Bett legen, EINE STUNDE LESEN (Kafka, ›Briefe an Milena‹!), Eintragungen über unsere Ausgaben, Briefe ordnen und einheften, Schuhe putzen (selten!), Berti beim Schreiben der Geburtstagseinladungen beraten, Schuhe für Dani kaufen fahren, Bank, Wecker vom Reparieren holen, Tratsch mit Tante Bigge, Dani fotografieren, weil der neue Apparat für England ausprobiert werden muß. Nun langt's mir. Musik hören. Abendbrot. Dani baden und ins Bett bringen, noch Geschichte erzählen (vom Pferd, das sich von

Dani Essen holte), Geschirr waschen. Punkt. Feierabend. Fernsehen, Bett, schreiben. 23 Uhr 30!

Sonntag, 5. Mai 1968

Der 150. Geburtstag von Karl Marx und der 9. Geburtstag unseres Berti. Seine schönste Geburtstagsüberraschung: Schon um sieben Uhr früh schaute ein junger Mann in Bertis Schlafzimmerfenster, von außen, wohlgemerkt, er stand nämlich draußen auf einem Ast und sägte ... Unser Baumriese wurde gefällt, weil das Wurzelwerk die Arbeit an unserem neuen Abwässersystem für die Straße behindert. Jetzt, da der Baum tot ist, wissen wir endlich – es war eine Pappel, eine breitkronige, die es angeblich auch gibt. An den Blättern hab ich sie zwar schon erkannt und an dem schlechten Geruch, den der Saft ausströmt. Aber ganz sicher war ich nicht. (Mir wird übel, wenn ich sehe, wie der Saft ins Gras tropft.) Die Nachbarn verstehen meine Trauer nicht – ein schöner großer Baum vor dem Haus! –, sie berechnen die Vorteile: Jetzt haben unsere Zimmer mehr Licht, die Elstern können nicht mehr nisten, die gierigen Wurzeln nehmen dem Boden nicht mehr das Wasser weg, und die Treppe vor der Tür wird nicht mehr weiter zerstört.

Die Kinder haben stundenlang in den Blätterbergen der gefallenen Äste gespielt, sich vergraben, versteckt, ein Haus gebaut. Ich war ständig hinter Dani her, um ihn vor den stürzenden Ästen zu schützen. Mittags fiel erst der starke Stamm, zerdrückte die Steinplatten vor dem Haus und den Zaun, dann konnten wir endlich in Ruhe Mittag essen. Den ganzen Nachmittag und abends haben die Kinder noch in der am Boden zertrümmerten Baumkrone gespielt, getobt und sich vergnügt, von der Wildnis um uns herum angelockt. Als sie endlich im Bett waren, versuchte ich Ruhe zu finden. Keine Lust heut zum Fernsehen, nur die Nachrichten: vier Journalisten in Saigon ermordet und ein deutscher Diplomat. Ich bin kleinmütig, bin froh, daß Fred nicht nach Vietnam fährt. Wir besänftigen unser schlechtes Gewissen mit nicht zu kleinlichen Geldspenden. Bin erschöpft heute und leer. Kindergeburtstage sind nicht mein Fall. Soviel Trubel, keine stille Stunde für mich, wo ich mich doch auf die langersehnte, große Reise vorbereiten soll. Übermorgen kommt Fred aus Wien zurück. Natürlich bringt er Unruhe ins Haus und Unordnung, aber ich freue mich auf ihn. Werde ins Bett gehen und lesen. Isaac Babel. Bewundere ihn sehr! Und ich lese in zwei oder drei Büchern über London. In einer Woche stehe ich auf der Victoria Station in London! Werde ich Spannkraft genug haben, aus dieser Reise alles herauszuholen?

Montag, 6. Mai 1968

Hartnäckige Träume von meinem Vater. Heut kamen mich beide Eltern besuchen, zwei alte merkwürdige Leutchen, sehr still, viel stiller als im Leben. Ich sagte zu Angela Kaufmann, die schwanger war: »Schau, das ist mein Vater, aber er ist seit zwei Jahren tot. Ich weiß genau, daß er tot ist. Nun ist er aber da, du siehst ihn doch. Nicht wahr, du siehst ihn. Wie ist das zu erklären? Ist es vielleicht gar nicht mein Vater?«

Vor einem Jahr noch saß er schweigend und oft in veränderter Gestalt auf einem Baum, auf einer Bank, als ein großer Vogel, ein schweigendes Gesicht. Nun fängt er aber an, lebendig zu werden, einfach da zu sein, ruhig, liebevoll, nur ein wenig still und traurig, als hätte er uns viel zu verzeihen. So nah bin ich ihm nie gewesen, als er noch lebte, und so zärtlich und ungehemmt . . .

Danach träumte ich wieder von Vernichtung und Tod. Ich war mit Dani und meiner Mutter im Zimmer, da wurde es merkwürdig hell, ich sah den Mond groß durch die Fensterscheiben, rief meine Mutter. Wir standen beisammen und schauten ruhig auf den Mond, wie er größer und größer wurde und immer näher kam, ich nahm Dani auf den Arm, drückte ihn an mich ... »Hoffentlich wird er es nicht merken, wenn er verbrennt«, sagte ich zu meiner Mutter. Wir standen da, ziemlich gefaßt und doch gelähmt von etwas Entsetzlichem, Unwiderruflichem, das wir längst erwartet hatten, wie den Tod. Der Mond fiel auf uns zu, es wurde wahnsinnig heiß – dann öffnete sich die Zimmertür, ein kühler Lufthauch traf uns, und wir liefen ins andere Zimmer, wo wir der Vernichtung entgingen. Wir hielten einen Globus in der Hand, von Papa, und wir sahen, daß die Erde vernichtet war und ausgebrannt, erloschen, nur eine kleine Stelle, wohin wir geflüchtet waren, blieb unversehrt. Aber wir waren ohne Freude, für uns war alles vorbei ... (Am 6. Mai stürzte Kitty in die Grube vor unserem Haus, die nicht abgesichert war, nicht gepölzt, vor der niemand gewarnt worden war! Stümperhafte, verantwortungslose Arbeit. Am 7. Mai, 8 Uhr früh ist Kitty gestorben. Um zehn kam Fred von seiner Reise zurück.)

21.9.1968

Was für bedrückende, leere Abende in dem neuen schönen Haus! Die Kinder schlafen, und wir sind allein mit dem Entsetzen. Die ganze Trostlosigkeit der Jahre liegt vor uns. Wie werden wir sie bewältigen? Durch welche Wunderkräfte? Es ist mir klargeworden, daß diese Kraft nur aus uns selbst kommen kann, von nirgends sonst. Fred sucht noch manchmal eine Zuflucht, einen Ausweg, träumt von großen Reisen, die uns vielleicht befreien könnten, denn unterwegs, sagt er, unterwegs sein lindert jeden Schmerz. Aber dann beschwört er mich wieder: Keine Experimente, arbeiten, durchhalten, an die Kinder denken, das ist alles! Können aber zermürbte Eltern gesunde Kinder erziehen? Nur glückliche Menschen werden glückliche Kinder haben. Eine Kitty wird es nie wieder geben. Unsere besten Möglichkeiten, unser ganzes Vermögen, das einzige unverbildete, gesunde Wesen in unserer Familie – vorbei, für immer.

22.9.1968

Immer wieder die gleichen verzweifelten, aufwühlenden Träume. Die Sehnsucht ist zu groß. Bald fünf Monate ohne sie! Unbegreiflich, daß diese Trennung kein Ende haben wird. Ich träume immer wieder, daß sie bald sterben wird, aber noch *lebt* sie, zerbrechlich, todkrank, ganz leicht in meinen Armen, die sie herumtragen, beschützen, sie nicht einen Augenblick freigeben. Ich wache glücklich auf, im Traum (Diese Träume mit »doppeltem Boden«!), weil ich sie bei mir habe, lebend, *noch* lebend! Es ist ein schweres, unbekanntes, süßes Glück. Ich sehne mich so nach ihr. Ich kämpfe um jede Minute, die sie noch zu leben hat. Ich nehme sie aus der Schule, lege sie behutsam ins Bett, halte jeden Lärm und jede Aufregung von ihr fern, erlebe eine Liebe wie nie zuvor.

Wie blind haben wir oft gelebt, wie stolz, eitel, nach Nichtigkeiten strebend. Aber auch das Gegenteil ist wahr, wir haben sehend gelebt. Haben ihre Kostbarkeit erkannt, haben oft über sie gesprochen, ihre Leichtigkeit im Lernen, ihre vielseitigen Talente, ihre Wachheit, ihre Poesie – aber ohne das Wissen um ihre Vergänglichkeit. Wir dachten, sie sei unsterblich. Menschen leben eigentlich immer in diesem blinden Glauben, unsterblich zu sein. Das Kostbarste, Teuerste in unserem Leben war zur Selbstverständlichkeit geworden, und das ist schlecht.

Und jetzt wohnen wir in dem schönen, bequemen Haus, wie sie sich immer eins gewünscht hat. Es ist mir fremd, dieses Haus. Jeder Ort wäre mir gleichermaßen fremd und gleichgültig. Armer Dani!

23.9.1968

Ich muß wählen: Mich der Trauer hingeben, der Vergangenheit mit Kitty ... Und nicht mehr lebensfähig sein für die Zukunft, für Dani? In der Welt der Toten zu Hause sein, mich mit dem eigenen Tod befreunden, mit der Einsamkeit. Oder den Schmerz »disziplinieren«, wie Ernst sagt, »rationalisieren« (schreckliches Wort), gegen die Schwermut ankämpfen und die Gefühle zu beherrschen versuchen. Wieder lebensfähig werden, aufgeschlossen und interessiert an anderen Menschen und Schicksalen, mich »meinem Unglück würdig erweisen«, mit Kitty leben, mit Kitty in mir und so, wie sie sich unser weiteres Leben vorgestellt hätte!

Dieser Weg ist weniger verlockend und viel schwerer. Bei Leonhard Frank lese ich gerade: »Gleich vielen Menschen, die glauben, dem andern dienen und helfen zu können, wenn sie auf eigenes Glück verzichten, und dabei ganz vergessen, daß nur der helfen und geben kann, der zu geben hat, war die Mutter unter Verzicht auf eigenes Glück zeitlebens eine arme nutzlose Dienerin am Lebensglück ihres Kindes gewesen ...«

Eine seltsame Weisheit, einleuchtend, logisch. Eine merkwürdige Botschaft der Toten an uns: Lebt! Seid glücklich!

Ich habe Angst, unversehens eine sterile, verbitterte Mutter zu werden. Aber im Grunde wird Glück immer mit schlechtem Gewissen verbunden bleiben. Und doch gibt es eine Rettung: der Gedanke an die Klarheit darüber, daß es Glück eigentlich nicht gibt, nur die Fähigkeit, glücklich zu sein. Bereit sein zu allem, auch zur Freude!

25.9.1968

Hab Sorge um Fred. Heut hat er eine Lesung in Potsdam, wird die erste Geschichte aus seinem neuen Buch (›Der siebente Brunnen‹) vorlesen, ausgerechnet vom Tod des kleinen Judenjungen! Er ist blaß und eingefallen. Man sieht ihm das Leid an. Mein lieber, lieber Fred, Moischele!

Heute nachmittag mit dem Rad zu Kittys Grab ...

26.9.1968

Ich probiere, mit einigem Erfolg, den alten Trick von Fred: Lächeln. Auch wenn dir nicht danach zumute ist: Lächeln. Versuch es, du wirst sehen, nach einer Weile spürst du Linderung, auch wenn es zunächst nur eine Fratze ist, dein Lächeln. Aber bald wird alles milder. Man lernt, mit dem Kummer zu leben, man bekämpft ihn nicht mehr, lebt mit ihm als einem Gefährten.

Ich schreibe das, während ich im Fernsehen ein Porträt von Melina Mercouri sehe. Eine sympathische Frau, temperamentvoll, mutig, die weiß, was sie will, und die leider alt wird. Es macht mich traurig, wenn ich Spuren des Alters in einem Gesicht entdecke, das noch schön ist. Die Griechen sagen, der Tod ist nichts, du bist nicht wehrlos gegen ihn. Das verstehe ich nicht.

Was für ein nutzloses Leben führe ich doch. Diese Tagebuchnotizen sind sinnlos. Jeden Tag eine neue Erkenntnis, neue großartige Vorsätze – und keine Kraft, vielleicht auch keinen Verstand, um das alles zu verwirklichen, um endlich einmal nach einer Erkenntnis zu leben. Alles Selbsttäuschung! Ich bin schwach, feige und gewöhnlich. Vielleicht war es mein schwerster Fehler, daß ich so vieles gewollt und nichts wirklich getan habe. Ein geschicktes Mundwerk hab ich nie gehabt, dafür wurde ich auf dem Papier um so geschwätziger. Meine Pläne und Wünsche waren zu weitschweifend, zu hoch. Ich hätte besser daran getan, mir rechtzeitig einzugestehen, daß ich nichts bin. Für meine Familie zu leben, das wäre eine Entscheidung, sie glücklich zu machen, ganz einfach und unkompliziert und ohne Egoismus und Launen.

Ja, ich rede nicht darüber, bin nicht einmal so ehrlich, es dem Tagebuch anzuvertrauen, nicht einmal meine Gedanken wagen sich an das Schreckliche heran: Aber ich bin schuld an dem Tod meiner Tochter! Hab im Garten ein Buch gelesen, hab mich auf diese blöde London-Reise vorbereitet, anstatt auf das Kind zu achten, das begierig war, zu dieser schrecklichen Grube zu kommen, zu seinen waghalsigen Kletterübungen. Und ich wußte doch, ich mußte doch wissen, daß sie hingehen würde. Wußte ich wirklich nicht, daß es so gefährlich war? Nein. Ich kalkulierte aber »kleinere Verletzungen« ein. So eine Mutter bin ich!

19.11.1968

Es ist alles unwichtig geworden. Auch die Arbeit für die Zeitung. Worüber soll ich schreiben? (Ich wollte Gerichtssaalberichte schreiben, aber gedruckt war es dann ganz was anderes, was ich gar nicht schreiben wollte!) Wichtig sind nurmehr Kitty, Dani und Fred. Glücklich die seltenen Nächte, in denen ich von ihr träume. Heut fuhr ich auf einem Schiff, inmitten lärmender Kinder (wahrscheinlich der Eindruck vom Besuch der Weinbergschule), ich ging hin und her, suchte, fand Kitty in einer Ecke sitzend, sie schaute aufs Wasser hinaus, ruhig, nur die Haare wehten im Wind. Mein Herz machte einen Sprung, schmerzend und selig. Sie war gewachsen, wie ihre Schulfreundinnen in diesem Sommer, sehr jungmädchenhaft, sehr schön in ihrem braunen Sommerkleidchen. Ich setzte mich hinter sie, genoß mit allen Sinnen ihr Dasein, weil ich wußte, daß es nicht lange dauern würde. War sehr glücklich. Ihren Nacken, die schmalen Hände auf der Bank, manchmal ihr Profil ... Fred setzte sich neben mich, wir ergriffen unsere Hände, weinten vor Glück. Dann sagte ich: »Aber warum hast du denn so dicke Strumpfhosen an, Kitty, es ist doch inzwischen Sommer geworden?« Natürlich antwortete sie mir nicht, sie schaute aufs Wasser hinaus, ich dachte nur: Den Augenblick festhalten, wie kannst du ihn festhalten!

Da wurde ich von Mädchenstimmen geweckt, weil zwei Freundinnen Berti zur Schule abholen kamen. Diesen Augenblick beschreibe ich nicht, er ist zu grausam. Wie wunderbar wäre es, weiterschlafen zu können, noch ein bißchen bei ihr sein!

6.6.1969

Ich gewinne eine neue Einstellung zu den Menschen. Nach den Jahren des Dahindämmerns, des Blindseins begreife ich wieder die Notwendigkeit der Wachheit, koste ich wieder die qualvolle Lust und die angenehme Mühe des »Aufdereigenengeigespielens«, wie ich sie als Backfisch entdeckte. Es ist das alte, immer wiederkehrende Thema der Spannungen im Leben. Muß man also das Schlimmste erfahren, um die Möglichkeit zu gewinnen, ein Mensch zu werden? – Ich verstehe plötzlich die alten Märchen, ihren Ursprung. Vom Menschen, der einen bösen Traum hatte, aber als er aufwachte, entdecken mußte, daß er hundert Jahre geschlafen hatte. Oder vom Menschen, der lange Jahre im Unglück verbrachte, aber morgens aufwachte und sah, daß er nur geträumt hatte. Ich glaube auch manchmal: Morgen erwachst du, und dann wirst du zu Kitty sagen: »So ein Unsinn. Weißt du, was ich heut nacht geträumt habe? Du wärst gestorben, mein Spatz, und wir haben dich in die Grube gelegt. So ein Unsinn, als ob uns so etwas geschehen könnte!« Die Gedanken, die um Kitty kreisen, sind schwer und nutzlos; ich werde sie nicht mehr aufschreiben.

23.6.1969, Kahla, Thüringen

Hab mir eine Übung ausgedacht, wie um meine toten Sinne zu beleben. Die Eigenart und Farbe eines jeden Tages mit Worten einzufangen, Zeichen, Signalen. Wie Fangseile . . . Heute duftete mein Tag nach Sonnenwiese, Wipfelrauschen, Mühlenbach, Vergißmeinnicht und Dani-Popo. Oder der Tag beginnt mit Morgenkaffee, Sommerwolken, Eichelhäher und Jungwald. Stimmen im Wind, Gemurmel, Plätschern wie Wasser. Nichts. Alles.

Oder auch nur eine Reihe von Wörtern, sachliche Bezeichnungen, ein Entwurf, ein Lockruf, ein Blitz. Hör doch! Merkst du nichts? Du lebst ... Und dann: Goldammer, Eichelhäher, Hühnerhabicht, Tod am Nachmittag. Unter Bäumen, träumend, schlafend, hast du denn nichts gemerkt? Bachstelze, Grünspecht, Käuzchen, Rehbock, Äsen, Wildwechsel, Brunst, Pferdekutschen, Gestüt, Rotfuchs, Falbe, Apfelschimmel, Rappe, Schwarzbrauner, Fohlen, Galopp, Forsthaus, Sägemühle, Lindenbaum, Mühlenteich. War das Ophelia oder nur ein Windhauch über dem Wasserspiegel? Schafe, Hühner, Dotterblumen und eine alte Frau, seit wann, seit wann steht sie dort und lockt die Hühner, tausend Jahre? Schierling, Kornrade, Kamille, Salbeistauden ... Und der Abend davor: Schwüle, Warten, Stille, Wetterleuchten, Donner, Vogelgeschrei, Wolkenbruch, Regenduft und weißes Fenster, ein wehender Vorhang. Schweigen.

Am nächsten Tag in der Nikolaikirche in Geithain, Sachsen. Von der Empore herab das hohe Mittelschiff, dunkelblau, mit braunen Säulen, braun wie Milchkaffee, wie die Beine der Zigeunerin. Und schräges Sonnenlicht aus farbigen Fenstern, ein junger Mann kommt herein, setzt sich an die Orgel. Der große vitale Schädel vornübergeneigt, vertieft, kurzsichtig, dichtbehaart, waldbraun wie ein Elch, ein junger eleganter Elch, der Orgel spielt? Dröhnende Bach-Klänge. Vor der Kanzel alte Frauen, die Blumen und Früchte vom Erntedankfest in Körbe legen und schwatzen. Ein milder brauner Mittag, abseits und milchweiß, jung für Augen und Ohren, alt nur für die Nase, die altes Gemäuer riecht und Staub.

Kleinmachnow, 5.5.1972

Meine Lieben, Ate und Ernst!

Ich bin faul, hoffnungslos faul, sonst hätte ich längst geschrieben. Zum Briefeschreiben fehlt mir allmählich der Ehrgeiz, ich nehme das alles nicht mehr so wichtig. Das Ausgesprochene und Hingeschriebene erscheint mir fragwürdig und irgendwie blaß. Hätte ich viel Geld, würde ich lange Telegramme schicken, die enthalten Tatsachen und kommen schneller an. Oder telefonieren. Stimmen sind wichtiger als Mitteilungen!

Aber ich sehe schon, Ate hat recht, und ich bin »unreif«. Übrigens gefällt mir dieser Vorwurf recht gut; ich mag nicht reif werden, das Wort hat für mich ebensowenig Verlockung wie das Wort »weise«. Vielleicht meint Ate »vernünftig«, aber auch darauf lege ich wenig Wert. Ich weiß, ehrlich gesagt, überhaupt nicht, wie ich sein möchte. Vielleicht hängt das damit zusammen, daß ich endlich anfange, mich so zu akzeptieren, wie ich bin.

Über Deinen Satz, Ernst, daß ich Frankreich mit den Augen der »kultivierten« Österreicherin sehe, mußte ich lachen. Ich und Kultur! Nein, wirklich nicht. Aber mit den Augen der sinnlichen Wienerin, das schon eher. Meine Sinne werden munter, wenn ich an Frankreich denke, an das bißchen Frankreich, das ich kenne oder zu kennen glaube, an das Frankreich eben, das in meinem Kopf existiert, und das genügt mir. Denke ich an die Provence, möchte ich vor Wonne wie eine Katze zu schnurren anfangen. Und dennoch werden wir in diesem Jahr nicht dorthin kommen. Wir haben keine Devisen auftreiben können. Wie's im Augenblick ausschaut, werden wir in Österreich bleiben, auf einer Alm dort wird uns meine Mutter über Wasser halten. Im Kärntnerischen, nahe der italienischen Grenze, Karnische Alpen, Schafhirten, Sennhütten, Käse, Sandvipern, gelegentlich Bären... (Übrigens Peters Vorschlag, es ist »seine« Alm, wo er als Kind war, mit seiner Mutter!) Wenn im Sommer vielleicht Geld da ist, fahre ich mit Fred nach Paris, nicht für lang. Ist kein Geld da, fährt er wieder allein. Seid net bös, nehmt die Wanders, wie sie eben sind! Du kannst Dir Deine Freunde wirklich nicht backen, Ernst. Auch mir geht's mit Fred ähnlich wie Dir. Manches mag ich, manches behagt mir gar nicht, aber das betrachte ich als *meinen* Fehler! Das ist der Unterschied. Seine Einstellung zu Frankreich ist romantisch und gefühlsbetont, da magst Du recht haben. Aber warum nicht, er hat dort seine wichtigsten Jugenderlebnisse gehabt. Daß Du ihm nun seine Illusionen allmählich zerstörst und ausredest, danke ich Dir sehr. Ich wär gern einmal irgendwo zu Hause! Und wenn's in Preußen ist. Auch ich komme langsam zur Einsicht, daß man überall leben kann. Nicht das, was wir erleben, sondern *wie* wir es erleben, macht unser Schicksal aus. Ein alter Hut. Und Fred hat einen guten Grundsatz für seine Arbeit gefunden. Er schreibt jedes Kapitel sechsmal um. »Herausholen, was drin ist!« sagt er. Warum kann man das nicht auch auf eine Landschaft anwenden, wo man lebt. Auf alles. Das sollte er einmal versuchen! (Aber er tut es ja auch.)

Trotzdem stößt man immer wieder an gewisse Eigenheiten im Volkscharakter, die uns einengen. Was Du zum Beispiel über die Liebe und die Sexualität in Frankreich schreibst in Deinem letzten Brief, das kann man hier in diesem Lande durchaus nicht anwenden.

Übrigens kommt unser Peter grad von einer Reise zurück. Erzählt uns von seinem neuesten Freund Harald, der lange in Afrika war und ganz dorthin zurückkehren möchte. Peter redet nur noch von Afrika. (Wie er doch seinem Vater ähnlich ist. Sie träumen. Aber Fred macht wenigstens was draus!) Man kann natürlich sagen, es ist die übliche Flucht, aber ich glaube, er wird es eines Tages tun und wird dort glücklicher sein als hier. (Nu siehst Du, wie ich mir widerspreche!) Ein Teil meines Wesens sehnt sich auch dorthin, und hätt ich keine Familie, würde ich es vielleicht wagen. Das verlorene Paradies.

Noch ein Wort zu unserer »Literatur«-Diskussion, Ernst. Ich versteh beim besten Willen nicht, wie ein Autor dem andern den »Platz« wegnehmen kann. Versteh ich nicht, wie das vor sich gehen soll. Na schön, der geniale S. und der geschäftstüchtige B. – wenn B. nicht da wäre, würde S. *seinen* Platz füllen? Würden die Leute mit dem schlechten Geschmack, die bisher B. kauften, jetzt den S. erkennen und ihm seine Sachen abkaufen? Versteh ich nicht. Jeder hat doch sein spezielles Publikum. Und wenn der Geschmack schlecht ist, kann er doch vielleicht langsam geschult werden. Also gut. Ich widerspreche wieder einmal nur um des Widerspruchs willen. Macht mir Spaß, mich mit Dir zu streiten. Mit Fred kann man nie streiten, man kann ihm zwar widersprechen, aber dabei hat man unweigerlich ein schlechtes Gewissen, weil die Welt von jeher angenommen hat, die Schweiger und Dudler (das ist gut, ich meine, die Dulder. Aber Dudler ist auch gut. Hm?) wären die wahrhaft Heiligen. Für mich ein Mordsproblem, weil ich aktiver und sicherlich auch aggressiver bin. Niemand hindert mich daran, mich zu akzeptieren, so wie ich bin, aber eine echte Partnerschaft mit einem stillen »Heiligen« oder Dudler wie Fred – das ist schon anstrengend!

Übrigens hat Fred den Heinrich-Mann-Preis für seinen ›Siebten Brunnen‹ bekommen, ist das nix? Ich glaube auch, Ernst, daß Du neidisch sein kannst, wie Ate meint. Sag Dir lieber, daß es eine Frage der Wellenlänge, der Antenne ist, die Euch trennt.

Übermorgen ist der vierte Jahrestag nach Kittys Tod. Manchmal fällt mir ein, wie anders alles wäre, wenn sie uns nicht verlassen hätte. Und was für eine Sonne da draußen, was für ein herrliches Blühen, die ganze Welt redet von den Wonnen des Monats Mai. Wir haben andere Erfahrungen, die alles verdüstern. Ernst, verzeih das miserable Getippe, die Maschine blockiert, und meine innere Unruhe tut das Ihre dazu ... Ob wir uns tatsächlich bald sehen werden? Seid herzlichst umarmt von Eurer Fritzi

7.5.1972

Vor vier Jahren hatte Kitty ausgelitten. Ich erlebte den Tag und die Nacht noch einmal, litt darunter, daß wir keine »Primitiven« mehr sein dürfen, um unseren Schmerz hinauszuschreien, geriet abends, bei unserem Spaziergang durch das dunkle Kleinmachnow (o ja, wir rennen noch immer, wir rennen durch die finsteren Straßen, Hand in Hand, aneinandergeklammert!), geriet in die Wolle mit einem großen schwarzen Hund, der hinter uns herkläffte, bis ich meine Wut auf ihn entlud, um nicht ohnmächtig bleiben zu müssen. Ich beschimpfte ihn, und das Tier stand zähnefletschend vor mir ... Fred fand das traurig und unnütz, und dann zog er mich ruhig weiter, heimwärts. Ich schämte mich. Aber ich war erleichtert.

Träumte dann – bin mit Fred und meinen Eltern in einem Raum, wir sitzen still beim Tisch, plötzlich erhebt sich mein Vater und nimmt Mutter bei der Hand, sie tanzen beide hinaus. Mama wirft mir über Papas Schulter einen merkwürdigen Blick zu, halb Freude darüber, daß er wieder da war und sich um sie bemühte, halb Kummer, der sich nicht so leicht wegtanzen ließ. Immerhin hatte sie sechs Jahre um ihn getrauert!

Was ich über den Tod denke

Er ist immer noch gegenwärtig, jetzt mehr denn je. Ich ahne auch zum erstenmal die Versuchung, sich fallenzulassen, nachzugeben, alle Mühen auszulöschen. Erika fällt mir ein (aus unserer Gruppentherapie) und wie sie aus ihren schwarzen, saugenden Augen auf mich blickt und sagt: »Wozu das alles? Die ganze Mühe, die du dir machst, ist ja lächerlich. Zehn Jahre mehr oder weniger... Wenn es keine Freude mehr macht, soll man es beenden, dieses Provisorium. Es lohnt sich nicht.«

Aber vorerst ist es nur eine Ahnung, noch keine wirkliche Versuchung, der man zu widerstehen hat. Ich glaube, ich werde niemals in Gefahr kommen, mein Leben beenden zu wollen. Es ist mir zu kostbar, ich weiß von seiner Einmaligkeit, von seiner merkwürdigen Eigenschaft, nicht umkehrbar zu sein. Ich bekenne mich zu den Spannungen, die die Tatsache Leben und Tod mit sich bringt. Außerdem bin ich kein großer Philosophierer, ich leide unter dem Wissen, sterben zu müssen, vor oder nach meinen Lieben – eines so schmerzlich wie das andere. Aber ich beziehe aus diesem Wissen auch die Süße des Lebens, woraus denn sonst? Welchen Wert hätte ewiges Leben, ohne Spannungen, ohne Widersprüche, ohne Anfang und ohne Ende?

Zuweilen sage ich mir streng und zuweilen nachsichtig-resigniert: Du verkraftest den Tod deines Kindes großartig, du verschwendest keine Kraft, weder geistige noch seelische, um diesen Tod wirklich zu begreifen, zu erleben, zu durchstehen. Du verdrängst ihn, gibst dich mit einem wehmütigen, wehleidigen, undefinierbaren Schmerz zufrieden, der mit den Jahren kleiner und blasser wird, ohne tiefere Spuren als die Erinnerung. Du begnügst dich mit einem konservierten Gefühl der Liebe, der Zärtlichkeit, der Sehnsucht nach dem geliebten Wesen, aber du steigst nicht hinunter in den Abgrund. (Pavese. Er wollte den Abgrund ausmessen, ausloten und hinabsteigen. Er hat sich auch umgebracht!) Du schonst dich, schonst die andern, akzeptierst die Spielregeln, die Konventionen. Im Grunde hast du nichts verstanden, hast nichts vom Sterben verstanden und wirst so ahnungslos und kindlich unbefangen bleiben wie alle andern auch.

Diesen Vorwurf erspar ich mir zuweilen nicht. Und ich schäme mich und gräme mich. Aber dann empfinde ich ebenso aufrichtig das Glück, lebendig, noch lebendig zu sein, und ich bekenne mich ohne Scham und ohne Reue zu meinem Egoismus, der mir sagt: Lebe! Nur die Lebenden zählen. Nur die Gegenwart. Nur der Augenblick.

Ich weine nicht mehr. Darüber war ich entsetzt. Dann aber las ich bei Renoir: »Solange Tränen fließen, ist der Höhepunkt des Schmerzes noch nicht erreicht, erst wenn der Mensch schon wieder lächelt, dann erst ist der Schmerz unüberwindlich und unendlich geworden.« Warum mußte mir ein anderer das sagen, warum hab ich es nicht selber gefühlt?

(Ich habe mich entschlossen, von Kittys Sterben zu erzählen. Wie Menschen sich in bestimmten Situationen verhalten, erscheint mir wesentlich und vielleicht lehrreich.)

19. Mai 1972

Wir brechen auf. Wie schon so oft, wollen wir die Reise in zwei Etappen zurücklegen. Erster Tag bis Schleiz, nahe der Grenze, zweiter Tag bis Wien. In Schleiz angekommen, lassen wir den Wagen im Hof des Hotels (das Zimmer ist lange vorher bestellt) und machen einen großen Spaziergang. Die schöne stille Bergkirche. Ein allzu prunkvolles Gewölbe, verwirrend mit bunt bemalten Statuen und Reliefs überladen, ein drängender, heiterer Mischmasch aus Spätgotik, Renaissance und Barock. (Von der Rittergestalt auf dem Grabsockel vor der Kirche hab ich nachts geträumt, und Fred erzählte mir am Morgen, ich hab im Schlaf von einem herrlichen blauen Vogel geschwärmt und dann geschimpft, weil irgendein Trottel ihn verscheuchen wollte!)

Aber das Bergkirchl von Schleiz! Am Abend hab ich erfahren, daß sich dort vor kurzem zwei Menschen das Leben genommen haben. Nun grüble ich ihrem Geheimnis nach. Grüble über die Anziehungskraft, die solche Orte wohl auf die Phantasie der Menschen ausüben können. Warum gerade das bunte Dorfkirchl? Dann schon lieber der Friedhof, der es umgibt, die saftige Löwenzahnwiese, wo die Kindergräber verstreut liegen, so wie ihre kleinen Leichen einmal ins Gras gefallen sind... Zwei kleine Brüder, der eine geboren, als der andere gerade gestorben war. Und nun liegen sie beide hier. Daneben zwei zehnjährige Mädchen, 1945 umgekommen. Vergessene Geschichten, in Stein eingeschmolzen.

Wie schön und friedlich ist es hier oben, und unten fährt die Bimmelbahn, liegt das Städtchen, fließt ein schneller Bach in vielen Windungen durch hohes Gras, an Schafherden vorbei, muß die übelriechenden Abwässer aufnehmen aus verschiedenen Kloaken, der Färberei, der Abdeckerei... (»Wir kaufen Ziegenhaare, Katzen- und Hasenfelle, Elchschaufeln, Hirschgeweihe, Pankratz-Drüsen usw.«) Keine Angler mehr an diesem mißhandelten Gewässer, mißbraucht, verseucht. Auch am Feierabend nicht. Und ob es noch Fische gibt in diesem armen Bach?

An Familie B.

Wien, Mai 1972

Hallo, Ihr Lieben! Schnell, ehe der Trubel losgeht, ein paar Zeilen für Euch! Ich komme kaum zum Atemholen, von Nachdenken keine Rede. War schon lange nicht so hin und her geschüttelt von Eindrücken. Noch bin ich glücklich, bald wird es mir Provinzlerin zuviel werden. Dann fliehen wir nach dem schönen Kärnten. Die Reise war ein Genuß und Dani ein Engel, saß da mit großen runden Augen und schaute. Am schönsten war für mich die Gegend um Passau. Dort gab's Gott sei Dank keine Autobahn. An den Hängen blühte mein geliebter Löwenzahn (etwas verspätet, in diesem Jahr), die Häuser waren wie vom Herrgott persönlich in die Gegend gestreut, und das Land an der Donau so sanft und anmutig, so heimatlich! Ich hab Beethoven im Ohr und zwei Tassen herrlichen Mokka im Bauch gehabt und war beinahe wunschlos, trotz Regenschauer und verhangenem Himmel. Und überhaupt.

Geschlafen haben wir in einem einsamen Gasthof vor Straubing. (Eigentlich wollten wir bis Wien durchfahren, haben uns dann aber doch ein wenig umgesehen!) Der Wirt war ein Original. Und sein Großvater hängt prächtig groß und bunt an der Wand. (»Sergeant Max Ebner, königlich bayrisches I. Ulanen-Regiment, 1. Eskadron.«) Ein breites Doppelbett für 12 Mark, Dani zwischen unseren Füßen. Im Schlaf hat er mit seiner warmen Hand meine kühlen Zehen festgehalten, das war schön! Vor dem Einschlafen, während Fred noch ein Glas Bier in der Wirtsstube trank, haben mein Sohn und ich Erinnerungen im Dunkeln ausgetauscht und einander Gedichte aufgesagt. Dani gefiel am besten der alte Ringelnatz. Seitdem erklären wir bei jeder Gelegenheit: »Die Löcher sind die Hauptsache an einem Sieb«, und der andere kräht: »Ich hab dich so lieb, daß ich ...« (Na ja, die Sache mit der Kachel aus meinem Ofen. Und das mit den Löchern hab ich jetzt erst kapiert, es ist wahrhaft weise!) Ach, Kinder, Wien ist zauberhaft! Ich laufe durch die Straßen und Parks (der Flieder blüht schon prächtig), bin selig und fühle mich ruhig und ganz zu Hause. Nein, nicht ganz. So viele Jahre in einem andern Land, die trägt man mit sich herum, und so ist man mit dem halben Herzen da und mit der andern Hälfte dort. Und wo ist man eigentlich wirklich. (Apropos DDR, ich sage mir das manchmal vor: Wir leben in der DDR, was ist das eigentlich? Ich meine das nur phonetisch, als Wort. Das Wort Österreich, wie das klingt, Skandinavien, England, Frankreich. Das Wort Mexiko, Mensch, ist das schön. Und was sagt uns das Wort DDR? Ein abstrakter Begriff? Kann man eigentlich ein Gefühl entwickeln für ein Land, das so heißt? Es ist nämlich wirklich mehr, dieses Land, es hat Reize, die man entdecken muß. Aber vielleicht muß ein Landesname Jahrhunderte Zeit haben zu wachsen?)

Ich sage Euch, Wien ... Ich erlebe die Leute hier mit einer verwandtschaftlich-ironischen Distanz, wie der eigenen Kindheit und Jugend gegenüber: *So* war ich einmal, und *so* wäre ich beinahe geworden, wenn ich geblieben wäre, und *so* bin ich schließlich ... Wie bin ich also?

Am wohlsten fühl ich mich bei den alten echten Wienern, bei meinem Onkel zum Beispiel, dem älteren Bruder meines Vaters, mit seiner gesamten Mischpoche. Dort könnte ich sitzen und tagelang vor mich hin schnurren und Gott preisen und mich pudelwohl und geborgen fühlen, wie einst in Vaters Säckelchen. Aber es sollte nicht sein. »Ein Hund hat gebellt in Bolechow ...« (Kennt Ihr diesen herrlich philosophischen Witz aus dem jüdischen Milieu? Was is passiert in Bolechow? Nix is passiert, a Hund hat gebellt. Warum hat gebellt der Hund? Nu, weil jemand hat aus dem Fenster geschaut. Warum hat jemand geschaut aus dem Fenster? Nu, weil der Schneider Jitzchok hat Pleite gemacht ... Also ich kann den Witz nicht erzählen, aber es stellt sich heraus, es hat Gründe, warum der Hund gebellt hat. Tragische Gründe. Zum Schluß sagt der Frager, aber daß der Schneider Jitzchok taugt nix und die Frau Sowieso hat sich umgebracht, und der Herr Sowieso hat die Koffer gepackt und ist abgereist. Und jemand hat sein Vermögen verspielt, das is doch alles nix Neues? Sag ich doch, meint nun der Erzähler, nix Neues in Bolechow, a Hund hat gebellt! Und so geht's uns auch. Warum sind wir weggefahren? Dort geblieben? Was machen wir? Was haben wir versäumt zu tun? Kleine Ursache, große Wirkungen. Oder auch umgekehrt: große Ursachen, kleine Wirkungen. Ach, unser schönes kleines Leben!) Ich komm vor lauter Schwatzen immer vom Thema ab. Obschon Wien mit Bolechow viel Verwandtes hat! Und ich lache und weine innerlich. Wir können nicht bleiben. Und die Löcher sind die Hauptsache am Sieb!

Die neue Mode, die hier so herumläuft, ist lustig, jung und unkompliziert, manchmal recht billig und fast immer sehr weiblich. Ich hab meine Klamotten aus dem Koffer geholt, sie kritisch gesichtet, und dann hab ich in Gedanken einen Scheiterhaufen mitten auf der Kärntnerstraße errichtet und alles verbrannt, ohne mit der Wimper zu zucken, und obenauf den neuen blaubunten Hosenanzug, weil Hosenanzüge nämlich passé sind. Nun lauf ich als Frau herum, mit Rock, Bluse, Strümpfen, schönen Schuhen, als Eva, und fühl mich wohl, und diese Mode kommt sowieso auf uns zu, und man muß eben mal seiner Zeit voraus sein. Zumindest in der Mode. Warm genug ist's auch schon für das neue Kleid, ein Hauch von Sommer, mit ein paar prickelnden, lustigen Regentropfen dazwischen, wie eine ständige Verführung, sich ins Gras zu legen, und ... und ... Ihr seht, ich komme allmählich zu mir!

Ja, diese Mode, sie ist besonders aufdringlich in dieser Saison, alle Welt beschäftigt sich mit ihr, als ob sie unser einziges Problem wär. Das hat was Schizophrenes an sich: Eine Menschheit, die an ihrer eigenen Schöpfung erstickt und auf die Dauer keines ihrer Probleme zu bewältigen vermag, läuft in heiteren beschwingten Gewändern herum, als wär ihr der ewige Frühling nahe und das Paradies. Dabei greift eine allgemeine schleichende Vertrottelung um sich. Auferstehung, Babyfrische von Elida-Seife, Rauchen Sie die gute Astoria-Zigarette, sie gibt Ihnen ein Aroma von weiter Welt, halleluja. Ende. Morgen berichte ich Euch weiter. Fred steht vor mir, ungeduldig. Wir fahren nach Sievering hinaus, dort hat er eine neue Buschenschenke entdeckt. Eure unwürdige Maxie
P.S.
Welch eine Betriebsamkeit überall, die kaum mehr von der Wiener Schluderei gedämpft wird. Welch ein Überangebot von Dingen, Meinungen, Informationen, Erscheinungen, das niemand mehr verkraften und verarbeiten kann. Da lobe ich mir im stillen unseren Naturschutzpark! Der ist ehrlicher und überschaubarer für den

einzelnen. Man macht sich da weniger vor, scheint mir. Und wenn einen auch oft die Windstille bedrückt, so ist die Luft doch noch frischer und den Menschen gemäßer. Man darf halt nicht grad ein Känguruh sein oder ein Vielfraß. Pommersche Elche, Eulen, Rehe und Wolkenschafe gedeihen vielleicht doch besser dort bei uns? Ich komm bestimmt bald wieder. Ich freu mich auf Euch. Und jetzt muß ich zu einer dummen Geburtstagsfeier, wo meine Linie bestimmt flötengeht.

25. Mai 1972
Pöckau in Kärnten

Ein kleines Gasthaus, billig und doch für unsere Bedürfnisse fast luxuriös, fließendes Wasser, kalt und warm, Teppiche, Wasserklosett, die Preise erschwinglich, das Frühstück inbegriffen und sehr anständig. Nach Sonnenuntergang kriecht die Kühle aus dem Tannenwald ins Schlafzimmer. Welch eine Erquickung, diese Kühle, der Duft, die Stille, der Blick aus dem Fenster ist unbeschreiblich schön. Was suchen wir eigentlich, wohin gehen wir, wo leben wir. Ich gehe mit dieser Kühle schlafen und bin gar nicht traurig, weil die Sonne weg ist, schon lang hinter dem Berg verschwunden. Alles ist schön hier, ich fange an, den Rhythmus der Natur zu begreifen.

26. Mai 1972

Während meine drei Männer auf Quartiersuche sind, gehör ich mir selber. Ich entdecke den Wasserfall in der Schlucht hinter dem Dorf, lerne schauen, riechen ... (Ein Witz ist das, denn gerade hier überfiel mich mein Heuschnupfen mit aller Wucht.) Ich habe eine einsame Bank gefunden, auf einer Wiese und lese Timothy Leary ›Politik der Ekstase‹, über die psychedelischen Drogen. (Peter will uns dieses Buch unter die Weste jubeln, er studiert das, er und Harry, und sie wollen uns bekehren!) Ich entdecke dabei befriedigt, daß ich wirklich noch nicht zu jenen Alten gehöre, denen das Wort Droge sofort die Assoziation von Krankheit und Verbrechen verschafft. Ich glaube, ich bin in einer günstigen inneren Verfassung, neugierig, reif, vorbereitet. Das Argument, daß ja die Menschheit von der Droge »Alkohol« bereits zerfressen sei (Peter, Timothy Leary), scheint mir zumindest bedenkenswert. »Alkohol« macht die Staatsbürger gefügig und manipulierbar. Darum die Aufregung über Marihuana? Es läßt den kleinen Mann ausscheren, das Joch abwerfen oder zumindest dran rütteln. Na schön, klingt ja ganz gut, für meinen Geschmack aber doch ein wenig verschwommen. Die Dinge müßte man einmal gründlich untersuchen. Vielleicht tun das viele Leute. Ist noch nicht bis in unsere Kreise gedrungen.

Meine Frage: Setzt die Droge tatsächlich nur Energien frei, über die wir angeblich in glücklicher Vorzeit verfügt haben, über die wir bei einer gesünderen, menschlicheren Lebensweise verfügen könnten? Oder werden wir in einen uns nicht gemäßen Strudel geschleudert? Sind wir eingerichtet für einen »Niagara von Lichtern, Farben, Sensationen in einem Augenblick«?

Timothy Leary: »Es wäre jedoch gefährlich, dem Irrtum zu verfallen, der Gebrauch der psychedelischen Drogen könne den Menschen dauerhaft auf eine höhere Bewußtseinsebene bringen. Die Drogenerfahrungen sind Hinweise, Brücken in unerforschte Bezirke des Bewußtseins, nicht mehr ...« – »... in ein bis zwei Generationen Menschen auftauchen zu sehen, die ohne Droge mehr Zugang zu einem viel größeren Prozentsatz ihres Nervensystems haben. Der Mensch wird erkennen, daß das Bewußtsein der Schlüssel zum menschlichen Leben ist, und statt Machtkampf über Territorien und Waffenbesitz wird das Bewußtsein Brennpunkt der menschlichen Energie sein ...«

Na schön, darum geht's ja bei uns auch, um Bewußtsein. Aber der »Schlaf des Geistes« fängt dort an, wo wir in Ruhe gelassen werden wollen, in dem Augenblick, wo der härteste Kampf abgeblasen ist. Und was weiter? Bewußtsein und Sozialismus rennen an der Stelle, an eine Wand. Und die Droge wird da wenig helfen. Auch nicht der Wohlstand, den wir erzeugen. Schluß damit, ich hab's jetzt satt.

Die Sonne sticht, ich werde mich in den Schatten zu Trixi setzen, dem Hofhund unserer Wirte. Ein Riesenvieh, mit dem treuherzigen G'schau, den die Frau Jannak »den blödesten Hund« nennt, den sie je gesehen hat. Und nach dem sie oft ihren Schlapfen schmeißt, weil der Hund jeden Fremden freudewinselnd und schwanzwedelnd begrüßt, anstatt zu »melden«. Er liegt an einer zwei Meter langen Kette. Und die hat er nur einmal in seinem vierjährigen Leben verlassen dürfen und hat einen Hasen gejagt. Dafür muß er jetzt mit lebenslanger Haft büßen. Erinnert mich an was, aber es fällt mir nicht ein. Jetzt wart ich auf die Männer, die mich auf die Alm bringen werden. Weg von allen Ketten.

26. Juni 1972. Wieder in Kleinmachnow

Servus, Oma!
Wir sind zurück von der Alm, hier fängt der Sommer erst an, und unsere Abenteuer sind vorbei für diesmal. Das war wirklich eine Hals-über-Kopf-Abreise aus Kärnten, nur das miese Wetter hat uns vertrieben, Geld hätt noch eine Weile gereicht. Kannst Du Dir vorstellen, daß wir nur 600 Schillinge für drei Wochen bezahlt haben, für die Betten, fürs Geschirr, für Holz und für das ganze Haus. Und jetzt in der Erinnerung ist alles noch viel schöner. Der Anblick der weiten Bergwiesen mit den weidenden Pferden und Kälbern, das werden wir wohl nie vergessen. Dazu das traute, einschläfernde Gebimmel der Kuhglokken, die schrägen Abendsonnenstrahlen, die dünne würzige Luft. Und der Duft von Seidelbast. Erinnerst Du Dich, Mamsch, wie wir juchzten, wenn Vater Seidelbast

fand, bei uns im Wienerwald? Selten, aber großartig. Wenn Du herkommst, könnt ich Dir alles erzählen. Unser Garten is a Freud! Nur das Unkraut wuchert selig, die Amseln fressen uns die Kirschen weg und die Ribisln, im Busch brüten noch immer die Rotschwänzchen, und wir haben Holzscheite bereitgelegt, um alle Katzen zu vertreiben. Endlich ist auch hier Sommerwetter, meine zwei Buben hüpfen in Badehosen herum, Dani fährt Rad, Berti räumt mein gerupftes Unkraut weg. Den Rest Deiner wunderbaren Früchtebrote haben wir gestern vertilgt, zusammen mit einer Flasche Rotwein aus Kärnten. Im übrigen schwelgen wir in Erdbeeren und Kirschen aus unserem Werder-Laden. Jeden Abend gibt's Erdbeeren mit Joghurt und Butterbrot, im Garten draußen.

Kittys Freundin Marina besucht uns zuweilen. Nur Fred nimmt vor ihr Reißaus, er kann's noch nicht »verkraften«. Sie hat mir ihre Gedichte zum Lesen anvertraut, sehr gefühlvolle Gedichte, aber nicht ungeschickt. Gaby Schütz hat ihren ersten Freund, stell Dir vor, hat mir ein Foto von Kitty abgebettelt und kriegt feuchte Augen, wenn sie von ihr spricht. Auf Kittys Grab wächst jetzt Gras, uns hat die Erdwüste nicht gefallen. Und die Rosen blühen.

Deine Fritzi

26. Juni 1972

Meine liebe Lotti!
Eine Ewigkeit ist's her, seitdem ich mit meiner Maschine geschrieben habe. Dabei droht mir die Abschreiberei von Freds Manuskript. Pfui Teufel, ohne Tippfehler geht's bei mir nicht. Da wären wir also wieder, Ihr Lieben. Und der erste Brief gehört Euch. Ihr seid also auch in Weimar gewesen? Fred und ich sind im Mai dort gewesen, beim Buchenwaldtreffen. Ich war von Weimar begeistert. Der Platz vor dem Konservatorium ist so schön, so geschlos-

sen, groß und still in der Nacht. Wir sind lange vor den erleuchteten hohen Fenstern gestanden und haben den jungen Leuten bei einer lebhaften Probe zugeschaut und zugehört. Ja, ja, wie zwei alte Leute, Hand in Hand auf dem verlassenen nächtlichen Platz, in wehmütiger Bewunderung der glücklichen, begabten Jugend! Und hinter uns der dunkle Park, in dem der alte Herr spazierenging. Man konnte ihn sich jedenfalls gut vorstellen!

Unsere herrlichen Ferien in Kärnten sind auch nur noch Erinnerung. Schwer, sich vorzustellen, daß es diese weiten, grünen Almgründe wirklich gibt, auf denen der Enzian leuchtet und später das rote Almröschen, das wie unsere Azalee ausschaut. Daß es diese üppigen Wiesen gibt, von deren Pracht man sich bei uns hier keine Vorstellung machen kann, die Berge, die wunderbare Abendsonne, die alles vergoldet, und daß die Pferde dort weitergrasen oder im strömenden Regen unbeweglich dastehen, die blonden Haflinger mit der langen, weißen Mähne und die dunklen Norika-Stuten mit ihren zauberhaften Fohlen, die braunen und grauen Kühe, die Montafoner, die schwarzäugigen sanften Kälber, die dir nachlaufen, weil du zärtlich zu ihnen warst, und die gegenseitig an ihren leeren, jungfräulichen Zitzen saugen, wie Dani an seinem linken Daumen, daß dort alles weitergeht, die vielen Bäche rauschen, über die Ufer treten, die Vergißmeinnicht und Dotterblumen ertränken und im wilden Geschlängel ihren Weg über die Bergwiesen suchen. – Ach, die schönsten Dinge kann man nicht beschreiben, ich fange an mich zu wundern, daß man es doch immer wieder versucht. Und jetzt wird's konkret:

Drei Tage nur waren wir in Wien, drei gute Wochen auf der Egger-Alm, an der Länderecke Österreich – Italien – Jugoslawien. Geregnet hat's leider viel, einmal sogar geschneit. Wir waren tagelang völlig abgeschnitten von der Welt, nur wir vier, Peter, Dani, Fred und ich, in einer großen geräumigen Holzhütte, bei Kerzenlicht und offenem Feuer am Abend. Mit einer Trommel, die Peter viel strapaziert hat, er die Trommel, die Trommel ihn. Und uns. Drei Tage war auch Harry da, Peters Freund, gleichfalls mit Trommel und einem kleinen Hund, einer Straßenpotpourri namens Sindu. Die beiden Freunde haben aus Wiedersehensfreude einen ganzen Tag lang die Urwaldtrommeln gerührt, beinahe ohne Unterbrechung. Ein Erlebnis für sich, im Haus die Trommeln und draußen der Regen. Im Rauschen der Gewässer ringsum, beim Herdknistern und dem leisen Winseln des Hundekindes. Dafür bin ich Peter dankbar. Die Welt zitterte, vibrierte, du hörst in dem Trommelwirbel eine Ruhe, eine unmißverständliche Nachricht, wie im Wind und im Meeresrauschen oder im Pochen des Herzens. Und wenn die Wolken aufrissen, konnten wir hoch über uns den Gipfel des Poludnik sehen, er war strahlendweiß von frischem Schnee.

Weniger dankbar bin ich Peter für seine Unbescheidenheit, seine umwerfende Freßsucht, ohne sich um unsere beständige Ebbe im Geldbeutel zu kümmern. Diese jungen Leute haben eine überwältigende Selbstsicherheit im Nehmen. Man ist so verblüfft davon, daß man sich insgeheim fragt, ob vielleicht doch ein legitimer Anspruch dahintersteckt. Oder nur Indolenz? Egozentrik? Zerstreutheit? Frappierendes Sendungsbewußtsein. Was geben sie uns? Vielleicht meint er, daß seine Gedankenarbeit, seine Informationen, seine Geschichten, seine Nähe, seine Sympathie nur in Gold aufzuwiegen sind? Aber was rede ich. Das alles ist nur eine Seite der Medaille. Er leidet. Er leidet an sich und der Welt. Und gewiß grämt er sich im Grunde über seine Hilflosigkeit.

Bei unseren mageren Devisenbeständen und unserem Charakter waren Reibereien unvermeidlich. Nach zwei Wochen ist er abgefahren. Nicht ohne uns vorher seine Wahlheimat vor Augen zu führen. Lange, beschwerliche Klettertouren und Märsche, Dani und Sindu im Schlepptau, durch Gegenden, wo gewiß nur selten ein Mensch hinkam. Und dafür war ich ihm nun wieder dankbar!

Aufstieg auf den Poludnik, Dani, ich und Fred. Ein paar Straßenarbeiter warnen uns gutmütig: »Gebt's ocht, daß eich da Bär net dawischt!« Und oben haben wir dann tatsächlich Bärenspuren gesehen, im Schnee. Eine ganze Familie mit Bärenkindern. Aber »der Bär« selbst läßt sich nicht blicken.

Welch ein Abenteuer, die noch eingeschneiten Almhütten zu besuchen, halb verfallen, wo auch müde Wanderer einkehren können. Da stehen noch bezogene Betten, auf dem Wandregal Kerzenreste und Kristallzucker im Gurkenglas, ein paar wacklige Stühle um den Tisch, auf dem Tisch eine alte Zeitung, ein Krug, ein Aschenbecher. Inschriften an der Holzwand und ein Bund verrostete Schlüssel. Ach, die feuchte, geheimnisvolle Kühle in den dunklen Kammern, der Geruch von Menschengeschichten. Die Maxie wird elegisch. Heut merk ich erst, wie wunderschön es war, trotz der ewigen Regnerei und Feuchte in den Klamotten. Auf der Alm gibt's übrigens wirklich »ka Sünd«, ich kann das bestätigen, weil's nämlich zu kalt ist. »Es schlaft einem alles ein«, sagt der Fred verdrießlich. Dazu ein ständiger aufreizender Höhenwind. Das Wetter ist eine spannende Angelegenheit dort droben, man wacht morgens bei strahlendem blauem Himmel auf, die entferntesten Berggipfel sind ins Zimmer gerückt, man hüpft beschwingt aus dem Bett, stürzt sich über die Waschschüssel vor dem Haus, in der nicht nur die Nase, Zehen und Popo gewaschen werden, sondern auch Schnittlauch aus dem Garten (ein Quadratmeter groß und eingezäunt zum Schutz gegen die Kühe), der Salat aus dem Tal, das Geschirr und die große Wäsche. Da fegt der Wind plötzlich eine schwarze Wolkenwand über den Himmel, als ob ein Vorhang zugezogen würde. Und so bleibt es dann für den Rest des Tages oder sogar zwei Tage lang!

Oder wir haben Herbstgewölk, traurig, zum Ausderhautfahren, aus dem es unentwegt und sanft herniederrieselt. Man richtet sich ergeben darauf ein, den Ofen zu heizen, die Gummistiefel hervorzuholen, das Halmaspiel, die dicke Winterjacke. Da öffnet sich ein Loch in dem Grau, vergißmeinnichtblau, das immer weiter und strahlender wird. Und so bleibt es dann auch.

Als uns die tagelange Regnerei schon arg verdroß, setzten wir uns eines Tages kurzentschlossen in unser Auto und flüchteten nach Süden. Eine phantastische Fahrt aus den Bergen heraus in die italienische Ebene hinunter. Drehst du dich um, siehst du die Alpenketten hinter dir, wie eine schwere Wolkenwand, wie Rauch über Sodom! Und dann versengte uns im Handumdrehen die Mittelmeersonne. Und dann tief unter uns Triest! (Wahrscheinlich eine Sinnestäuschung, jetzt in der Erinnerung – tief unter uns –, ich weiß es nicht mehr genau, aber vielleicht gelangt man über einen Hügel in die Stadt!) Und das war einmal ein Stück Österreich! Nicht zu fassen. Wie eine Fata Morgana in der Wüste erschien uns Triest, strahlendweiß und berückend schön. (Wir wollten Triest auf dem Rückweg besichtigen, aber dazu sollte es nicht mehr kommen.) Wir fanden Quartier in einem zauberhaften Gasthof, etwas südlich, an der jugoslawischen Küste. Ein Zimmer wie im Märchen, die Äste der Bäume ragten fast durchs Fenster. Der Garten rings um das Haus wie ein Gewächshaus voll von fremdartigen, üppigen, wuchernden Pflanzen. Und das sollte uns alles versauen. Dani bekam seinen üblichen Heuschnupfen, wie in jedem Jahr um diese Zeit (mir ging es etwas gelinder an die Nase), aber nach vier Tagen war sein Gesicht völlig verschwollen, so daß wir gezwungen waren, auch dieses Paradies fluchtartig zu verlassen. Kaum, daß wir Zeit hatten, den schönen, wenn auch etwas steinigen Strand zu genießen. Und nun im Eiltempo zurück auf unsere Alm. Verrückt, nicht wahr?

Wir haben dann oben in den grauen Nebeln uns gegenseitig gefragt, ob es denn nicht nur geträumt war? Dieses unerwartete Abenteuer, plötzlich im prallen Sommer zu landen, täglich im Meer zu schwimmen, das so klar, grün und durchsichtig ist, daß man bis auf den Grund schauen kann, in geheimnisvolle Schluchten und Felslandschaften unter dem Wasserspiegel. Dazu diese südliche Vegetation, mannshohe leuchtende Ginsterstauden bis an den Horizont, zarte Olivenhaine, meine geliebten Feigenbäume mit großhandigen, saftigen Schattenblättern; die dunklen Zypressen wie strenge Zeigefinger in der heiteren Landschaft, blühende Agaven, Nelken, Dahlien, duftend wie Badewannen voll Parfüm. Lärchen, Pinien, Eiben, Zedern und manchmal ein Eukalyptusbaum, glatt und lebendig wie ein Schlangenkörper. Und die bizarren, aufregend windzerzausten Kiefern des Südens, tellergroße Mohnblumen, wie leuchtende Sonnen in den Wiesen und auf den Felsriffen, und Rosen, Rosen, Rosen.

Danitschku hat davon wenig gesehen, am vierten Tag waren seine Augen fast zu, so geschwollen und wund gerieben. Und das Jucken ließ ihn und uns fast verzweifeln. Alles hat seinen Preis. Und wir sind offenbar für kühlere Gegenden gemacht. Und nochmals Triest, wie ein Traum, den man nicht verscheuchen darf. Dann die öden Straßen der Ebene, aber die herrlichen Alpen vor uns. Es gibt dort Rosenalleen. Man säumt die Dorfstraße mit knalligen Rosenblüten, so wie wir unsere Birken pflanzen. Das hat Dani besonders beeindruckt. Je näher wir den Bergen kamen, um so »größer« wurden wieder seine Augen. Und dann in einer wilden Landschaft eine kurze Rast und ein Spaziergang ... Und der verrückte Esel! Er kam aus einem Feld wild galoppierend auf uns zugestürmt. Wir standen vor Schreck wie angewurzelt. Und nur das zufällige Auftreten von zwei Bäuerinnen, die ihn anschrien, verhinderte, daß wir erfahren haben, was das Vieh mit uns vorhatte.

Also zurück auf unsere einsame kühle Alm. Wir haben dann noch den »Auftrieb« erlebt. Mitte Juni bringen die Bauern ihre Kühe, Kälber und Pferde auf die Alm. Dann kommen auch die Menschen. Und im Juli die Touristen. Wir aber sind wieder hier und träumen davon, wie wir splitternackt oben auf dem Poludnik im Schnee herumstapften. Wir fanden dann eine Holzterrasse, auf der man in der Sonne braten konnte... Ach, die Maximiliane schwafelt. Immer fällt mir noch was ein. Und wer hat schon Zeit, so eine lange Epistel zu lesen?

Das Nachhausekommen war auch schön. Zur Abwechslung macht mir sogar das Wäschewaschen und Saubermachen Freude. Berti hat uns freudig empfangen, und die beiden Buben sind nett zueinander. Ob wir uns bald wiedersehen? Schreibt bald und drückt die Mädchen.

Eure Maxie

Nach einer schlechten Nacht (ein Gewitter kündigte sich endlich an) den »festen Willen«, täglich den Tag zu überdenken und aufzuschreiben. Heut abend kommt übrigens Berti aus Wien zurück. Ich freue mich, freue mich nicht, wenn ich all die Mühsal bedenke, dir mir seine Lahmheit beschert. Aber trotz des dummen Kreislaufs (seit einiger Zeit Gleichgewichtsstörungen!) fühle ich mich einigermaßen stark und den Aufgaben gewachsen. Es war ein guter Sommer, viel heitere Hitze, die allerdings zum Trödeln verleitete.

Vorgestern den sowjetischen Tschaikowski-Film gesehen, mit Fingers, die störten, und Horst und Rüdiger, die etwas weniger störten. Obwohl ein schlecht gemachter Film, waren wir sehr beeindruckt. Smoktunowski wie immer großartig, und das Schicksal Tschaikowskis bewegt dennoch. Außerdem lese ich gerade den Roman von Klaus Mann, der viel aufrichtiger ist als der Film. Morgens, beim Frühstückskaffee redeten wir lange über den Film, Fred, Horstl, Rüdiger und ich. Ein gutes, langes Gespräch. Fred war endlich einmal aus seinem Hamsterbau herausgelockt und diskutierte leidenschaftlich. Wie gefällt er mir da! Wir redeten von der Aufgabe der Kunst, von Bewegung und Ziel, von der Notwendigkeit, zu träumen (Lenin) und an das Gute und den Sinn unserer Opfer zu glauben. Auch von Sicherheit und Risiko redeten wir. Armer Horst, der immer Sicherheit will und das Absolute, der sich so schwer mit den Mühen des Provisorischen und Fragwürdigen befreunden kann. Der Garantien verlangt, die es nicht gibt, Ziele, die nicht sichtbar zu machen sind, Verläßliches, das nur in der Bewegung und im täglichen Kampf zu finden ist. Was er mit dem Kopf begreift und strahlend akzeptieren möchte, wird von seinen Gefühlen abgelehnt. Wenn er weiter dieses enge Leben führt, ohne Bewährungsprobe, ohne die Möglichkeit, etwas zu leisten, seine Kräfte zu messen, sie herauszufordern, was wird mit ihm geschehen ... Aber ist es nicht überhaupt das Problem sehr vieler Menschen? Auch bei uns. Gerade bei uns. Die soziale Sicherheit, der relative Wohlstand, der scheinbare Mangel an sozialen und psychischen Spannungen ... Oje, was bringt das hervor?

Und dazwischen Tschaikowskis Violinkonzert (Fred hat die Platte von Alfred Kurella geschenkt gekriegt), das er geschrieben hat, als er nach der mißglückten, bedrükkenden Ehe aufatmen konnte. Wie lange ich es nicht gehört habe, und wie wunderschön es doch ist!

Apropos Aufgabe der Kunst, Fred hat bei seiner letzten Lesung im Klub einen guten Satz gebaut: »Laßt uns arbeiten, aber auch faul sein. Laßt uns Kraftwerke bauen, aber auch Luftschlösser. Ohne Luftschlösser keine Kraftwerke!«

August 1972

Ich bin müde. Fred fährt bald nach Paris – aus verschiedenen Gründen, nicht nur weil keine Devisen da sind, bleibe ich hier. Schließlich muß einer die Kinder versorgen, das Haus in Schuß halten, einfach dasein. Ich lese, ich schreibe, ich grüble.

Wie wär es zur Abwechslung ohne irgendeine Weisheit? Laß dich fallen, sei schön locker, vergiß das Erworbene, scheiß auf alle Ismen, die dir im Kopf herumgeistern und mit denen du doch nichts anzufangen weißt. Sei schön locker. Horch auf dein Inneres.

Pause.

Um zu horchen.

Ich empfange Besucher, habe einen Flirt, den ich aber im Grunde fad finde. Fred ist drei Tage in Leipzig, kommt zurück, weil Maurice überraschend aus Paris gekommen ist. Maurice und Fred sitzen stundenlang im Zimmer oder auf der Terrasse und reden französisch. Maurice spricht so rasch und mit so viel Leidenschaft, dieser Narr, daß ich wenig verstehe und müde werde. Ein phantastischer Kommunist, aber einer, von dem man was lernen kann. Wir wollen ihm ein anständiges Essen bieten, denn er ist gutes Essen gewöhnt. Zwei Gaststätten in unserem stolzen Kleinmachnow (18000 Einwohner, mehrere Großbetriebe) sind geschlossen, wegen Urlaub, Krankheit oder Inventur. Die dritte Gaststätte hat nur Bockwurst und Salat. Wir sind schließlich Anhänger der Arbeiterklasse und geben klein bei. Aber die Bockwurst schmeckt fad, und der Salat ist ranzig. Maurice bekommt einen roten Kopf. Wir setzen uns in den Wagen und fahren bereits zwanzig Kilometer im Kreis, um einem Gast, einem ausländischen begeisterten Kommunisten und Anhänger der DDR, ein gutes Essen zu bieten. Wir fahren schließlich weitere 17 Kilometer in die Bezirkshauptstadt Potsdam. Endlich eine große feine Gaststätte, wo es gutes Essen gibt. Normalerweise. Aber dort ist alles bamvoll, ein Teil der Gaststätte gesperrt: Betriebsfeier. Der Kellner gibt uns nur grantig Antwort, es wirkt wie ein Hinausschmiß. Maurice schluckt, er ist weiß im Gesicht. Der Magen hängt uns heraus, aber der Durst ist schlimmer. Wenigstens pinkeln kann er gehn und auf der Toilette Wasser trinken. Er schweigt jetzt, sein Redestrom ist versiegt. Wir fallen in ein kleines Café, das von Jugendlichen voll ist. Junge hübsche Mädchen und Burschen. Sehr hübsche Mädchen. Maurice strahlt. Es gibt auch was zu essen. Rindfleischsalat. Nach einer halben Stunde werden wir bedient. Inzwischen fängt Maurice ein Gespräch mit Jugendlichen an. Fred übersetzt. Maurice stellt kitzlige Fragen. Die Antworten sind lakonisch und gleichgültig. Auf politisch brisante Fragen bekommt Maurice einsilbige gelangweilte Antworten. »Diese Menschen interessieren sich doch überhaupt nicht für Politik!« stellt Maurice völlig entgeistert fest. Der Zauber der jugendlichen Schönheit ist verflogen. Um halb zehn wird das Lokal geschlossen. Wir haben mit Mühe aufgegessen. Die Jugendlichen ziehen willig ab, wie Schafe. (So haben wir es nicht gesehen, wie es Maurice sieht. Was überhaupt sieht man noch? Gewöhnt man sich an alles?) Drei Jugendliche stehen nicht rechtzeitig auf, der Gaststättenleiter kommt und weist sie ziemlich barsch hinaus. Maurice ist nahe daran zu platzen und einen Streit anzufangen. Nicht mit dem Gaststättenleiter – mit den Jugendlichen: »Warum laßt ihr euch das gefallen? Warum, merde, laßt ihr euch so behandeln?« Und wo gehen die Menschen jetzt hin? In die Betten? Das Leben fängt doch jetzt erst an!

»Vergiß nicht, wir sind ein Arbeiterstaat, Arbeiter stehen zeitig auf und gehen zur Arbeit!«

Maurice, der Kommunist, der Barrikadenkämpfer, haut buchstäblich mit der Faust auf den Tisch. Mit solchen Argumenten kann man ihm nicht kommen. Es gibt auch Menschen, die morgen nicht arbeiten, es gibt Schichtarbeiter, es gibt Urlauber, es gibt Künstler, es gibt Menschen, die leben wollen, die nachts diskutieren wollen oder einfach mit Menschen beisammen sein . . .

Na schön, das kann man auch privat machen, in den Zimmern – schachtelt euch ein, zieht euch zurück, verschanzt euch, wie die Bürger, jeder in seinem »Salon«, jeder für sich, züchtet auch Individualisten, Leute, die auf Partys herumsitzen. Den ganzen Weg zurück hat er geschimpft. Zwei Sätze habe ich behalten: »Menschen, die nicht mehr kämpfen, sind wie ein Zug auf einem Abstellgleis!« Und: »Leute, die nicht mehr aufbegehren, resignieren, alles hinnehmen, das ist unser Untergang!«

August 1972

Ich sitze im Zug nach Rügen. Noch acht Tage Zeit bis Schulbeginn, und dann fährt Fred nach Paris. Ich nehme mir einfach ein paar Tage. Ein Tropfen Sommer noch, auf meiner Palette, wenn ich Glück habe. Ich nehme jedes Geschenk, Regen, Sonne und Wind.

Ich frage mich mißtrauisch, warum ich so scharf darauf bin, alles anzunehmen. Treibt mich am Ende die Angst, das Schicksal sonst gegen mich zu haben? (Wie Peter.) Wenn man zu allem ja sagt, kann einem doch nichts Böses mehr geschehen. Schon Hiob hat es erfahren, der ohne Schuld in tiefstes Elend gestürzt wurde. Er hat lange geforscht nach der Bedeutung dieser Heimsuchung. Gott hat geschwiegen. Hiob hat es nie erfahren, nicht mit dem Verstand. Und er hat sein Leben wieder angenommen. »Der Mensch kann die Wahrheit verkörpern, aber er kann sie nicht wissen!« Yeats, kurz vor seinem Tod. Und er hatte wie Hiob sein Leben lang nach einer Antwort gesucht.

Ich beobachte die Menschen im Zug, sie sind mir fremd. Und draußen das Land? Was suche ich auf der Insel Rügen? Einen Fingerzeig, ein Wort, eine Adresse: Oben auf dem Poludnik, in diesem Sommer, haben wir Leute kennengelernt, Mann, Frau, Kind. Menschen aus der Bundesrepublik. Als sie hörten, wir leben in der DDR, waren sie verblüfft. Sie sind vor Jahren von dort geflüchtet. Beim Abschied drückte mir die Frau einen

Zettel in die Hand. »Wenn Sie einmal nach Rügen kommen, besuchen Sie die Familie meines Mannes!«

Ich tue es, wie so oft in meinem Leben, einer Laune folgend. Ein winziger Ausschlag der Wünschelrute. Wie sagt manchmal Fred: Überall leben Menschen.

Ich nehme alles an, sogar das. Und die andern, frag ich mich, neugierig, während ich drei oder vier Frauen und Männer in meinem Abteil betrachte, die sich sperren, die mir verschlossen scheinen, eingeschachtelt in sich selbst, wehren sie sich nicht ein Leben lang gegen alles, was ihnen fremd ist und was zu verstehen sie nicht den Mut haben? In meiner Reiselektüre finde ich einen Satz von Tennessee Williams: »Furcht und der Wunsch zu fliehen sind die beiden kleinen Raubtiere, die im rotierenden Drahtkäfig unserer nervösen Welt einander jagen. Sie hindern uns daran, an irgend etwas zu tiefe Gefühle zu verschwenden. Die Zeit stürzt auf uns zu mit ihren Medikamententischchen voll zahlloser Betäubungsmittel, während sie uns doch schon vorbereitet auf die unvermeidliche, die tödliche Operation.«

Ich bin also in C. auf Rügen.

In C. gibt's einen herrlichen Sandstrand, wo man noch immer nackt in der Sonne liegen kann. Philipp, der junge Kantor, kommt manchmal vorbei, wenn er nicht gerade in der Dorfkirche zur Ehre Gottes auf der neuen Orgel spielt. Vormittags ist er immer in der Kirche zu finden.

Wenn ich ihn spielen höre, fliegen meine Sorgen auf und davon, wie die Möwen überm Bodden. Er spürt das. Er hat mir ohne viele Worte das Zimmer seiner Schwester gegeben, das über der Friedhofsmauer liegt, daneben die kleine Holzkirche, aus der die Orgeltöne dringen. Es ist ein fröhliches Kirchlein, und Philipp ist ein fröhlicher Organist, hell und durchsichtig.

Den Altar schmückt nur ein blasser Malvenstrauß und bunte Wicken aus Philipps Garten. Vom Dachbalken hängt ein schwarzweißes Segelschiff herunter. Philipp hat darauf das Wort »Glaube« gemalt. Wenn der Tag trübe ist und wenig Licht durch die Kirchenfenster kommt, zündet Philipp die Kerzen an, die an jedem Bankende stehen. Ich grüble über der Inschrift am Altar: »Ich bin der Weg und die Wahrheit und das Leben, und niemand kommt zum Vater denn durch mich.«

»Erklären Sie es mir«, bitte ich Philipp.

»Aber das ist doch ganz einfach.«

»Es ist überhaupt nicht einfach.«

»Hören Sie, ich will niemanden bekehren, das ist nicht meine Aufgabe.«

»Aber erklären können Sie's einem doch, wenn man Sie darum bittet!«

»Es gibt nichts zu erklären.«

Nach einer Weile frage ich ihn, ob er je im Zen studiert hat.

»Nein«, sagt er, »aber ich weiß, es gibt viele Wege.«

Ich betrachte ihn beim Essen, beim Gehen, beim Orgelspielen, beim Lesen. Soviel Gelassenheit bei einem jungen Menschen. Seltsam. Er lebt wie der Zen-Meister, den ein Mönch fragt: »Bemühst du dich je, die Wahrheit zu lernen?«

»Ja.«

»Wie übst du dich?«

»Wenn ich hungrig bin, esse ich; wenn ich müde bin, schlafe ich.«

»Das tut doch jeder. Kann man von ihnen sagen, sie übten sich auf die gleiche Weise wie du?«

»Nein.«

»Warum nicht?«

»Wenn sie essen, so essen sie nicht, sondern denken an verschiedene andere Dinge und lassen sich hierdurch stören. Wenn sie schlafen, so schlafen sie nicht, sondern träumen von tausenderlei Dingen. Deshalb sind sie nicht wie ich.«

Ich bin also auf Rügen, und es gibt nichts Tröstlicheres in diesem Dorf als seinen Organisten. Und er ist auch ein Mann: Er schaut nicht weg, wenn am Strand eine schöne Frau vorübergeht. Ich bin sicher, er schläft mit Frauen, und sie haben es gut bei ihm.

Na schön, ich war neugierig, geriet fast in Versuchung. Aber meine Koketterie, meine schönen Augen waren wohl nicht das, was er wollte. Seine Lässigkeit, die aber nie kränkend ist, gibt ihm etwas von einem Weisen. »Ein Mensch kann die Wahrheit nicht wissen, er kann sie nur verkörpern.«

Ruhige Tage, Altweibersommer auf den Hecken, auf den vertrockneten Kränzen am Friedhof, lange Spaziergänge, tastende Gespräche. Ich fühle mein Fremdsein und denke an die Kinder. Am Abend vor meiner Abreise kommt seine Schwester vom Urlaub zurück. Sie ähnelt weder dem einen Bruder noch jenem, den wir oben auf dem Poludnik sahen. Mager und ein wenig düster hastet sie neben mir über den Strand, gibt sich keine Mühe, liebenswürdig zu sein, obwohl jeder sie kennt und grüßt. Zu mir sagt sie: »Ah, Sie schreiben? Gerade habe ich bei Marcuse gelesen: ›Du sollst Talentierten mißtrauen; Begabung verdeckt auch.‹ Vorausgesetzt, daß Sie überhaupt begabt sind.« Dann ziehen wir uns an und gehen zu ihr hinauf, in mein schönes, helles Zimmer über dem Friedhof, das ich liebgewonnen habe. Eine Grabinschrift ist von hier oben zu entziffern: »Der du vorübergehst, bete ein Vaterunser für ihre arme Seele.« Es ist das Grab ihrer Mutter. Aber sie ist nicht zu bewegen, ein Wort über die Mutter zu verlieren. »Ich frage Sie doch auch nicht über Ihre Mutter aus«, entgegnet sie, ohne verletzenden Unterton. Sie ist Frauenärztin, und ich suche geduldig einen Anknüpfungspunkt. Und dann endlich redet sie: »Das neue Gesetz, ich kann Ihnen sagen, es degradiert uns zu Massenschlächtern. Unsere männlichen Kollegen verlieren die Achtung vor den Frauen bei dieser Beschäftigung.

Ich möchte ja selber manche übers Knie legen. Strohdumme Gänse, haben nicht die geringste Ahnung, was sie da tun. Man redet seine Warnungen in den Wind. Ja, das Gesetz ist gut, es ist bloß viel weiter, als die Menschen sind, die es mißbrauchen. Das ist das Schicksal jeden Fortschritts, scheint mir. Ich bin herzlich müde.«

Wir essen gebratenen Seelachs zusammen, scharfen Paprikasalat und trinken milden Weißwein. Gesprochen haben wir kaum mehr. Am Morgen bringt mich Philipp zur Bimmelbahn. Zurück bleibt sein etwas blasses Gesicht. Ein paar Möwen über dem Bodden, die heiser krächzen. Und der Geruch von feinen, getrockneten Kräutern, der am Morgen vom Friedhof zu meinem Fenster stieg.

September 1972

Meine Selbstanalyse habe ich somit beendet und als unergiebig abgebrochen. Der alte Geheimrat hat schon recht: Man erfährt doch nix Brauchbares über sich. Und im Grunde liegt mir diese Schnüffelei auch gar nicht. Ich bin ein fröhlicher, offener Typ, ein sogenannter extravertierter, der wenig Sinn für Innenschau hat. Früher habe ich viel gelacht!

Was mir wirklich fehlt, das ist ein Stück Heimat, ein Stück Himmel, ein Haus, ein Dorf, eine Straße, wo man wirklich hineingehört, wo man jedes Mauerloch und jeden Grashalm im Blut hat und in den Eingeweiden, die Luft und das Gurren der Tauben, die Küchendüfte, das Menschengeschnatter. Du lieber Himmel. Ich hab das alles gehabt und es verlassen. Ich war zu jung, zu verliebt, um den Verlust zu erfassen.

Zu spät. Dieser Sommer hat es mir gezeigt. Man wächst sich auseinander. Nicht nur das Haus und die Stadt, auch die Menschen sind mir entrückt, ich erreiche sie nicht mehr, obwohl ich sie, die Stadt und das Haus im Blut hab. Was uns in der Kindheit prägt, verläßt uns nie. –

Und hier, da werde ich wohl nie dazugehören, ich spüre das. Was in Wien einfach hingenommen wird, als Gleichklang, Vertrautes, Selbstverständliches – hier reiben sie es einem unter die Nase: »Wie niedlich die Sprache, wie kindisch und unreif der ganze Mensch, wie verschlafen, ungezwungen, unkonventionell, na ja, ein wenig oberflächlich halt, nicht ganz ernst zu nehmen ... Wie eben die Österreicher so sind!«

Da hat sich einer für mich strapaziert, und es leuchtet mir ein, was er gefunden hat: »Österreichisch ist – im Hinblick auf die Literatur, aber auch sonst – die Bemühung um Distanz, um Objektivierung, eine Neigung, die eher nach Asien hinüberreicht als nach Europa!« Fein!

Sodann: »Der freiwillige Verzicht auf aktuelle Wirksamkeit. Wenig persönlicher Ehrgeiz.«

Kann auch stimmen.

»Die Aversion gegen alles Große, Laute, Gewaltsame, gegen erzwungene Veränderungen.«

Na schön, die Revolution hätt's schwer mit uns. (Was läßt Nestroy seinen Schneider Zwirn sagen: »All's so lassen, wie's is, es kummt eh glei der Kumet!«)

»Das Interesse an der anschaulichen Wirklichkeit und damit der praktische Protest gegen alles Spekulative, Theoretische, Abstrakte – und gegen die Philosophie!« Stimmt.

»Das Bewahren des Überkommenen und Reserve gegen das Moderne. Keine Experimente um des Experimentes willen. Und vor allem der Zweifel an der faktischen und der Glaube an die sprachliche Realität. Österreichische Skepsis und österreichische Sprach-Akribie! Und eine spezielle Art von Mißtrauen, auch sich selbst gegenüber. Mißtrauen in alles, was gemeinhin für wichtig, richtig und für existent gilt.«

Schon Hofmannsthal hat den Österreicher im Gegensatz zum Preußen so charakterisiert: »Mehr Menschlichkeit und Individualismus. Selbstironie. Scheinbar unmündig. Biegt alles ins Soziale um. Verschämt, eitel, witzig. Genußsucht. Vorwiegen des Privaten. Ironie bis zur Selbstauflösung.«

Und den Preußen: »Mehr Tüchtigkeit und grenzenlose Autorität. Selbstgerecht. Scheinbar männlich. Handelt nach Vorschrift. Verwandelt alles in Funktionen. Streberei. Harte Übertreibung.« Die Preußen kommen nicht gut weg dabei, aber wie haben die Österreicher sich seither verändert! Und im übrigen steht es mir nicht zu ...

›Orfeo Negro‹. Ich hab diesen wunderbaren Film wiedergesehen, zum drittenmal oder zum vierten, ein Bild von der Liebe und vom Tod. Karneval in Rio. Orfeo hat seine Euridice aus der Unterwelt geholt, hat sie aus der Leichenhalle in die Sonne hinausgetragen, er hat sie mit sich genommen. Und was habe ich getan? Nicht darüber bin ich am meisten erschüttert, daß ich Kitty nicht genug behütet habe; ich weiß, man kann Kinder nicht immer behüten. Am meisten bedrückt mich mein Versagen danach und daß ich sie in der letzten Nacht allein gelassen habe. Hab mich von der kleinlichen Vernunft der Ärzte, der Schwestern und auch meiner Freunde leiten lassen, habe getan, was von mir erwartet wurde, obwohl ich leidenschaftlich gern etwas ganz anderes tun wollte. Warum im Alter noch vernünftig werden wollen? Ich mag die vernünftigen Alten nicht, und am meisten erschreckt mich die sogenannte Vernunft bei den Jungen, sie ist nichts anderes als mangelnde Lebhaftigkeit und Phantasie, mangelnder Lebensmut. Ich erinnere mich an Väterchen Goethe:

> »Bei uns geht alles dahin, die liebe Jugend frühzeitig zahm zu machen und alle Natur, alle Originalität und alle Wildheit auszutreiben, so daß am Ende nichts übrigbleibt als der Philister ... Und wie ich mich mit ihnen in ein Gespräch einlasse, habe ich sogleich zu bemerken, daß ihnen dasjenige, woran unsereiner Freude hat, nichtig und trivial erscheint, daß sie ganz in der Idee stecken und nur die höchsten Probleme der

Spekulation sie zu interessieren geeignet sind. Von gesunden Sinnen und Freude am Sinnlichen ist bei ihnen keine Spur, alles Jugendgefühl und alle Jugendlust ist bei ihnen ausgetrieben, und zwar unwiederbringlich.«
Es betrifft auch mich ein wenig, ich hab meine Heimat in mir und mein Lebensgesetz verlassen, verraten, verwässert. Oder nicht? Kämpfe ich noch? Kämpfe ich dagegen, mir meine Quellen verschütten zu lassen ... Aber wie schwer, wie schwer fällt es mir mitunter schon, aus dieser Erstarrung herauszufinden, dieser allgemeinen Lähmung zu entgehen, das Leben in meinem Körper wie eine Flamme anzublasen und für kostbare Minuten zu spüren: Ich lebe, ich lebe noch!

Anfang September 1972

Liebe Omi, geliebtes Mütterchen, liebe Mamsch,
jetzt erwartest Du gewiß einen großen, einen salbungsvollen Bericht über Danis Einschulung. (Was für ein schreckliches Wort!) Nun, den kann ich Dir nicht geben. Mir war mies zumute, erstens, weil ich an unsere Kitty denken und das Weinen verbeißen mußte und weil ich mich schämte, weil alle anderen voller Freude waren ... Nun ja, die Lehrerin scheint in Ordnung zu sein. Dani benahm sich ziemlich geschickt, sehr viel weniger aufgeregt als ich, und überhaupt nehmen die heutigen Kinder alles nicht mehr so ernst. Ist ja Quatsch. Bald darauf bekam er Fieber. Kaum eingeschult und schon krank. Also hat es in ihm drin doch mehr rumort, als ich dachte. Zwei Tage lang 39 Fieber, heute kein Fieber, aber eine Woche wird er wohl noch zu Hause bleiben müssen.

Daß Du wieder Kontakt zu den Rosenhüglern hast, freut mich. Und wo bleibt die verlangte Familienchronik? Habe alle angeschrieben, von den meisten werde ich wohl Informationen und vielleicht Aufstellungen bekommen. Nur Finitant weigert sich, höre ich, und spottet. Liegt es vielleicht an dem Wort »Ahnenforschung«, das ihr verdächtig erscheint und ihre Galle erregt? Ich komme allmählich in das Alter, wo man begreift, daß einem auch die Familie anhängt, im Guten wie im Schlechten. Und deshalb kann man nicht umhin, sich einmal mit ihr zu beschäftigen. Liegt auf der gleichen Ebene wie etwa Geschichtsforschung. Hab nie verstanden, warum sich manche für Geschichte begeistern. Aber es ist doch gut zu wissen, woher man kommt, jeder ein Stück seiner Nation, ein Stück Menschheit. Dann versteht man auch seine Situation in der Gegenwart und Zukunft besser. Auch ein alter Hut. Man kann von den Erfahrungen nicht viel lernen, sollte sich auch nicht zu sehr bemühen, die eigenen Erfahrungen den Kindern weiterzugeben. Selber gemachte sind halt doch die besten. Aber betrachten sollte man die Alten. Dann hat man auch mehr Abstand, ist nicht mehr so gebunden, hat einfach einen freieren, unbefangeneren Blick. Gemma weiter:

Mein kluges Mütterlein, nachdem Du so scharfsinnig geraten hast, werde ich Dich nicht hintergehen und brav zugeben, daß ich eine Fehlgeburt hatte. Da ich jetzt wirklich über diesen Berg bin, sehe ich keinen Grund, es länger zu verschweigen. Ich fühle mich alles in allem viel wohler, glaubst Du nicht, wie? Ist doch so. Sogar die merkwürdige Erkenntnis, daß man alt wird, daß das Kinderkriegen ein für allemal vorbei ist und ich die verdammten Wechseljahre geduldig erwarten muß. Kurzum, daß die Jugend vorbei ist und ich mich auf andere Werte einstellen muß. Sogar das schmerzt nicht mehr. Es war unsinnig, sich solange dagegen zu wehren und immer zu tun, als ob man ja durchaus noch mal könnte!

Deine Fritzi

PS. Und jetzt hör mal zu, was Deine unwürdige Tochter träumt, und zwar nach Danis Einschulung:

Dani und ich sind in einem Konferenzraum (Klassenzimmer) und erwarten die Lehrer. Wir liegen – als deutliche Protesthaltung – angezogen in einer trockenen Badewanne, lassen die Beine über den Rand baumeln und mimen äußerste Gelassenheit und Unbeteiligtsein. Jeder einzelne der hohen Herren und Damen wird von mir mit den Worten begrüßt: »Ihr Chef beauftragt mich, Ihnen zu sagen, daß Sie sofort entlassen sind.«

Die meisten entfernen sich ohne Schwierigkeiten, die anderen werden von mir, äußerst gelassen, bedroht: »Wenn Sie nicht freiwillig gehen, muß ich Sie die Treppe hinunterwerfen. Und das wäre schade!« Ich bin auch durchaus geneigt, meine Ankündigung ernst zu nehmen. Dani neben mir ist nahe daran, vor Lachen zu platzen. Ich flüstere ihm von Zeit zu Zeit zu, mein Lachen unterdrückend: »Pst, gelacht wird erst, wenn wir alle losgeworden sind!«

Schon daran zu denken ist ein Heidenspaß. Auch andere Gäste werden nicht besser behandelt. Einige kommen mit Blumen. Als plötzlich Tante Bigge kommt, um eine kleine Zuckertüte zu bringen, höre ich mich sagen: »Leg's zu dem Leichentuch!« Gedanken an Kitty schieben sich dazwischen. Sie hatte ja auch einmal ein Schultütenfest ... Alles unwirklich ... Ich sage zu Dani: »Wir müssen aufpassen, wenn Kitty kommt, dürfen wir sie nicht hinauswerfen!« Und Dani: »Kitty trägt doch eine Tarnkappe, sie kann von niemandem gesehen werden.« Was mich sofort traurig und verzweifelt stimmt.

Wieder eine Reihe von Kitty-Träumen. Noch immer ist sie am Leben und gefährdet und verloren. Heute mußten Fred und ich verreisen, er bestand darauf, begriff meine Sorge nicht. Ich wußte aber, daß sie im Wald auf den Bäumen lebte, nie zur Ruhe kam, nie ein Bett hatte oder zu essen. Sie kletterte immer herum, und ich wußte, daß sie sterben würde, wenn sie so weiterlebt! (Es ist ja nicht nur die Sorge um Kitty, es ist das eigene Problem, das Nicht-zur-Ruhe-Kommen mit Fred, der ewig unterwegs ist.) Ich bat eine Bäuerin im Wald, daß sie nach Kitty schaut und ihr manchmal zu essen gibt oder eine ruhige Ecke. Sie sagte: »Die frißt immer so unverschämt viel.«

Der andere Traum: Ich brachte sie ins Krankenhaus. Die Gänge überfüllt mit lauter Verrückten. Ich machte einfach die Tür zu einem Zimmer auf, aber die Leute in den Betten vögelten gerade (nach der Lektüre von diesem ›Paten‹ von Mario Puzo, wo die Orgien der Hollywood-Leute beschrieben sind). Ich drückte Kitty an mich, wir drehten uns um, bis alles vorbei war, dann sagte ich zu einem: »Stehen Sie sofort auf und machen Sie das Bett für meine Tochter frei, sonst erzähl ich alles ...« Ich mußte ein Bett kriegen, um sie zu retten und zur Ruhe zu bringen. Und dann qualvolles Schluchzen, niemand versteht, warum ich so verzweifelt bin.

Was tun mit unseren Wünschen? Wie kommt es, daß die Gegenwart sich oft viel weniger prächtig und verlockend für uns ausnimmt als die Erinnerung? Erst in der Erinnerung leben wir. (Auch Max Frisch hat das von sich behauptet und oft und klug darüber geschrieben, ich hab es damals entschieden geleugnet. Heut werde ich es wieder lesen und daran Geschmack finden, voll Resignation!) »Glück als das lichterlohe Bewußtsein: Diesen Anblick wirst du nie vergessen. Was aber erleben wir jetzt, solange er da ist?«

Vielleicht eine Erklärung dafür, warum wir so scharf drauf sind, alles aufzuschreiben. Vielleicht verleihen wir den Ereignissen erst dadurch Wirklichkeit? (Eine Erklärung auch für die Wohltat eines »Ehe-Urlaubs«, den wir so oft praktizieren!)

Kazantzakis im ›Alexis Sorbas‹: »Solange wir ein Glück erleben, sind wir uns dessen nie so recht bewußt. Erst wenn es uns verlassen hat und wir Rückschau halten, merken wir plötzlich – und zuweilen mit Erstaunen –, wie glücklich wir waren. Ich aber lebte an diesem kretischen Gestade des Glücks und *wußte* auch, daß ich glücklich war.«

Und ich lebte diesen Sommer, bewußt und glücklich und in vollen Zügen. Und ich habe immer gewußt, wie kostbar die Jahre mit Fred und Kitty waren. Fred ist nach Paris gefahren. Ohne mich. Ich sitze hier. Der Sommer brennt noch immer, die Herbstsonne brennt, alles in mir brennt ...

Ich bin hinuntergerufen worden. Fred hat mir am Telefon gesagt, daß er mich liebt, daß er sich mir zuliebe beide Hände abhacken ließe. Merkwürdige Idee. Irgendeine böse Geschichte muß ihn darauf gebracht haben. Er ist sonst so sparsam mit Zärtlichkeiten und Liebesbeweisen, so scheu und verschlossen. Und warum beide Hände? Wie kommt er darauf. Einfacher wäre es schon, er würde seine Hände behalten, diese vertrauten breiten Hände, die behaarten, mit den kurzen konischen Fingern, die ich anfangs nicht mochte und dann doch liebgewann. Er sollte seine Hände behalten und statt dessen standfester sein, weniger abhängig von äußeren Schwierigkeiten. Ich nehme es mir übel, wie abhängig ich selber von ihm bin. Warum haben wir es nicht rechtzeitig geschafft, unabhängiger voneinander zu werden, unser eigenes Leben zu leben, selbstbewußter, ohne Mißtrauen und ohne Eifersucht? Zuweilen sage ich mir: Er ist der Bessere von uns beiden, er müht sich redlicher, er ist wirklich großzügig, nicht nur mir gegenüber. Dann aber werfe ich ihm seine Überlegenheit vor, fühle mich eingeengt und festgelegt auf eine Rolle, die mir nicht behagt. Warum breche ich nicht aus, warum fühl ich mich sofort gehemmt, wenn ich nicht allzu laut werden darf, nicht zu banal, warum erstarre ich förmlich, wenn er sich mir dann verweigert?

Ach, die vielen Halbheiten und Schwächen, mit denen wir uns plagen, die wir jedoch am Ende akzeptieren müssen, wenn wir uns wirklich lieben! Zeiger auf drei Viertel neun. Punkt zwölf ist uninteressant, da hat Gott sein Werk vollendet, da gibt es nichts mehr zu tun. Vollendung ist für die menschliche Phantasie reizlos. Eine vollendete griechische Jünglingsstatue läßt mich kalt, ich werde mißtrauisch, fühle mich hintergangen. Viel erregender finde ich die Skizzen des Bildhauers, seinen Entwurf.

Aber wir Kleinmütigen, ewig Unmündigen möchten das absolute Maß, eine Erklärung für alles, was uns umgibt, als könnten wir sonst nicht leben, nichts tun und entscheiden. Wir wollen kein Risiko, wollen keinen Fehler begehen, wir werden uns erst in die Fluten werfen, wenn der Meeresgrund erforscht, ausgemessen und gekennzeichnet ist. Nein, das Bedürfnis nach Sicherheit wirkt auf die Dauer tödlich. Aber wir merken es nicht. Wissen es die Fische, wenn sie langsam sterben?

»Man lernt nichts, ohne zu irren. Ich habe mein ganzes Leben lang nicht gefürchtet, mich zu irren«, sagt Romain Rolland. »Ich bitte dich, mein Freund, sage mir deinen eigenen Irrtum und nicht die Wahrheit des Nachbarn. Dein Irrtum lehrt mich mehr über dich und die Wahrheit.«

Man möchte es allen Selbstgerechten und allen Kleinmütigen in die Ohren schreien. Man hat plötzlich eine Vision davon, wie reich und lebendig unser Leben sein könnte mit diesem allgemeinen Bekenntnis zum Irrtum. (O ja, ich sehne mich nach einem Wagnis, vielleicht auch einem Irrtum, einer Bewährung, die ich als Bewährung akzeptiere! Aber ich sitze seit Jahren auf meinem dicker werdenden Hintern, tue immer das Nächstliegende, das Übliche – während mein inneres Auge auf die bunte Welt schielt, die von mir entdeckt zu werden wünscht. Natürlich tut sie das nicht, die Welt. Sie tut gar nichts, sie will gar nichts, sie ist nur da. Und wundervoll!)

Könnte man doch ein Sorbas sein. Nie habe ich eine andere sein wollen, als ich bin. Aber ein weiblicher Alexis Sorbas möchte ich sein! Wozu hat uns die Natur Augen, Nase, Zunge und Ohren gegeben, Hände und ein unternehmungslustiges Geschlecht, wenn wir doch nur unserem Kopf vertrauen? Unsere Sinne und unsere Triebe sind verkümmert, wie die Sträucher im Garten, denen man weder Sonne noch gute Erde und reines Wasser gönnt. Aber meine Augen sind noch nicht ganz erblindet, meine Ohren hören noch die leisen Seufzer der Natur, meine Nase möchte etwas anderes riechen als Haarspray, Intimspray, Möbelspray, Großstadtstaub, Benzingestank und Büroleim.

13. September 1972

Mein Leben stellt sich mir im Augenblick als ein aufreibender, scheinbar unlösbarer Widerspruch zwischen meinen Triebansprüchen und meiner Moral dar. Man kann nicht vital und spontan nach außen leben wollen – und gleichzeitig seinen Altruismus pflegen, den mir mein Vater in die Wiege gelegt hat, und später mein Mann.

Ich habe G. in Berlin besucht, bin mit ihm essen gegangen, wir haben lange geredet, viel überlegt, ich war bei ihm. Fred weiß es. Ich deute es an. Ich provoziere. Er schweigt. Ist es seine Weisheit, sein stilles Duldertum, Großzügigkeit, Schwäche. Ich brüte über meine Beziehungen zu Fred.

Habe ich ihn in seiner »unkämpferischen Nachgiebigkeit« bestätigt und gefördert, weil ich seine Ideale auch für mich anerkannte? Hätte ich ihn nicht selber freier gemacht, wenn ich weniger auf seine Moral eingegangen wäre und mehr seine Tabus ignoriert hätte?

Aber ich habe mich ja dagegen aufgelehnt, sowohl gegen seine sittlichen Anforderungen als auch gegen die vielen Tabus. Aufgelehnt ja – aber immer affektbetont und aggressiv. Und sporadisch. Der Teufelskreis, aus dem man so schwer ausbrechen kann, wenn der Partner nicht hilft: strenge Anforderungen an sich selber und Triebverzicht. Aggressives Sichdurchsetzen aus schlechtem Gewissen und zeitweilige Triebbefriedigung – erneute Schuldgefühle durch die hohe Zensur in mir und Unterdrückung der Triebe. Und wieder Aggressionen... (So ein Quatsch, Fred hätt seine Freud an mir!)

Vielleicht verzichten wir fürs erste auf die Schuldgefühle, dazu muß man seine Vorstellungen über sich selbst herunterschrauben! Mir fällt dabei ein Buch von Dr. Frankl ein, er erzählt darin die einleuchtende Geschichte von einem Mann, dem der Psychiater allein dadurch geholfen hat, daß er ihm riet, sich einzugestehen, er wäre im Grunde nur ein Schlemihl!

Fred läßt mich für ein paar Tage verreisen, als Ausgleich. Ich möchte sie nützen, um zu schreiben.

Ich will schreiben. Ich hab es oft erfahren, daß nur während der Arbeit Klarheit kommt, daß das Feuer, das man entbehrt und aus Trägheit nicht mehr sucht, allmählich wieder aufflammt. Man muß tätig sein! Wie demütigend der Gedanke, daß diese alte Erkenntnis immer wieder vergessen wird und immer wieder mühsam erworben werden muß. Meine Widersprüche zermürben mich, ich muß lernen, mit ihnen zu leben, mich von ihnen nicht unterkriegen zu lassen. Schreiben und etwas tun – trotz allem! Nicht auf die Erleuchtung warten, auf die Reinheit der Seele. Niemals wird man dahin gelangen. Was zählt, ist Tätigkeit!

28. September 1972

Hallo, Fanny,
ich bin brav, antworte sofort. Ich höre gerade die neue tschechische Platte von Telemann, Konzert in F-Dur für drei Violinen usw. Sie ist leider schwer zu bekommen, versuch es bei Euch. Tu Dir was Gutes und kauf sie Dir! Mir hilft sie, wenn's mir gar zu mies geht. Leider verschleppt Fred unsere schönsten Platten für seine Freunde in Wien oder Paris massenweise, dieser Barbar. Und ich? Er ist übrigens weggefahren, hab ich Dir das geschrieben? Also, Dein Brief: Erstens, was heißt »kleinkariert«? Bei Dir? Versteh ich nicht. Und mich kratzt das überhaupt nicht mehr. Wenn Fred von mir enttäuscht ist, sag ich es

ihm rundheraus: Ja, so ist es eben. Ich bin eine ganz gewöhnliche Frau, empfindsam wie eine gewöhnliche Frau, eifersüchtig wie eine gewöhnliche Frau und aggressiv wie eine ganz gewöhnliche Frau, wenn ich zu wenig beachtet werde. Und jetzt ist dieser Schuft allein weggefahren, hat mich sitzenlassen. (Leider hat Oma aus Wien nicht kommen können, um auf die Kinder aufzupassen!) War nix zu machen. Nu, bin ich halt kleinkariert. Ist doch wohltuend, find ich, wenn man nicht immer zu streng mit sich selber ist. (Stimmt ja gar net, meist bin ich es eh!) Vastehst?

Die gewisse »Intoleranz«, wie Du schreibst, besteht in unserem Zusammenleben auch. Großartig. Ich finde, wir stecken zum erstenmal in einer wirklichen Krise, vor allem deshalb, weil ich keine Hoffnung mehr habe, daß Fred sich verändert. Veränderung wird immer nur von mir verlangt, das ermüdet. Und ich bin dabei, mir mein eigenes Leben aufzubauen, wie's so schön heißt. Es fällt schwer, ich bin's nicht gewohnt, war ohne ihn immer nur ein halber Mensch, was er wahrscheinlich als einen geheimen Mangel auslegt. Die Männer wissen nicht, was sie wollen. Mal eine Halbgöttin, mal irgendeine Idealgestalt, halb Weibchen, halb Emanzipierte. Wie sie's grad brauchen. Ich schreibe wieder. Da schaust Du, was? Hab keine Ahnung, ob's was taugt. Jetzt, da Fred nicht da ist, stört niemand. Die Kinder sind in der Schule, die Vormittage gehören mir. Unter dem starken Druck meiner Ideen kann ich plötzlich, was ich nie zustande brachte: alles liegen- und stehenlassen und arbeiten! Der Tisch steht beim Fenster im Wohnzimmer, Rosen sind da und der Telemann mit seinen Geigen, eine zauberhafte Herbstsonne in den letzten Malven im Garten und gute Wärme aus dem Ofen. Herz, was willst du mehr?

Im November kann ich für zwei Wochen nach Wiepersdorf fahren, hab schon ein Zimmer bestellt, um zu schreiben. Aber vorher – und nun hör mal genau zu –, vorher, gleich, wenn Fred zurückkommt ... Na, der wird Augen machen: Unlängst hab ich in Berlin zu tun, unterwegs les ich die Zeitung, da finde ich eine große Annonce vom Reisebüro: Es sind noch ein paar Plätze frei, für eine Flugreise nach Mittelasien, Taschkent, Buchara, Samarkand, die Karakum-Wüste, bis an die mongolische Grenze. Was macht die Maxie? Sie geht ins Reisebüro am Alex. Erst nur, um zu fragen. Und wie ich wieder herauskomme, hab ich sozusagen die Fahrkarte in der Tasche. So mach ich's oft! Da bist Du perplex, wa? Nix mehr von kleinkariert! Es war aber auch erstaunlich billig, und ich hab noch was auf dem Konto. Und Fred soll zerspringen. Geschieht ihm ganz recht. Warum hat er mich nicht mitgenommen! Ich grüße Dich, Du bekommst bald Berichte aus Samarkand!

Deine Maxie

Servus, mein lieber Jossl!
Wie fühlst Du dich in der fernen großen Stadt. (Ach, sie ist mir so nah, nur drei Nasenlängen weit!) Danitschku macht neben mir seine ersten Hausaufgaben, mit sichtlich wenig Lust, unser Baby. Und ich schreibe Briefe. Wie geht es Dir? Ich schlafe schlecht, weil meine neue Geschichte, weißt Du ... Ich hab ein feines Thema. Ich werde die Mutter-Tochter-Geschichte von der Alm in die Provence verlegen, von der ich mehr weiß – und sie von einem Mann erzählen lassen, der in jenem Sommer mit ihnen gelebt hat, bis zum bitteren Ende. Weißt Du noch, wie wir rumgerätselt haben: Erst verliebt er sich in die Tochter, dann in die Mutter. Oder umgekehrt? Ach, das Leben bietet so viele komische Verwicklungen, wer kennt sich da aus, der Mann bestimmt nicht. Ich lasse ihn in heilloser Verwirrung die Flucht ergreifen, und die beiden bleiben wieder allein, sind sich gram, sind gereizt, bitter, verzweifelt und ein wenig lächerlich. Und wann soll ich das alles schreiben, he? Komm mir jetzt bitte nicht wieder mit einer Haushälterin, das ist alles auspro-

biert worden, die Verantwortung bleibt ja doch mir allein. Erst nachts gehör ich mir selber, wenn niemand mehr anruft, keiner mehr klopft, die Kinder nicht an meinen Nerven zerren oder eine gerade geschiedene Frau kommt, sich bei mir ihr Herz auszuschütten. Und es ist schnurzegal, ob sich der arme Teufel in die Mutter oder die Tochter verliebt. Wichtig ist zu zeigen, wie die Menschen leiden, weil sie nie machen können, was sie wollen (falls sie das überhaupt wissen), und weil ihre ungenutzten Kräfte verdorren, weil sie leben wollen und zum Nichtleben verurteilt sind, von einer blinden, erbarmungslosen Umwelt, weil ihr inneres Gesetz umsonst ruft und nicht gehört – und meist nicht verstanden wird. Die Mutter ist krank vor Sehnsucht, nach Liebe natürlich, aber sie begreift nicht, daß Liebe niemals von außen kommt, in der Gestalt eines wunderbaren Mannes, sondern von innen. (Aber ein Mann wär halt doch ganz schön!) Und die Tochter ... die Tochter schmilzt dahin vor Entzücken bei jeder Begegnung. Aber es sind ihre verborgenen Kräfte, die brachliegen. Und wohin damit? Ach, es ist ein Tschechow-Thema. Aber liegen die Dinge heute etwa anders? Und dieser Mann hat sein ganzes Leben lang auf die falschen Pferde gesetzt. Und das hilft ihm nun auch nicht weiter, daß er sich nun in die Tochter verliebt und in die Mutter oder in beide oder nur in eine Fiktion. Er ist insgesamt und auf der ganzen Linie am Holzweg. Basta.

Verdammt, ich müßte dazu übergehen, nachts zu schreiben und am Vormittag zu schlafen. Hab ich schon hundertmal gesagt. Ah, ich koche vor Ungeduld. Und wie ich mich auf den November freue. In Petzow ist kein Zimmer frei, aber in Wiepersdorf werde ich wohl eins bekommen. Hoffentlich hältst Du Wort! Zwei Frauen haben sich auf das Inserat gemeldet, doch eine verschob ihr Kommen, weil ein Kind krank geworden ist, die andere schaute sich unsere Zigeunerwirtschaft an und rümpfte die Nase. Innerlich. Aber ich spürte das. (Wie oft schon haben wir diese Erfahrung gemacht: Die wollen richtige Herrschaften haben. Solche mit Perserteppichen und eleganten Möbeln, mit Rüschen überall und mit delikaten Stores, französischen womöglich.) Unser lieber Berti hat seine sommerliche Faulheit abgelegt und hilft mir im Haushalt. Die beiden Buben verstehen sich jetzt besser. Berti ist überhaupt nicht mehr aggressiv, und Dani akzeptiert ihn offenbar als den großen, gescheiteren Bruder. Leider macht er ihm nicht nur die gescheiten Sachen nach. Und mir ist eh klar, daß die Veränderung von mir ausgeht, weil ich mir Mühe gebe, eine geduldige, eine sanfte Mutti zu sein, was mir sehr, sehr schwerfällt, wie Du weißt. Wann gibst du endlich Nachricht, komm bald zurück, Jossl.

Deine Maxie

12. November 1972

Fred bringt mich zum Flughafen Schönefeld, Dani und Bertie schleppen aufgeregt meinen Koffer und die Reisetasche zur Gepäckabfertigung. Freuen sie sich, wieder mit Papa allein zu sein, oder werden sie in Gedanken die große Reise mit mir machen? Vor der Paßkontrolle müssen wir uns trennen, dann pressen sie ihre frechen Nasen noch an die Scheibe des Warteraumes, wo sich die 160 Passagiere sammeln. Und ich bin doch ziemlich aufgeregt. Erst um halb zwölf in den Transitraum, wo nicht mehr geraucht werden darf und wo viele Witze über Flugzeugabstürze gerissen werden. Was für Menschen sind das, mit denen ich dieses Abenteuer teilen werde? Ach, es sind meist ältere Leute, die äußerst bieder wirken. Der Himmel ist inzwischen hoffnungslos bedeckt, kein blaues Fleckchen mehr. Im Bus zur Maschine hinaus. Wir fliegen mit einer TU 154. Schubweise geht's die Gangway hinauf, die Tragflächen sind weit hinten, die Sitze je drei links und drei rechts. Ich finde einen Fensterplatz, kann das Flughafengebäude sehen. Ob meine drei Männer da draußen noch Geduld haben und irgendwo im scharfen Wind auf meinen Abflug warten? (Später erzählen mir die Kinder – Papa war ganz blaß im Gesicht, weil das Flugzeug so steil und rasch aufstieg . . .)

Kurz vor Mittag, wir rollen am Flughafenrestaurant vorbei, ein Schwarm Möwen steigt vor uns auf, dann hält die Maschine kurz an, dröhnt gewaltig und erhebt sich mit einer herrlichen, unbeschreiblichen, überwältigenden Geschwindigkeit über dem Erdboden. Alles bleibt zurück und verschwindet. Der Druck in den Ohren ist stark, auch der Magen wehrt sich ein wenig. Dann kurz ein Dorf unter uns, steiler Durchbruch in den azurblauen Sonnenhimmel; unter uns ein dichtes, weißes Wattegebirge. Es ist wie ein Flug über einen unendlichen Gletscher, der immer tiefer unter uns bleibt. Die langen Klappen der Tragflächen zittern, erinnern mich an Fische, die ihre Kiemen bewegen, dann ersterben sie, das rote Licht erlischt, unser Vogel fliegt ganz ruhig, und auch der Druck in den Ohren läßt nach.

Nach zwei Stunden landen wir in Moskau. Was für ein Wirbel, was für ein Durcheinander, bis alle in ihren Hotels untergebracht sind. Darüber und über die Besichtigung der Stadt habe ich zwanzig Seiten Notizen gemacht. Aber hier nur noch die Landung in Aschchabad. Unvergeßlicher Eindruck bei der Landung: Eine warme, feuchte Welle empfängt uns, die stark nach Zoo riecht – vielleicht sind es die Schafherden und Kamele, drüben, an einem nahen Hang. Offenbar war gerade ein kurzer heftiger Regen niedergegangen, alles dampfte. Streunende Hunde überall, die bunten Gewänder der Freunde, die uns erwarten . . . Mit dem Bus zum Hotel, nur zehn Minuten über einen hübschen Boulevard. Die turkmenische Dolmetscherin heißt Galina, und Michail heißt der Chauffeur. Heute hatten sie hier 23 Grad im Schatten! Galina fängt sofort mit ihrem Programm an, plaudernd, lachend – im Jahre 1881 war Aschchabad eine kleine russische Festung. 1948 zerstörte ein Erdbeben die Stadt. Sie wurde von allen Sowjetrepubliken gemeinsam aufgebaut, von der Jugend der Sowjetunion, und man nennt es auch »Stadt der Jugend!« Vom Balkon des Zimmers genießen wir die milde, gelbe Dämmerung. Vor uns das große Wasserbecken und die Laternen der Parkanlage vor dem Hotel, dahinter die recht lebendige Avenue, dann ein paar Gärten und die im Dunst verschwimmenden Dächer und dahinter, wie eine gewaltige Schutzmauer, der Kopet-Dag. Eine Bergkette, die Turkmenistan von Persien trennt ...

Anfang Dezember 1972

Servus, Hannelore!
Sauerei! Ein herrlicher schwarzer Kater lauert seit einer Stunde auf meine Meisen inklusive Buntspechtehepaar, die allesamt in meinem Futterhaus verköstigt werden. Und nun trau ich mich nicht weg, muß das Futterhaus bewachen, der Kerl ist unverschämt, obwohl er durchaus nicht so verhungert aussieht. Also sitz ich beim Fenster, hör Musik und schreib Briefe.

Hannelore. Was soll ich dir erzählen? Von Liebe besser nix. Also von Asien. Stell Dir vor (Hat es sich denn noch nicht herumgesprochen?), ich war auf einer Asienreise, sechzehn phantastische Tage. Ich habe drei dicke Hefte vollgekritzelt, vielleicht mach ich was draus. Dreißig Seiten hab ich schon abgeschrieben. Vielleicht kannst Du auch einmal dahin fahren, es kostet erstaunlich wenig Geld. Am besten im September oder Oktober. Und auf keinen Fall mit einer Reisegruppe. (Erst findet man alle lästig, dann entdeckt man, daß es Menschen sind wie du und ich. Dann findet man drei oder vier Verschworene, Freunde, Kumpane – besonders, wenn man täglich neue Tricks erfinden muß, um aus dem gestrengen Reglement auszubrechen, und dann, wenn man wieder daheim ist, hat man sie eigentlich vergessen.) Zurück bleibt ein Brei, ein Material, ein Konglomerat aus umwerfenden Eindrücken ... Ich werde Jahre brauchen, um überhaupt zu begreifen, was geschehen ist und wo ich war.

Du hast den Vorteil, daß du Russisch kannst. Ich war recht bedient. Die lernen zwar alle Russisch, Deutsch, Englisch oder Französisch, erzählen sie den Leuten, und man glaubt es ihnen auch, aber ich habe eigentlich niemanden getroffen, der sich einigermaßen in diesen Sprachen verständigen konnte. Die Frau ist noch immer das arme Hascherl wie in uralten Zeiten, sie schlägt vor dem Mann die Augen nieder, und der Mann ist das alte unverschämte, zudringliche Luder (wie der schwarze Kater vor meinem Fenster). Ansonsten darfst Du keine ausführlichen Berichte von mir erwarten – dieses Gesause durch sieben Städte in zwei Wochen, dazu die lange Warterei auf den Flughäfen, in den Hotels, auf das Gepäck, auf den Bus, usw. – solche Art zu reisen ist nicht nach meinem Geschmack. Da kann man einfach nix wirklich kennenlernen, höchstens seine Vorurteile vertiefen, es sei denn, man betrachtet die Bauwerke, die mich aber nicht interessieren. Mich interessieren nur Menschen. Und jede Stadt hat eben einen bestimmten Geruch für mich behalten, eine vage Vorstellung von Menschenschicksalen, die mich neugierig machen, aber – ich fliege vorbei. Was soll's? Machen wir auch schon die üblichen »Bildungsreisen« wie im Westen, wo man nichts bildet als Hochmut: Ich bin dort gewesen! Aber was haben wir wirklich gesehen? Lieber drei Wochen an einem Fleck, da käme mehr heraus, wenigstens ein Anfang, ein Anknüpfungspunkt. Und dazu die jeweiligen Zufallsbekanntschaften. Taschkent ist für mich eine moderne, recht langweilige, nicht allzu weltstädtische Stadt, weit, hell, aber auch bedrükkend und unangenehm, weil die Männer dort besonders aufdringlich waren. Oder Buchara – das ist für mich eng, sehr eng und laut, hat viele blaue Kuppeln und einen weiten blauen Himmel, und die jungen Frauen tragen ihre Babys bis in die späte Nacht am Arm durch enge, riechende Straßen spazieren. Am freundlichsten ist mir

Aschchabad in Erinnerung, weil es noch nicht vom Tourismus vergiftet ist. Mitten in der Wüste Karakum, sehr staubig, auch im November noch sehr heiß; wir liefen barfuß und wurden entsprechend bestaunt, denn die einheimischen Männer haben schon dicke Fellmützen auf, sie frieren und wickeln sich in warme Tücher. Dort flatterte auch ein zauberhaftes Mädchen vor uns her, unsere Dolmetscherin Galina, stupsnasig und mit lustigen Lokken um den dünnen Hals. Na, fini, ich wollte ja keinen Reisebericht geben. Bin mir der Mangelhaftigkeit meiner Eindrücke bewußt. – Hier schikaniert uns die Lehrerin vom Dani, die so ehrgeizig ist, daß manche Kinder nurmehr heulend in ihre nette Schule gehen. Wir sind für sie ein rotes Tuch, weil nicht halb so ehrgeizig wie sie. Ich finde, es müßte genügen, nach vier Stunden Schule eine Stunde Hausaufgaben! Und wenn's in der Schule nicht hängenbleibt, dann geht sie eben zu schnell voran. Finde ich. Sie natürlich nicht. Sie hat den Fehler begangen, mich ins Elternaktiv aufzunehmen, die werden sich wundern. Na, ernsthaft, es ist erschütternd für mich, wie wenig andere Eltern sich den Kopf über das Glück ihrer Kinder zerbrechen. Die wollen nur, daß sie parieren und keine Schwierigkeiten machen. Keiner merkt, daß die Kinder mit dem unentwegten Lern- und Leistungsdruck ganz einseitig belastet werden. Manche haben schon nervöse Ticks.

So, da hast Du meine Probleme, altes Mensch. Mit Krampus gibt's gerade keine. Der hat inzwischen kapiert, daß er auch nicht unbeschädigt geblieben ist, das macht ihn liebenswert. Wir gehen uns jetzt öfter an den Kragen, dafür kürzer und weniger heftig. Hinterher spielen wir Flitterwochen. Ich bin heilfroh, daß ich mich nicht zu langweilen brauche in meiner Ehe. Der Brief darf nicht zweimal gelesen werden, Ehrenwort. Die Maschine ist neu und stottert. Gehab Dich wohl. Außerdem weiß ich viel zuwenig von Dir. Fred ist in Petzow, um zu arbeiten. Ich hab die Handwerker im Haus und reiß mir die Haxen aus. Dann kommt er dran, und ich fahr wieder weg. Ein Taubenschlag. Küsse von Maxie

29.2.73

Liebe Bärbel,
ich muß Dir diesen Brief schreiben, weil ich Dich wahrscheinlich verletzt habe, ohne es zu wollen, aber ich konnte mich nicht anders verhalten wegen Fred. Schau, meine Lage ist die: (Aber ich bezweifle, ob Du es verstehen wirst, weil Du nie in dieser Lage warst, und ich bin's seit zwanzig Jahren!) Zu uns kommen fünfundneunzig Menschen, ich hab nachgezählt, manche selten, manche öfter, und alle mag ich, viele sind mir ans Herz gewachsen. Dieses gesellige Leben könnte einen Menschen voll auslasten, wie man so schön sagt, nun haben wir aber noch die verrückte Idee, zu arbeiten, was schreiben zu wollen, Kinder großzuziehen, einen Garten zu betreuen, das Haus in Schwung zu halten und den ganzen übrigen Krempel. Und das alles ist einfach unmöglich. Ich fühle mich in einem Dilemma, aus dem ich keinen Ausweg finde, schon gar nicht mit Fred. Alle Vereinbarungen, daß er mir wenigstens sagt, wann wer zu erwarten ist, hält er nicht ein, und ich fühle mich immer unter Druck, den ganzen Tag geht die Tür auf, und schon taucht wieder ein neues Gesicht auf ... Nun stell Dir vor, Bärbel, da richte ich mich vielleicht gerade aufs Schreiben ein, hab mich also mühsam herauskatapultiert aus den vielen Eindrücken des Tages, den vielen Menschen, Schicksalen – da kommt schon wieder jemand! Wär ich in einem Hotel, könnt ich mich in mein Zimmer zurückziehen. In meinem Haus konnt ich das bis jetzt nicht. Jetzt lerne ich es, sozusagen zur Selbsterhaltung. Ich lauf manchmal nackt durchs Haus, das tu ich gern, wenn ich allein bin, oder ich hab grad Lust, mit meinem Alten ins Bett zu gehen, oder oder, oder ... immer muß ich leider damit rechnen, daß die Tür aufgeht.

Für Fred ist das ebenso problematisch wie für mich, aber er bringt es nicht fertig, eine Änderung zu schaffen. Ach, was red ich, Barbarina, es ist ja schließlich *unser* Problem, warum soll ich Dich damit belasten. Es ist sowieso komisch und peinlich, Dir das zu sagen, aber ich muß es sagen, weil Du's in letzter Zeit schwer mit mir gehabt hast und weil ich nicht will, daß Du glaubst, ich hätte Dich nicht gern oder ich bin so eine schreckliche Person mit Launen. Aber wenn Du wüßtest, wie gierig ich bin auf Ruhe und Arbeit und *eigene* Zeit, die mir gehört. Ich weiß, es ist kaum zu begreifen für Dich, weil Du eher unter dem entgegengesetzten Übel leidest – Du bist viel allein, und das stell ich mir auch schrecklich vor.

Sei mir also nicht bös und ruf an, bevor Du kommst, und dann vereinbaren wir eine Zeit, wo ich wirklich in der Lage bin, Dir zuzuhören.

Herzlichst
Maxie

Wiepersdorf, Anfang Dezember

Vor ein paar Tagen packten mich Reue und Mut, vielleicht auch Neugier, und ich schrieb an Fred folgenden Brief: »Fred, Teurer, ich hab Dich betrogen! (Kunststück, man kann leicht beichten, bei ›nur‹ drei Seitensprüngen in zwanzig Jahren!) Aber es geschieht Dir recht. Du Schläfer auf dem samtenen Ruhekissen des ›guten Gewissens‹. Man soll nicht ausruhen auf den Lorbeeren vergangener Tage. Verstehst Du, auf erotischen Lorbeeren soll man nicht zu lange ausruhen, sonst geh ich zu meinem Paul auf dem Prenzlauer Berg, der ist dreißig Jahre jünger als Du. Jawohl, es geschieht Dir ganz recht, mein Alter, denn wenn Du schon unbedingt Vater spielen willst bei mir unwürdigen ›Tochter‹, sollst Du Dir alles anhören bis zum Schluß: Es ist ein armer junger Mann (und seine Augen hättest Du sehen sollen, als er mich schüchtern anredete, nicht nur jüdische Augen können glühen!), ein Student, der in seinem Zimmer nicht einmal ein Leintuch besitzt. Hat er die Tischdecke genommen, ganz einfach, um mich nicht zu beschämen, die blaukarierte. Und es ist schließlich weggerutscht, war zwecklos. So, nun weißt Du, daß auch noch andere um mich werben. Und wie ... Über alles weitere lege ich sanftmütiges Schweigen. Ich hab Dich trotzdem gern, falls Du noch Wert darauf legst.

Deine Maxie«

Und was antwortet mir prompt mein geliebter Alter, mein weiser Zaddik? »Liebe Mäxl, der Schlag soll Dich treffen, denn Du hast das Zeug, die Schallmauer zu durchstoßen, nicht nur Mauern, Barrieren aus Käse und Streuselkuchen, auch die Prenzlauer Hinterhöfe wirst Du weit hinter Dir lassen, die Jauchengruben vor unseren Fenstern, die Schaufenster voll mit Waren aus unseren volkseigenen Kunstseidefabriken, die süßen kleinen Cafés, die sie jetzt schaffen, mit lauschigen Lampen auf jedem Tisch, für die Liebenden, o schlag sie durch, alle Hindernisse, die Dich von der Menschwerdung abhalten, laß Flügel Dir wachsen aus lyrischen Ergüssen und Sarkasmen, die Dir aus den Ohren wachsen, aus dem Mund, Deinem überschäumenden Mund und verlasse unsere kleinen geometrischen Felder der Tischdecken, der blaukarierten, o verlasse alle Frühstückstische und die Friseurstuben, nicht nur die Gemeindestuben voll gesiebter Höflichkeit und Kälte, nicht nur die Sitzungssäle voll bleiernem Schlaf, verlasse alles und schwing Dich auf zu den geistigen Höhen, nicht der Studierten meine ich, sondern jenes Geistes, der aus den Eingeweiden wächst, aus Deinem schönen, warmen Bauch, dem seidenweichen, voll schöner Gedanken und Zorn und Liebe und Erkenntnis des wahren Lebens. Mäxl, hab eben Deine zwei Geschichten gelesen: ›Eine Frau und ein kleiner Heiliger‹ und ›Sonntag im Bois Vincennes‹. (Daher also nimmst Du Deine Erfahrungen, am Prenzlauer Berg!) Aber ich kann Dir nicht böse sein. Du bist eine Dichterin und hast einen Freibrief. Ich liebe Dich wie immer.

Dein Fred«

Wiepersdorf, im Dezember 1973

Ich weiß jetzt – im Unterschied zu meinem vergangenen, schönen Leben –, wie ich bin, welche schlechten Eigenschaften ich habe, wie tief und nachhaltig ich gestört bin. Wenn das ein Erfolg der Psychotherapie ist (zusammen mit anderen Faktoren, mein Nachdenken über Fred, die bösen Denkanstöße durch Peter usw.), dann ist es ein fragwürdiger Erfolg, denn ich fange nichts damit an, im Gegenteil. Ich begehe die gleichen Fehler wie eh und je, nein, schlimmere! (Als ich mich noch leiden konnte und gut fand, war ich vielleicht besser. Wo beißt sich da die Katz in den Schwanz? Oder war ich nur jünger, sonst nichts?)

Ich mache mir nichts mehr vor über mich und meine Wirkung auf andere, auf Fred und die Kinder vor allem, nur die Schuldgefühle sind arg, das Selbstwertgefühl ist faktisch am Verrecken, und die Depressionen häufen sich. Wem ist damit gedient?

Also taucht die alte Frage auf: Ist ein wenig Selbsttäuschung nicht lebensnotwendig? Und damit verbunden die Täuschung anderer. Darauf beruht doch unser menschliches Zusammenleben und die Welt! Können die Menschen mit »Wahrheiten« über sich selbst etwas anfangen? Wenn ich *einen* Menschen hätte, dem meine Selbsterkenntnis etwas nützt, der sie mir tragen hilft und sie nicht gegen mich verwendet, vielleicht würde ich mit meiner verflixten Situation etwas anfangen. Aber allein?

Ich habe trotzdem den zweifelhaften Mut, mich anzuschauen und zum erstenmal meine Fehler beim Namen zu nennen, vor allem im Zusammenleben mit den Kindern und Fred. Vielleicht bannt man sie damit. Sicherlich ist es dringend nötig, mein lädiertes Selbstbewußtsein, nein, meinen Ekel vor mir selber (der durch die verlöschende Liebe von Fred noch verstärkt wird) durch Arbeit aufzumöbeln. Aber nur durch eine wirkliche, von mir akzeptierte Leistung werde ich mich wieder anschauen und ertragen können. Das scheint mir im Moment das ganze Problem.

Vielleicht würde es auch nützen, meine guten Eigenschaften, die doch jeder hat, zu besichtigen und zu renovieren. Doch kommt mir der Verdacht, daß es mit den guten Eigenschaften so eine Sache ist: Was dem einen gut erscheint, mag den andern ärgern, und auf diese verzwickte Weise wird sich wohl meine »Störung« verfestigt haben. Was ich beispielsweise Energie nannte, Schwung, Aktivität, Lebensfreude oder gesunde Streitlust, das nannte Fred pauschal Aggressivität und empfand es auch so, ganz und gar unzumutbar und die schlimmste aller Todsünden. Hat es dann einen Sinn, der Frage nachzugehen, was zuerst da war, das Huhn oder das Ei?

Wiepersdorf, im Dezember 73

Sterben kann wie Schweben sein. Jedenfalls kann es angenehm sein, man fällt, wie eine Schneeflocke, nichts weiter.

Ich weiß jetzt, woher die Dichter ihre Fachkenntnis über den Tod beziehen, den sie doch nicht kennen. Sie werden wohl auch einmal vor dem großen Tor gestanden haben, wie ich – oder sich eingebildet haben davorzustehen. Seit damals, vor zwei oder drei Jahren, als ich mich in unserem Garten ins Gras legte (und alle um mich herum so erschrocken waren), ging es mir eigentlich gut mit dem Herzen. Aber in diesen Tagen in Wiepersdorf – große Müdigkeit, grundlos. Wenn ich eine halbe Stunde durch den Wald gestapft war, fiel ich erschöpft ins Bett. Dazwischen schrieb ich viel, ging trotzdem wieder hinaus, ein kleiner Spaziergang Richtung Moor. Es war wunderbar. Waldarbeiter hatten ein großes, knisterndes

Feuer angezündet, mitten im Schnee. Ich schreckte zwei Rehe auf, die durch das Unterholz flüchteten, ihre weißen Popos schwebten zwischen den dunklen Stämmen auf und nieder, wie Marionettenfiguren an behutsamen Fäden. Schön war das. Schön und geheimnisvoll.

Auf einer Kiefernschonung konnte ich nicht mehr weiter. Die Mittagsonne schien auf den Pulverschnee, die langen Kristalle funkelten, und überall waren die schmalen, eleganten Spuren der Zweihufer zu sehen. Die Kiefern waren mit Rauhreif bedeckt, ein Buntspecht behämmerte einen hohen, kahlen Baum, durch dessen Zweige die Strahlenbündel der Sonne fielen wie durch einen leichten Nebel. Ich schaute zu dem Specht hinauf, auf seinen schönen roten Schwanz, und mir wurde schwindlig. Alles drehte sich, und auf einmal spürte ich, wie mein Herz von einer großen, unnachgiebigen Faust zusammengedrückt wurde. Es tat nicht weh, es schnürte mir nur den Lebensstrom ab, und ich fiel langsam nach vorne in den Schnee. Es war wie in den Filmbildern – ich stürzte nicht, ich schwebte, wie eine Spirale schraubte ich mich langsam in den Erdboden, jedenfalls kam es mir so vor. Ich weiß nicht, ob ich wirklich bewußtlos war. Ich hatte nie zuvor etwas Vergleichbares erlebt, nicht einmal mit Kitty. Das Denken war ausgeschaltet, und obwohl ich meine Wange kalt im Schnee fühlte und die Kälte immer tiefer in mich drang, obwohl mein rechtes Handgelenk arg schmerzte, weil ich so dumm gefallen war (Aber die Hand tat nicht *mir* weh, sie war weit weg, gehörte mir nicht mehr!), obwohl ich noch den Specht klopfen hörte, seine geheimnisvolle Botschaft, und die Welt sich entfernte, war ich glücklich, endlich ruhig und zufrieden.

Nach einer Weile spürte ich ein wenig Leben in mir, es war unangenehm, wie ich mich deutlich erinnern kann, ich wollte die Wange wegdrehen, die eisige Wange, den Kopf heben ... Sicherlich lag ich nicht lange, denn die Sonne stand noch ziemlich hoch, so hoch sie eben an einem Dezembertag stehen kann. Trotzdem war alles ganz anders. Vielleicht ist es Unsinn zu behaupten, nur bei höchstem Bewußtsein lebe der Mensch intensiv. Ich glaube, ich hab noch nie so stark gelebt und alles um mich herum wahrgenommen, getrunken, aufgesaugt, obschon meine Wahrnehmungen eher einem Traum glichen. Ich begriff nicht, wo ich war, ich konnte nicht denken, gab mir auch keine Mühe. In kristallner Klarheit sah ich den Wald, und es ist unmöglich, heute zu beschreiben, was ich sah. Und wie ich mich erhoben hatte, ist mir nicht mehr bekannt. Ich bewegte mich langsam, ohne zu wissen, wohin und ob ich noch lebendig oder schon tot war. Vielleicht war alles doch nur ein Traum?

Ich fand mich auf dem schönen, schnurgeraden, schmalen Weg zwischen den Sümpfen, den mir Hugo einmal im August entdeckt hatte. (Damals stank es hier, und in der Hitze wimmelte es von Insekten.) Zu beiden Seiten seltsame dunkle Baumleichen im Eis, bizarre Formen vor dem mattblauen Himmel und am Rande der Eisflächen gelbbraune Grasbüschel und verdorrtes Schilf. Ich stand unbeweglich in meinem langen schwarzen Mantel, als ein Reh am linken Ufer entlangkam, sein Fell war von einem gleichmäßigen stumpfen Braun wie das Schilf, an dem es manchmal zupfte. Von Zeit zu Zeit hob es den Kopf mit der feuchten, dunklen Nase, witterte aber keine Gefahr und trottete gemächlich auf mich zu. Es war, als wollte es mich begrüßen.

Ich dachte überhaupt nichts, nicht einmal Worte kamen mir in den Sinn, war eins nur mit allem, was mich umgab, konnte nicht einmal unterscheiden, ob ich in das Reh geflüchtet war oder in einen Baum. Nur ein großes, ruhiges Erstaunen: Es sieht mich nicht, riecht mich nicht, obwohl es mich anzuschauen scheint. Das Reh tapste geschickt über eine Eisscholle und kam die Böschung herauf, direkt auf mich zu. Zwei Schritte vor mir blieb es stehen, und wir schauten uns an. Dann riß es einen kleinen, verwirrten Haken, hielt aber sofort wieder inne, da ich mich nicht rührte, stand unbeweglich da, den Hintern mir zugewandt, lauschend, mit steilen Ohren, trottete dann weiter, wandte sich noch einmal nach mir um, schaute mich neugierig an aus seinen wunderbaren schwarzen Augen – und trabte endlich quer zum andern Ufer, wo es geräuschlos im Dickicht verschwand.

Ich fand ins Schloß zurück (wo ich ganz allein hause), obwohl ich den Weg nicht wußte und auch nicht suchte. Der Anblick und die lauten Stimmen der Holzarbeiter vor dem Haus, während sie die langen Bretter stapelten, brachten mich in die Wirklichkeit zurück. Ich fürchtete plötzlich einen Schnupfen zu bekommen, dachte an ein heißes Bad, hatte aber nicht die Kraft dazu. Ich schleppte mich zu meinem Zimmer, noch immer nicht sicher, ob ich nicht doch noch sterben würde, wenn ich mich hinlegte, konnte mich kaum mehr auf den Füßen halten. Sah noch im Vorbeigehen mein Gesicht im Spiegel, es war ganz blaß und fremd. Ich fiel aufs Bett, zog nur den Mantel aus und die Schuh, hüllte mich mit letzter Kraft in die Decke und schlief lange. Wachte auf, weil mir schlecht war. Weggeblasen diese wunderbare, unirdische Gelöstheit – ich erbrach mich qualvoll.

So könnte Sterben sein – für dich selber die Erlösung, sogar eine Euphorie. Für die andern die beschmutzten Tücher. Drei Tage später suchte ich den Weg wieder, wie ein verlorenes Glück. Und obschon ich mir jede Weggabelung einzuprägen versuchte, verirrte ich mich, kam in ein fremdes Dorf, fand nur mit Hilfe anderer zurück. Die traumhafte Sicherheit, mit der ich damals aus dem Wald herausgefunden hatte, ließ mich diesmal im Stich. Ich war nicht mehr in der Gnade.

Jänner 1974

Meine Träume sind nicht mehr voller Angst, nurmehr leidvoll und verzweifelt. Ich gehe mit Fred und Kitty (Dani?) an einem sonnigen Vorfrühlingstag an einer Mauer vorbei, einer Art Burgwall. Augenblicke der Liebe und der Harmonie. Plötzlich sind Fred und Kitty jenseits der Mauer, irgendeinen Jahrmarkt besichtigen, und ich habe einen jungen Bären in den Armen und kraule ihn. Jemand sagt: »Na, Sie haben ein Herz. Der steht kurz vor der Fütterung, der ist gefährlich!« Ich versuche ihn loszuwerden, spüre, wie seine Tatzen sich in meine Arme krallen ... Erfahre dann, was jenseits der Mauer los ist: Dort erlebt die Menge jeden Sonntag ein Schauspiel – der Bär tötet und frißt öffentlich ein Schaf. (Ich hab das in der Zeitung gelesen, nicht im Traum, in der Wirklichkeit, ich glaube in Wien oder München wurden auf einer kleinen Bühne öffentlich Schafe geschlachtet, sonst nichts, gegen Entree zu besichtigen!)

Ich gehe mit Kitty an der Hand (die immer dünner, kleiner und zerbrechlicher wird) und sehe jenseits des Burgwalls nicht nur die Tötung der Tiere, sondern das schöne, nackte indonesische Mädchen (ein Bild aus einem Fernsehfilm, das sich mir tief eingeprägt hat) mit ihrem Säugling im Arm, weinend ... Und Fred flüsterte mir ins Ohr: »Komm weiter, dort warten sie zu Hunderten, lauter junge Frauen, die nach der Entbindung mit ihren Kindern geschlachtet werden. Schau in ihre Kerker, schau, was geschieht!« Fred ist im Schloß verschwunden, ich folge ihm, in unerträglicher Sorge um ihn. Er befindet sich hinter einer Tür, und am Gang laufen lauter abscheuliche alte Weiber herum, Hexen, Angestellte, Vollzugsorgane. Eine kommt aus dem Zimmer, wo Fred verschwunden ist, sie hat eine Betäubungsspritze in der Hand. Ich sage ihr: »Lassen Sie mich sofort zu meinem Mann! Er ist herzkrank, er übersteht das nicht. Ich werde mir einen Rechtsanwalt nehmen. Wir müssen mit dem nächsten Flugzeug nach Wien weiterfliegen. Ich will den Direktor sprechen!« – Sie behandeln mich alle äußerst sachlich, wie Maschinen, es ist nichts, absolut nichts gegen sie auszurichten. Ich weiß nur eines mit tödlicher Gewißheit, wenn ich mich um einen Ton vergreife, wenn ich zur Gefahr werde, kriege ich auch die Spritze, und dann ist es aus! Also Vorsicht, heucheln, brav sein, anpassen! (Eine Situation, ähnlich der vor Kittys Sterbezimmer im Krankenhaus Potsdam, als sie mich nicht bei ihr lassen wollten und ich gehorchte!)

Ich versuche es mit Prahlerei: »Mein Mann ist Schriftsteller, Sie werden Schwierigkeiten bekommen, wenn ihm etwas geschieht, er ist nicht irgendwer, wie eines dieser namenlosen Mädchen!« Und ich schäme mich grauenvoll, während ich das sage, fühle, daß ich mich mein Leben lang schämen würde, für alles, was ich tue. Von den Mädchen aber wissen sie nichts, sie schauen mich an wie ein Wesen von einem andern Stern, und meine Menschlichkeit wirkt lächerlich.

Schließlich lassen sie Fred laufen, ich finde ihn auf der Straße und bekomme einen tödlichen Schreck: Ein Wrack, ein Skelett in weitem schlotterndem Anzug torkelt auf mich zu, schreit meinen Namen, sinkt mir in die Arme, schluchzt: »Ich liebe dich, ich liebe dich!« Er hat keine Sorge mehr, daß man ihn sehen könnte, so ausgeliefert, so verzweifelt. Wir umarmen uns in verzweifeltem Mitleid, wie in der Todesstunde. Er begehrt nicht mehr auf, er weiß gar nicht mehr, was ihm geschehen ist, was an ihm verbrochen wurde. Ich gehe wieder ins Büro (Es ist da immer ein Büro, wo man sich beschweren kann, aber es nützt nichts, die Büros nützen nichts, dort sitzen die Vollzugsorgane, die Angestellten, schweigend und gefühllos, und ich verstehe das, wir verstehen, warum sie schweigen!) und verliere meine Haltung: »Telefonieren Sie sofort mit dem Flughafen. Wir müssen die Maschine nach Wien erreichen. Ich mache Sie für alles verantwortlich, was mit meinem Mann passiert!« Aber es ist doch schon passiert! Und ich weiß, es gibt immer noch Schlimmeres, wir sind nie am Ende. Über uns brausen die Flugzeugmotoren, neben uns gellen Menschenschreie, Tierschreie dringen an unser Ohr. Wir alle werden geschlachtet, einer nach dem andern. Zivilisation.

(Oh, ich hab diese Bilder gesehen, ich hab die Bilder der Nazis gesehen, die sie von den Verurteilten gemacht hatten, vor der Erschießung, von den Juden, die Mütter preßten ihre Kinder an die Brust, Männer und Frauen umarmten einander. Oder hat Fred mir das erzählt? Was ist Traum in meinen Träumen und was die Wirklichkeit?)

Ich muß über meine Träume reden. Ich muß immer über meine Träume reden können, aber Fred mag das nicht gern. Hat er Angst vor meinen und seinen Träumen? Er hört sich meine Berichte nur mit Widerwillen an, und oft verstumme ich dann, aber meist rede ich trotz seiner Abwehr weiter.

Fred erinnert sich ganz selten an seine Träume. Aber drei oder vier Träume hat er aufgeschrieben, und ich hab sie gelesen und trage sie in mir. Einen davon träumte er mit sechzehn, lange, ehe er vom Konzentrationslager auch nur gehört haben konnte: eine nächtliche Landschaft, glatte, glänzende Mauern, ein Tor, davor ein Zyklop als Wache. Es zieht ihn magnetisch zu dem Tor, plötzlich ist er drin und von einem Menschenstrom mitgerissen. Sie kommen an einem langgestreckten Gebäude vorbei, man kann durch die Kellerluken sehen. Unten in den Gewölben werden in riesigen Kesseln Menschen gekocht. Zyklopen rühren mit langen Stangen in den Kesseln.

Fred erzählte mir, daß er nicht Schrecken empfand bei diesem Traum, sondern Neugier. Diese merkwürdige Neugier trieb ihn zu einem Loch in der Erde, einer Art Falltür, dort stand einer der Zyklopen und warf die Menschen hinein. Dann war er selbst unten, Stiegen, wie in den Katakomben der Stefanskirche in Wien. Menschenströme abwärts. Und dann kommt ihnen einer entgegen, der hinaufsteigt, ein Mann, in Sackleinwand gekleidet, er hat rotes Haar, ein leidzerfurchtes Gesicht und grüne Augen. Fred wußte – das ist Christus!

Er hat später die Kessel gesehen, in einem Lager in

Polen und die Falltüre im Lager Buchenwald. Was eigentlich an unseren Träumen ist Traum?

Ein lustiger Traum: Das Ganze muß man sich vorstellen als eine turbulente Talfahrt, wie in den alten Stummfilmen, wo die Zuschauer sich kugelten oder die Hand vor die Augen hielten, wenn's wieder haarscharf am Abgrund vorbeiging. Der Anfang liegt irgendwo auf einer sonnigen Bank an einem Berghang, wo's vor Menschen kribbelt. Dort trinken wir mit einigen Freunden Wein und Kaffee. Dann lade ich Fred ein, mit meinem hölzernen Trittroller talwärts zu fahren. Fred sitzt brav und vergnügt hinten, ich halte das Lenkrad und tröste ihn lachend: »Laß die Autos vorbeirasen, wir kommen auch noch ans Ziel, so ist's gemütlicher!« Ununterbrochen lachend, als wäre ich betrunken, kurve ich an Abgründen vorbei, schaffe gerade noch ein Durchschlingeln zwischen zwei schweren Wagen, bitte Fred unterwegs abzusteigen, wenn's zu steil wird, dann schieben wir. Und lachen, lachen. Ich bin selig, weil es Fred auch Spaß macht. Und in diesem Traum fühl ich mich, als hätt es mit uns beiden immer nur Spaß gemacht. Ich erwache vergnügt und springe sofort aus dem Bett, betrachte mich wohlgefällig nackt im Spiegel und sause hinunter, um Frühstück zu machen. Ausnahmsweise ich, und nicht Fred! (Eine Talfahrt muß nicht immer in den Abgrund gehn!)

Dritter Teil

13. April 1977

Lieber Georg!

Nun bin ich also da. Möcht anfragen, ob Du ein Rendezvous mit Kantor und seinen Kindern vereinbaren könntest? Sag mal, hättest Du keine Lust, mit mir über »Männergeschichten« zu reden? Ich will beides machen, Männer und Kinder, weil mich beides interessiert, den Verlag auch! Hast Du zufällig gestern im Westfernsehen die Sendung ›Muß man den amerikanischen Mann beschützen‹ gesehen? Viel anders ist die deutsche Situation auch nicht. Mich interessiert einfach, wie Männer über ihre Rolle als Mann denken, wie sie mit sich und den Frauen zurechtkommen, wie sie ihre Kinder erziehen – wie sich ihr Leben verändert hat, soweit sie das beurteilen können, im Unterschied zu ihren Vätern und Großvätern. Ich glaub schon, daß Du ein Mensch bist, der aus dem alten Rollenverhalten ausgestiegen ist oder sich wenigstens bemüht darum. Kann man darüber nicht reden? Ich weiß nicht, wie ich mich als vertrauenswürdig offerieren soll. Aber wenn Du kein Vertrauen hast, ist's eh für die Katz. Wenn nichts dabei herauskommt (was ich mir kaum vorstellen kann), dann haben immerhin zwei Menschen aus ihrer Isolierung herausgefunden und ihre Probleme angemeldet, das ist doch auch was Gutes, nicht?

Hoffentlich bis bald

Maxie

13. April 1977

Schöne Tamara, Schönste von allen!

Der Schlag soll Dich treffen, wenn Du in der Gegend herumwirbelst und mir nicht antwortest. Ich brauche Dich nämlich dringend!

Erstens, bitte schön, kannst Du mir ein Rendezvous vereinbaren mit dieser Anne aus Herzberge. (Wo wohnt sie, hat sie Telefon?)

Zweitens, hat Dein Rainer vielleicht, unter Umständen, am Ende gar Lust, Zeit und Mut, um mit einem Frauenzimmer über Männerprobleme zu reden? Ich möchte nämlich gleichzeitig das Buch über die Männer laufen lassen, vaschtehst? Oder kommt Dir ein anderes Mannsbild in den Sinn, das über seine Lage nachgedacht hat und gesonnen ist, irgendwas zu verändern und zu überdenken, sei's auch nur in Ansätzen, weiter sind wir ja alle noch nicht. Oder kennst Du ein herzerfrischend unbeirrbares Mannsbild, das in den alten Gleisen weiterrollt und dies vollkommen in Ordnung findet?

Drittens, wann hat Dein geliebter Sohn Stefan mal Zeit für mich? Erwünscht wäre auch sein Freund, von dem Du mir erzählt hast, Tamara, der auch einen zweiten Vater bekommen hat.

Viertens: Wer ist die Dramaturgin P. von der Gruppe Berlin, in Babelsberg? Macht die gute Filme? Sie interessiert sich nämlich für mein Frauenbuch.

Fünftens grüß und küsse ich Dich ganz unkonventionell, wenn auch numeriert, da ich ohne ein Mindestmaß an Ordnung schon auf den Hund gekommen wär. Warum also hast Du noch kein Telefon?

Chaire, Adios,
Maximiliane!

7. Mai 1977

Christa, ich hab grad *meine* Musik gehört, Musik, die meinem jetzigen Lebensgefühl sehr nahekommt. Das kleine Impromptu von Schubert, gespielt von Rostropowitsch. Und dabei frage ich mich: Warum höre ich das nicht mit Freunden, zum Beispiel mit Dir? Da sitze ich nun, am ersten Tag, der mir gehört (Fred und Dani sind in Wien), und träume schon wieder von Gemeinsamkeit, wie es wäre, unter Deinem großen Himmel in Meteln spazierenzugehen und Musik zu hören, allein zu sein und doch nicht allein. Du, heute vor neun Jahren starb Kitty.

Aber der Schmerz ist ganz anders als früher, nicht mehr so nahe bei mir, seitdem ich weiß, daß für jeden von uns nicht mehr viel Zeit bleibt. Der Gedanke an den Tod meiner Mutter plagt mich nicht mehr. Alles ist stiller geworden und gleicht vielleicht dem, was man Wehmut nennt. Selten nur Zorn. Nur die Kinder – wenn den Kindern Leid zugefügt wird, das macht mich noch zornig, für sie will ich noch so viel verändern! Ich erinnere mich jetzt oft (Alles Wichtige ist in uns verborgen und kommt zur rechten Zeit wieder heraus!) an Worte, die Thomas Wolfe seinem Freund geschrieben hat: »Der Mensch wird zum Leben, zum Leiden und zum Sterben geboren, und was ihm widerfährt, ist ein trauriges Los. Das läßt sich am Ende nicht leugnen. Aber, lieber Fox, wir *müssen* es leugnen, solange wir unterwegs sind.« Und daß ich noch die Kraft habe, es zu leugnen, dafür bin ich dankbar. Alles ist viel schwieriger und mühsamer geworden als noch vor einem Jahr, aber auf eine kaum erklärbare Weise schöner und interessanter. Nun, sei nicht neidisch, es gibt für jeden eine Zeit.

Christa, darf ich Dir meine schreckliche Schrift zumuten? Meine Hand ist wie meine Zunge, nach einer Weile ermüdet sie. Und das ist die vierte Seite, die ich beginne und vielleicht wieder wegwerfe, Christa, ich scheue immer wieder vor den Worten zurück, die ich für Dich gefunden habe, denn Worte können zerstören, wo sie nicht genau sein können, wenn man selber und der andere so wund ist. Man muß auch nicht alles bis ins Letzte verstehen, man muß lieben.

Dein schöner Stoff, Christa, ging mir tief unter die Haut. Schreibe über die beiden, es wird wieder gut und wahr sein. Aber glaubst Du, daß man so entblößt leben kann, daß *Du* so leben kannst? Weißt Du, ich habe auch einen schweren Verlust erlitten. Dieser Mann, der da starb, stand mir einmal sehr nahe, für ein paar Sternstunden, die ich nie mit einem anderen Menschen erlebt habe. Er war der einzige Mensch, außer Fred, mit dem ich vermutlich hätte leben können, in mancher Hinsicht vielleicht besser; bei ihm hab ich keine Sekunde das Weibchen spielen müssen. Bei diesem Spiel haben Fred und ich wichtige Jahre verbracht (nein, nicht vergeudet)! Erst jetzt ist es wirklich gut mit uns geworden. Ein Leben ohne Jossl ist undenkbar für mich. Aber das weißt Du ja.

Du, ich hab vorhin mit Gerti telefoniert, weil mich der Gedanke nicht losließ, zu Dir zu fahren. Aber sie findet jetzt keine Zeit, wird Dich wohl Anfang Juni besuchen, und ich fühle mich erschöpft wie eine alte Frau, zu keinem größeren Entschluß fähig. Ja, Christa, das ist es schon gewesen, unser einmaliges Leben, viel mehr und Besseres ist wohl nicht zu erwarten, aber wir wollen nicht hochmütig sein und neugierig bleiben auf die wunderbaren kleinen Dinge, die die wahrhaft großen sind! Auf Bäume, die wieder grün werden und wachsen, auf Wolken und Musik, auf unsere Kinder...

Deine Maxie

10. Mai 1977

Meine liebe Minna-Tante!
Ich sitz im Garten und hab grad Deinen Brief gelesen. Er war wieder lang unterwegs, drei Wochen! Ich hätt Dich gern hier, warum kann ich Dich denn nicht einmal hier haben, in unserem schönen Garten, wenn einmal kein Trubel ist? Ich verlebe jetzt so eine stille Woche (Fred und Dani verreist), die genieß ich sehr, komm mir wie im Paradies vor. Jetzt erst merk ich, daß ich in den letzten Monaten und Jahren nie allein gewesen bin, mich immer auf andere einstellen mußte, und die anderen sind ja auch nicht gerade unkomplizierte Menschen, weißt Du. Jetzt bin ich ganz ruhig geworden, kann es gar nicht fassen, daß ich tun und lassen kann, was ich möchte, im Garten sitzen, schreiben oder lesen oder arbeiten, Tee trinken und den Rasen mähen. Kann auch hineingehen, wenn's kühler wird, im Wohnzimmer Feuer machen und Musik

hören. Schubert und Chopin oder Bach. Mit einigen Tricks halte ich mir die Menschen fern, die mich besuchen und herauslocken wollen aus meinem Bau. Nur morgen, da muß ich in ein Kinderheim fahren, nahe von Berlin, weil ich einem Jungen versprochen habe zu kommen. Manche Kinder freuen sich, wenn sie reden können. Und nichts anderes will ich, ich mache Tonbandaufnahmen für mein neues Buch über Kinder.

Du hast schon recht, Minna-Tante, Optimismus ist gut, aber der muß ja eine Quelle haben. Wenn ich sehe, wieviel seelisch kranke, deprimierte, hoffnungslos »Gesunde« überall leben, frage ich mich, aus welcher Quelle meine Hoffnung kommen soll. Am ehesten findet man sie noch in der Arbeit, die einem Freude macht. Da bin ich eigentlich gut dran, nicht? Eine andere Quelle – so seltsam das klingen mag – ist der Gedanke an den Tod. Ich lebe viel intensiver und dankbarer, seitdem ich weiß, daß ich vielleicht bald sterben könnte, daß Leben gar nicht so selbstverständlich ist und jederzeit abrufbar. Daran denken nur wenige Menschen. Übrigens haben wir heut vor neun Jahren unsere Tochter in die Erde gelegt, Minna-Tante! Damals habe ich mir nicht vorstellen können, wie man weiterleben soll. Und es geht. Immer mit der Erkenntnis im Hinterkopf – Leben, das ist eben auch nur ein Hinfallen und Wiederaufstehen, Weiterleben, sich an den kleinen Dingen freuen, und die großen nicht ganz aus den Augen verlieren, sich verantwortlich fühlen für alle um uns herum, helfen, wo es geht, sich selber dabei nicht verlieren. Na ja, das tu ich jetzt. Mich selber wiederfinden!

Es war sehr schön, was Du über Deinen Bruder Hans geschrieben hast. Schöner konnte der Nachruf an seinem Grab nicht gewesen sein. (Hast Du meinen Brief schon bekommen, nach dem Tod von Hans-Onkel?) Ich versuche mir vorzustellen, wie einsam Du jetzt bist, den Mann und den letzten Bruder verloren! Vielleicht tröstet es Dich ein bissl, wenn ich Dir sage, daß Du auch in mir (nicht nur in Deinen Brüdern) sehr gut verwahrt bist, daß ich wenigstens eine liebevolle Ahnung von Deinem Leben habe – und eben sehr an Dir hänge.

Sag, Minna-Tante, was Du von Deinem Bruder Loisl hast, meinem lieben Vater, das Geschriebene, darf ich das einmal haben? Ich gebe die Idee nicht auf, irgendwann was über Euch Brunnerischen zu schreiben, und hoffe auch weiter auf Notizen von Dir, und es macht mich traurig, daß ich beim Hans-Onkel zu spät gekommen bin. Wir lassen uns mit allem so viel Zeit, als ob wir ewig zu leben hätten!

Ich freu mich schon auf eine Antwort von Dir,
herzlichst Deine Fritzi

10. Mai 1977

Liebe Barbe!
Mir scheint, ich hab lange nicht geschrieben, dabei habe ich so viel erlebt. Aber all die Post bewältigen, die jeden Tag kommt, das schaffe ich eben nicht mehr. Jetzt erst merke ich, wie angespannt ich gelebt habe, im Krankenhaus und danach, immer mit anderen zusammen, auf die man sich einstellen muß, soviel Unruhe und so viele Probleme! Ich bin ja kaum zum Schlafen gekommen. Jetzt höre ich Musik und bin sehr glücklich. Lese Adolf Muschg, ›Albissers Grund‹. Todesangst in Lebenskunst verwandeln! Ich glaube, das tu ich jetzt. Diesen Muschg würde ich gern kennenlernen, der hat meine Probleme.

Mein Gott, Barbe, alles nur angetippt, wo man doch so voll von wichtigen Dingen ist. (»Dinge« sagen wir, wenn wir nichts anderes wissen, aber Dinge sind es nicht!)

Dein Regenbrief vom letzten Sonntag im April, schönen Dank. Na ja, gar so sprühend und lebendig war die Reimann schließlich nicht mehr, aber wohl sehr bewußt und ehrlich. Unglücklich war sie. Ich hab mich jetzt ein wenig mit ihrer Ärztin angefreundet, die sie bis zuletzt betreut hat, ihre »Baby-Mutter«, wie sie in einem ihrer

Briefe erwähnt. Das Baby ist inzwischen ein Schulkind geworden und heißt Ulrike. Die Ärztin ist eine sensible, sehr weiche Persönlichkeit, die mit jedem Kranken mitleidet, was über ihre Kräfte geht. Ob sie eine gute Ärztin ist? Sie gibt sich die größte Mühe, und das ist schon sehr viel, aber der Patient steht ja einer Institution von Ärzten, Wissenschaftlern und Verwaltungsbeamten gegenüber.

Genug von diesem Thema, ich denke eigentlich selten daran. Ansonsten bin ich mit meinem Leben zufrieden, so merkwürdig das klingen mag. Erst wenn man begriffen hat, wie schnell man abberufen werden kann und wie kostbar unser einmaliges, unwiederbringliches Leben ist, fängt man zu leben an. Rückfälle gibt es natürlich. Das Gewohnte hat einen manchmal in seinen Krallen, aber es gibt auch unbeschreibliche Stunden, wo ich bewußt und intensiv lebe wie noch nie. Manchmal höre ich Musik, am liebsten Chopin, Schubert, Bach, und das verbindet mich mit allen Menschen ... Ich weiß dann, was Liebe ist, und finde wieder zu Tolstoi (Wie oft gelesen! Immer daran vorbeigelesen!): »In diesen beiden Jahren beharrlicher geistiger Arbeit entdeckte ich eine einfache alte Wahrheit, die ich aber nur so kenne, wie niemand sie kennt: Ich entdeckte, daß es Unsterblichkeit gibt, daß es Liebe gibt und daß man für den anderen leben muß, um ewig glücklich zu sein!« (Aus einem Brief.)

Barbe, die häßlichen Lettern dieser Maschine können Dir dieses Gefühl nicht vermitteln, Du mußt es selbst erleben, irgendwann, auf irgendeine Weise. Und wenn Dich das Leben grausam packt, dann schimpf nicht, schreie nicht – halt's aus und warte geduldig, bis sich in Dir was Gutes rührt. Wie willst Du ein Mensch werden ohne Schmerzen? Mir scheint, im Moment ist mir Gott näher als Dir. Du willst ihn vielleicht mit dem Kopf erfassen, über den Verstand (Oder irre ich mich?), er aber zeigt sich Dir ganz woanders ... Ich merke, wie schwer's mit den Worten ist und wie leicht sich etwas einschleicht, das wie Anmaßung klingt! Worte drücken nicht annähernd aus, was ich empfinde, was mit mir geschieht. Aber ich fange ja gerade erst an zu leben. – Sei unbesorgt, liebe Barbe, ich bin weder übergeschnappt noch eine Heilige geworden, ich hab nur gut reden, weil ich ungestört mit mir allein bin und nichts zu tun habe, als in mich hineinzuhorchen – lesen, schreiben, Musik hören, schauen, schauen, den Amseln zuhören. Da kommt der mögliche Entwurf der Maxie hervor, der sofort verbogen und verfälscht wird, sobald die anderen wieder da sind und ihre Anforderungen stellen, an meine Geduld und meine Kraft. Wenn ich allein bin, kann ich ehrlich sagen: Ich habe zu lieben gelernt. Aber wenn zum Beispiel Daniel mit seinen Verhaltensstörungen und seiner Bockigkeit, seiner Aggressivität und Unbelehrbarkeit mich herausfordert, sind meine Reaktionen ebenso bockig und aggressiv. (Lauter schlecht gewählte Wörter, verzeih!) Immer wieder die leidige Frage des Erziehungsziels und der Erziehungsmittel. Kann man zusehen, wie unser Liebstes vor lauter Anpassung stumpf wird? Und wiederum ohne Anpassung – verkraftet so was ein Kind? Wer nimmt es schon auf sich, gegen Gewöhnung, leere bürokratische Anordnungen und gegen die Konventionen anzugehen, die sich unserem Denken anheften wie Schimmelpilze? Immer sind es ganz wenige, die den Mut haben, neuen Gedanken den Weg zu bereiten. Und wer wird endlich verstehen, daß auch hier, auch hier die aufreibenden Kämpfe der Revolution geschlagen werden!

Ob ich die Kraft haben werde, dieses Buch über die Kinder zu schreiben? Diese Tage allein sind ja deshalb so glücklich, weil ich ausnahmsweise kein gesellschaftliches Wesen bin, sondern nur ich. Ich sitze an meinen Quellen und lausche.

Was also tun? Jeder muß wohl seine Lebensweise finden, die ihn am wenigsten zerstört, in einem vernünftigen Verhältnis zur Umwelt. Auf keinen Fall will ich aufhören zu kämpfen, sei's auch nur mit ganz kleinen Schritten, auf kleinstem Raum. Und Du beklage Dich nicht, alles, was

Du machst, oft widerwillig, *ist Leben!* Schalom, grüß den lieben Dietmar und die Kinder.

Maxie

9. Juni 1977

Servus, Milli!

Eine sehr beschäftigte, stinkfaule Dichterin gibt Dir hiermit die Ehre, am hellichten Vormittag das Wort an Dich zu richten. Na klar ist die Maximiliane eine »Persönlichkeit« geworden; die Männer merken das erst, wenn's ihnen von der Öffentlichkeit bescheinigt wird. Und mein alter Jossl hat's schon immer mit der »Persönlichkeit« gehabt. Ich arme Irre weiß allerdings noch immer nicht, was das sein soll und wo so was anfängt. Ist das Ding noch roh, nennt man's Kind, auch wenn's noch so interessant ist, wie mein Danitschku oder wie Dein Stefan bald werden wird. Ist's nicht mehr entwicklungsfähig, also »stehengeblieben«, und das ist der schlimmste Schimpf für meinen Alten, dann fehlt die wichtigste Voraussetzung, um eine Persönlichkeit zu werden. Na, ich hör eh scho auf, wollt nur ein bissl stänkern, weil ich meinem Alten nicht ausreden kann, überall mein Loblied zu singen. Er ist so furchtbar eitel, mußt Du wissen! Na, und jetzt hat er's sogar vom Luchterhand-Verlag bestätigt gekriegt (mit einem strahlenden Foto von mir in so einem Prospekt über die Neuerscheinungen), daß seine Frau eine »überaus sensible Einfühlungsgabe« hat und demzufolge ein »einzigartiges Dokument« fabriziert hat. Merkste was, schlaue Milli? Deine Fritzi-Tant bläst ihre eigene Hymne! Es war schon ganz schön, so eine Anerkennung, obwohl andererseits – es fängt an lästig zu werden, weil man hierzulande nichts geschrieben haben kann, was einigermaßen brauchbar ist, ohne sofort ein öffentliches Wesen zu werden, und das liegt mir nun überhaupt net! Eine Rundfunktante ist mit mir schon auf die Nase gefallen, und ich hab ein Mißerfolgserlebnis gehabt, das mich eine Nacht nicht schlafen ließ und mich jetzt noch im Magen drückt. Wenn Dir jemand mit so 'nem Mikrofon vor der Nase herumfuchtelt und Du jetzt für die Menschheit was Druckreifes zustande kriegen sollst, dann ist im Oberstübchen totale Blockade. Und das lassen sie diesen Sonntag auf unsere Menschen los, die sich eh nicht wehren können, unter der Überschrift »Autorenbefragung«. Und nun stell Dir bitte schön noch vor, totale Blockade, mit Stottern gekoppelt, das ergibt logischerweise überhaupt nix. Aber die kleine Reporterin war davon nicht abzubringen, ihr Soll zu erfüllen. Na ja, dieses Malheur hab ich nicht abwenden können, man muß ja vieles mal ausprobieren, net? Aber dafür bin ich sofort ans Telefon gestürzt, durch Schaden weise geworden, und hab die »Buchpremiere« abgesagt, die mein Verlag mit mir in einer großen Berliner Buchhandlung veranstalten wollte, vor Journalisten und Literaturliebhabern. Der Gedanke, vor fremden Leuten eine öffentliche Show abzuziehen, mit Autogrammstündchen hinterher und so, das läßt mich erschauern! Und öffentliche Blamage hat mir der Doktor nun wirklich nicht verschrieben. Mein Magen ist so ruiniert, weiß der Kuckuck, wovon und wozu, jedenfalls rolle ich jeden Morgen fleißig mit Kamillentee und Wärmeflasche, und nächste Woche gehe ich zum Röntgen.

Foto von Stefan hab ich noch keines. Schick mir ein schönes großes, auf dem man alles sehen kann! Wenn ich das nächstemal komme, muß ich mich zum Fotografieren aufraffen, weil so viel Familienzuwachs da ist. Weißt Du, Milli, ich beschäftige mich jetzt ein bissl mehr als sonst mit Kindern und ihren Bedürfnissen, weil ich doch drüber schreiben möchte.

Ja, Milli, der Dani ist schon sehr lieb und schön, und seine Wimpern sind bestimmt echt, aber ein Problem bleibt seine Legasthenie halt doch. Zum Lesen bringt ihn offensichtlich kein Mensch, und das werfe ich ein bissl seinem Vater vor, denn der hätte die Möglichkeit gehabt, behutsam dranzubleiben mit Vorlesen, kleinen Übungen, Lustmachen usw. Jetzt spiel ich am Abend mit Danitschku Canasta, das ist seine neueste Leidenschaft.

Wir haben ein Katzenkind namens »Milli«, wenn's recht ist, es wohnt im Haus, zerzupft meine Blumen in der Vase, schmeißt die Blumen dann um, zerkratzt uns Hände und Gesicht und liegt jede Nacht bei Dani im Bett, was uns nicht behagt, weil der arme Kerl eh schon so viel niesen muß! Du, grad hol ich die heutige Post aus dem Briefkasten, da wird mir himmelangst, weil ich mein Lebtag nicht alle Post beantworten kann, heut sind es drei Briefe, sieben Karten und vier Geschäftsbriefe. Rechne Dir mein Glück aus. Am Nachmittag werde ich einen alten Mann interviewen, der bald sterben wird und höchst begierig ist, sein Leben zu erzählen. Dabei scheint die Sonne, man könnte im Garten sein. Die Rosen fangen an zu blühen, der Rhododendron blüht besonders schön und üppig in diesem Jahr, ein phantastisches Lila, und hinten im Garten haben sich Ratten einquartiert, na, da muß man was tun!

Salut, Servus, Milli-Mama,
Deine Fritzi

13. Juni 1977

Liebe Sofia!
Was machst Du, wie lebst Du? Ich weiß jetzt nichts von Dir, weiß nicht einmal, ob Du meine Briefe vermißt oder sonstwas, dabei würde ich gern mit Dir reden. Ich merke, wie ich austrockne, wenn ich niemanden zum Berichten habe, wenn ich nie Rechenschaft ablegen muß. Nur für mich – das ist schwer. Und der Jossl, der muß auch geschont werden. Wir hatten aufregende Wochen, Alte, wegen starker Magenschmerzen, andauernd, ohne Grund, auch Diät nutzte nichts. Woran denkt da ein gebranntes Kind? Und wieder einmal hatte kein Arzt Zeit. Erst heute wurde ein Röntgenbild gemacht, gründlich,

das mich ein wenig entlastet hat. Wird wohl doch nur eine Magenschleimhautentzündung sein. (Oder nicht?) Auch meine sehr liebe kleine Ärztin, mit der ich privat Kontakt habe, kann die Angst nicht abwenden.

Gestern war die ganze Familie Wander auf ihrem Wassergrundstück bei Strausberg, aber von meiner Krankheit konnte nicht gesprochen werden. Vielleicht braucht sie mich mehr als ich sie. Ich würde sie zwar schon brauchen, aber sie steckt selber in einem Korsett.

Ja, Alte, jeder braucht einen Menschen, der ihm zuhört und ihn mag. Der Jammer ist nur, daß ich im Moment schlecht zuhören kann. Ich hab überhaupt keine Lust mehr, mit Männern zu palavern, wie ich es mir eigentlich vorgenommen habe, und Kinder sind mir auch zu anstrengend. Vielleicht ist es auch die Hitze, 32 Grad, und das unzureichende Essen, ich kann nichts vertragen, der viel zu niedrige Blutdruck. Am liebsten sitze ich im Garten und höre Musik oder schau mir meine Rosen an, die alle auf einmal blühen. Oder ich spiele mit unserem Kätzchen, das mich als Leittier erkoren hat, es schlüpft unter meine Decke, wenn ich liege, drückt seinen Kopf an meinen Hals und leckt meine Hände mit seiner süßen rauhen Zunge. Meist aber zeigt sie mir ihre Krallen, stolz und verwegen, wenn sie Vogelfangen spielt – ich bin schon ganz zerschunden. So lebe ich, Du siehst, es gibt keinen Grund, meinetwegen Komplexe zu kriegen. Der Gedanke, mit Dir irgendwo zu wandern, schweigend, gefällt mir gut. Bei den meisten Menschen werde ich traurig, wenn ich zu lange schweigen muß.

Außen bin ich ziemlich stumm, möchte noch stummer werden. Drinnen bin ich nicht gerade hellwach und lebendig, aber es spielt sich einiges ab, Neues, Unvermutetes. – Mein Buch ist mir zuwider, ich weiß nicht genau, warum. Sicher hat es mit Angst zu tun, die hochkommt, wenn man an die Öffentlichkeit soll. Du kennst das, ich kannte das noch nicht. Gestern haben sie mein Interview im Rundfunk gebracht, wir haben uns das Anhören verkniffen und sind lieber im kalten See geschwommen, im kalten grünen, weichen See meiner kleinen, sanftmütigen Ärztin. Hoffe nur, daß niemand die Sendung gehört hat! Im übrigen, meine liebe Sofia, denke ich viel darüber nach, warum wir mit soviel Angst auf Öffentlichkeit reagieren. Blutdruck 90 oder 110, so lebe ich nun schon seit Wochen. Immer mehr Kraft ist notwendig, um sich auf die banalsten Dinge zu konzentrieren. Ich weiß nicht, ob ich das neue Buch schaffe. Auf meinem Kalender türmen sich die Termine, die ich einen nach dem andern verschiebe, aus Müdigkeit und Trägheit und Angst. Warst Du in Eurem Garten? Ist es schön dort? Wohin fahrt Ihr im Sommer?

Am 25. Juni ist die Premiere von Freds ›Joshua‹ in Weimar. Wir fahren mit den Kindern hin. Soll ich Dir ein Exemplar meines Buches schicken? Ich hab niemandem gesagt, daß Du drin bist. Okay? Roberto ist heut ins GST-Lager gefahren, bei dieser Hitze. Dani ist im Schwimmbad. Und ich hab Magenweh, Magenweh, das macht mich ein bissl bitter und nimmt einem den restlichen Humor. Die Kühle in Thüringen war mir lieber. Es gibt dort Täler und Schluchten, die haben keine sehr schönen Namen – Brandleiteteich, Schmalwassergrund – aber dort war ich glücklich! Dem sehr redseligen Herrn B. haben wir auch unsere Entdeckungen gezeigt, er wurde dann etwas stiller und fühlte sich wohl. Mein Gott, warum erwarten so viele Menschen eine Erklärung von mir für den Sinn ihres Lebens? Sollen sie doch lernen, wie die Kinder zu sein. Wir wollen's probieren, was, Sofia?

Laß von Dir hören, schnell. Du schreibst jetzt schöne Briefe, viel besser als früher. Ich glaub, wir zwei schminken uns allmählich einiges ab. Sei gegrüßt!

Maxie

18. Juni 1977

Liebe Mary!

Ihr seid also auf Hiddensee! Und für die Wanders muß der grüne Garten unter Tannen und Birken auch gut sein, unsere Reise nach dem schönen Riesengebirge – nun, daraus wird nix. Die Rosen blühen alle gleichzeitig und mit großer Hast, wie mir scheint, weil sie krank sind! Und anstatt Wein, den ich nicht mehr vertrage, labe ich mich mit Vivaldi und Haydn. Ich trag schon am frühen Morgen ein langes Seidenkleid, ein neues, und hab den festen Vorsatz, heut überhaupt nicht an meine Krankheit zu denken! (Ihnen flüstere ich, liebe Frau Doktor, daß ich nicht mehr an Magenschleimhautentzündung glaube. Eher ist es schon die Galle oder noch schlimmer. Leider hat der Internist nie Zeit. In zweieinhalb Wochen aber soll unsere Reise losgehen . . .? Wir wollten wieder Leben probieren, mit allem, was dazugehört!)

Der Sonntag am Bötzsee ist gut in uns aufbewahrt, trotz Müdigkeit. Ich habe nur bedauert, daß wir uns nicht gut genug kennen, um miteinander schweigen zu können. Statt dessen hab ich mich wieder hinreißen lassen, zu reden, irgendwas, nichts, was von mir ist. Und der gute Wander ist auch wieder in eine seiner alten Rollen zurückgefallen, hat geglaubt, eine kleine Predigt liefern zu müssen. Ich will uns gar nicht entschuldigen, liebe Mary, so was ist ja ziemlich unproduktiv und fade.

Am liebsten hätt ich Sie gefragt, woran glauben Sie? Welchen Sinn hat das Leben für Sie, wo ist Ihre Mitte? Bei mir bildet sich nach und nach etwas wie ein Sinn heraus, eine Mitte, nach der ich lange gesucht habe und ohne die ich vielleicht nicht leben könnte. Benennen kann ich es noch nicht, nur in die Richtung zeigen; es ist der Glaube an eine Kraft, die in allem wohnt, ein Lebensgesetz in allem Lebendigen, das man nicht ungestraft verletzen darf. Man muß dem Leben auf die Schliche kommen und herausfinden, was es eigentlich will, man muß seine Augen und auch die Nase öffnen und das Ohr an die

Bäume legen und an den Mutterleib. Und jetzt komm ich in Bereiche, die – halbverdaut – dem andern schwer erschlossen werden können. Also lassen wir's vorläufig. Über meinem Tisch hängt etwas Wichtiges für mich, ein Zitat von Thomas Wolfe: »Was immer ihnen bestimmt ist, die Menschen müssen das uralte Böse bekämpfen und glauben, daß es besiegt und zerstört werden kann. Es als unvermeidbar und unheilbar ansehen heißt es unvermeidbar und unheilbar machen.«

Vielleicht, liebe Mary, vielleicht kommt es nur darauf an, sich diese menschliche Kraft zu erhalten, egal mit welchen Zaubermitteln (sei's auch durch die Religion), und wenn im Freundeskreis eine Kraft zu erlöschen droht, müssen wir sie anhauchen mit unserem Atem, behutsam, bis sie wieder flackert und brennt. Es ist alles eine Frage der Kraft, und aus welchen geheimnisvollen Quellen bezieht sie ihre Nahrung? Es ist doch interessant zu beobachten, wie Menschen miteinander umgehen, sich gegenseitig ermutigen, befruchten oder auch hemmen. Und vielleicht, vielleicht liegt in unserer Abgegrenztheit auch eine Chance, nicht nur Gefährdung. Ich frage mich das oft. Wir sind mehr aufeinander angewiesen, müssen lernen, aufrichtiger miteinander umzugehen, genauer hinzuhören. Ich glaube schon, daß wir auf einem anderen Niveau miteinander verkehren als die Leute in den kapitalistischen Ländern. Für viele von uns kommt es längst nicht mehr auf materielle Werte an, unsere Fühler sind schon in die Zukunft gerichtet, in das Land unserer Kinder und Kindeskinder.

So, und jetzt servier ich der Familie ein wunderbares Sommeressen, Erdbeeren und Topfenknödel! Da schleckt Ihr Euch auf Eurer abgeschiedenen Insel alle zehn Finger, stimmt's? Und die Körbe stehen voller Schnittsalat, gekräuseltem, davon könnte ich die Nachbarschaft versorgen und Hiddensee dazu. Und wovon lebt Ihr? Von Wasser, Luft und Liebe? Geht es Ulrikchen besser? Kann sie wieder baden?

Daniel, der Große, läßt grüßen. Er hat mich gerade sehr gelobt, wegen meiner sommerlichen Kochkünste. Und jetzt holt er seine Nackedeis von der Wand runter (Aus dem Magazin ausgeschnitten!), darüber ist er bereits hinausgewachsen (Elf Jahre alt, man denke!), das sei »kindisch«, meint er. Nachmittag gibt es ein Fest, nahe der Schule, Spiele, Puppentheater, Tanzgruppen und ein großes Lagerfeuer. Gestern haben wir im Fernsehen ›Sommergäste‹ gesehen, nach Gorki, ein Film von der Westberliner Schaubühne, von Peter Stein. Es war herrlich. Ihr müßt das sehen.

Na bitte, sogar meine Schreibmaschinenschrift ist eine Zumutung für die Leut, aber seid mir bitte gnädig. Seid ganz auf Hiddensee und nicht in Gedanken woanders. Dann werden Körper, Seele und Geist sich gesund baden. Die Maxie schwätzt. Und jetzt hör ich ja schon auf.

Herzliche Grüße

13. Juli 1977

Liebe Rosi!

Weißt, Cousine, ich fang mich wieder, aber es ist schwierig. Krieg ein ganz neues Lebensgefühl, schwer zu beschreiben. Der alte Krampus hat ein bissl versagt, als ich aus dem Spital kam, hat's nicht geschafft, mich abzuschirmen gegen die vielen Besucher. Ich an seiner Stelle hätt mich anders verhalten. Jetzt sind sie für ein paar Tage zu Freunden aufs Land gefahren, er und Dani. Morgen muß ich wieder ins Spital, für den Tropf. Der Sommer ist leider hin, wir hatten Ferienplätze in einem schönen Heim im Riesengebirge, hab mich schon lang drauf gefreut. Der Doktor meint, ich muß Geduld haben, ist eine lange Geschichte. Hab aber leider keine Geduld. Diese Krankheit dauert mir schon zu lange. Ich kann's nicht verkraften, so plötzlich aufs Abstellgeleise geschoben zu werden, allen zur Last. Trotzdem, Rosi, wenn's wirklich keine Metastasen sind, sondern nur diese chronische Hepatitis, die ich mir allerdings nicht erklären kann, dann werd ich froh sein. Manchmal kam mir allerdings schon vor, als ob Sterben leichter wäre ohne die Beschwerden des Alterns und Dahinsiechens. Weiterleben, so reduziert, das ist nicht einfach. An Arbeit ist leider nicht zu denken, ich krieg manchmal vor Müdigkeit den Arm kaum hoch, schlafe schlecht, kann kaum lesen und mich auf nix konzentrieren. Als Medizin müßte ich es betrachten, daß ich schöne, ermutigende Briefe bekomme zu meinem Buch. Aber ich glaub nicht so recht daran, ich weiß ja, daß die Leute mich trösten wollen, daß sie bei meiner Lage gern große Worte machen.

Die Minnerl-Tante hat mir viel Freude gemacht in den letzten Wochen. Sie hat tatsächlich ihre Familiengeschichte aufgeschrieben und ein paar Briefe von unserer Großmutter, die mich erschüttern. Soviel Freundlichkeit und Ehrerbietung dem eigenen Sohn gegenüber, der in die große Welt, nach Wien, gezogen ist, um Arbeit zu finden, und der ihr ein kleines Geschenk gemacht hat. Ich werde das alles demnächst abschreiben und ordnen. Da erinnert man sich, was im Leben wichtig ist, nämlich Gesundheit und Arbeitenkönnen.

Schade, daß aus unserer Reise zu Euch nichts geworden ist. Aber ich kann keine großen Sprünge mehr machen. Muß außerdem jede Woche an den Tropf. Mama will herkommen, ich hab ihr von einer Lebergeschichte erzählt, das wird sie nicht zu sehr beunruhigen. Außerdem schau ich schon wieder besser aus, man kann es ihr zumuten. Es ist furchtbar heiß. Und ich genieße die Stille und Chopin. Wundere Dich nicht über meinen Brief, mein Kopf ist ein Riesenballon, der an einem dünnen Stengel hängt. Alles Gute, viele Grüße,

Eure Fritzi

16. Juli 1977

Es ist drei Uhr morgens, und ich kann nicht schlafen. Frau Klausner neben mir röchelt und ist bewußtlos. Die Schwester war eben da, fühlte ihren Puls und rannte weg, um den Arzt zu holen. Draußen dämmert es, die Nacht war seltsam schwül und schwer. Die Angst in den Morgenstunden, das Erwachen aus Träumen, Erkennen der Wirklichkeit, wer wird dieses Entsetzen jemals verstehen, der es nicht selbst erlebt hat. Jossl versteht, er hat es erlebt. Ich lüge, spiele ihm Heiterkeit vor, aber meine Augen können nicht lügen. Manchmal merke ich, wie er mit Tränen kämpft. Er glaubt an mich. Er glaubt an irgendwelche verborgenen Kräfte in mir, oder glaubt er an ein Wunder? Er hat so viele Wunder gesehen.

Und dann wieder eine Stunde voll Wärme und Entzükken. Wir sitzen beisammen, ruhig, wunschlos. Naschen Früchte und andere gute Sachen, die er mitbringt. Vorsichtig, zwei Löffelchen Kompott, das genügt. Braucht man mehr, um die Süßigkeit des Lebens in allen Fasern zu spüren? Jeder Tropfen ist kostbar und herrlich. Aber auch voll Bitterkeit. Warum und wofür müssen wir so teuer bezahlen?

Ich glaube manchmal, verrückt zu werden. In meinem Kopf jagen die Bilder einander, wie auf einem Filmstreifen. Was ich alles gesehen hab! Woher dieses innere Fieber? Eben haben sie Frau Klausner mitsamt dem Bett aus dem Zimmer geschoben. Ich bin allein. Auf dem Gang wird's lebendig, das Scharren der Füße, das Getuschel der jungen Schwestern, Türengeklapper. Es ist hell draußen, die Amseln haben ihr großes Morgenkonzert beendet. Wieviel Freude hat uns viele Jahre lang dieses Schmettern aus Amselkehlen gebracht, wenn wir morgens erwachten, einen Blick in den taufeuchten Garten warfen, uns ansahen und wieder weiterschliefen, eingehüllt in Wärme, Vertraulichkeit und Glück. Ahnungslos. Nein, doch voller banger Ahnung. Wie oft haben wir drüber gesprochen, leise, mit tiefer Scheu – daß wir diesem Glück nicht trauen. Und jetzt? Ich darf nicht undankbar sein ... Ich verstehe nun die Unrast der letzten Jahre, Freds Ausbruchversuche, unsere Hektik und Ungeduld, den Hunger nach Erlebnissen, nach Menschen, nach Landschaften. Auch unsere Streitigkeiten, unsere lächerlichen Zwiste ...

Ich werde um sieben Uhr früh zum Telefon gerufen. Vor Schwäche zitternd und aufgeregt wie ein kleines Mädchen, schleppe ich mich hinaus. Es ist Ika aus Brandenburg, sie will mir vor Dienstbeginn ein paar Worte sagen. Ihre Stimme klingt lieb, kindlich, es ist ein wenig naive Anbetung drin, auch Scheu und Unsicherheit, na klar. Was man aus einer Stimme alles hören kann, zwischen den Worten, die eigentlich sehr viel weniger Mitteilung enthalten als das Zittern, das kaum merkliche Umschlagen der Stimmlage. Bangen, Versteckenspiel der Gedanken hinter alltäglichen Wendungen. Sie sagt mir freundliche Dinge, schelmisch-burschikos, dahinter liegt Schweigen, Sorge, auch ein wenig Neugier. In den langen Pausen spüre ich, was sie eigentlich wirklich sagen will. Und ich spür auch die Nacht, die sie abzuschütteln versucht, ihr Alleinsein, der Hunger nach ein wenig Liebe und Wärme. Und ach, ihre Angst, aufdringlich zu erscheinen. Warum so viele Rücksichten, so viele Worte um nichts. Warum können wir nicht einfach sagen: Du, hör einmal, ich brauch dich, ich hab dich gern, möcht dich sehen, einfach so, deine Hände drücken, mit dir plaudern und spazierengehen. Aber sie hat Respekt vor mir und noch mehr vor Fred. O weh, weit haben wir's gebracht. Und dann geh ich zurück in mein Zimmer mit schwankenden Knien, und hab das Gefühl, als hätt ich Kognak getrunken. Wie wenig doch dazu gehört, einander Freude zu bereiten.

Sie haben mir eine andere Frau ins Zimmer gelegt, Frau Steinke, sie ist vielleicht fünfzig oder fünfundfünfzig, schwer zu schätzen. Eine große, kräftige Blondine mit rötlichen und grauen Strähnen im Haar, starken Armen und gesunder, roter Gesichtsfarbe. Ihre Augen drücken Neugier aus, Lebenslust, ein wenig Schlauheit, sogar Verschlagenheit, aber alles verdeckt von einer ungewöhnlichen Vitalität. Sie lacht spöttisch, während sie von sich erzählt und ihrer Krankheit. Eine von jenen seltenen Frauen, die gelernt haben, das eigene Leben mit Abstand zu betrachten, als wär's schon vorbei. Und wennschon! Drei Männer hat sie gehabt, sieben Kinder hat sie aufgezogen, darunter zwei Enkelkinder. Jetzt sind die Männer weg, die Kinder auf und davon. Na wennschon! Vor sieben Jahren haben sie ihr die linke Brust abgenommen, aber das ist es nicht, warum sie jetzt hier ist (tröstlich zu hören!) – es ist die Galle! Und daß sie neugierig ist auf mich und mich oft von der Seite betrachtet, doch auch mit Scheu und Zurückhaltung, nimmt mich für sie ein. Also ist ihre Krankheit nicht schwer. Schlimm ist nur jene alabasterfarbene Blässe jener Frauen, die sich bereits auf den Weg gemacht haben wie Frau Klausner.

Ich frage die Schwester nach ihrem Befinden, aber die Schwester schweigt, weicht meinem Blick aus. Ein strenger Zug ist in ihrem Gesicht, ein Schuß Kühle und Müdigkeit. Sie wehrt sich, lenkt ab. Ich erinnere mich an viele Frauen, die ich in diesem schrecklichen Jahr gesehen habe – die bleierne Schwere in ihrem Blick, diese tonlose Leere, die Abwesenheit. Sie entfernen sich, lange vor dem Ende, versenken sich in Gebiete, die wir nicht kennen und nicht betreten dürfen.

Die Steinke plaudert, schweigt auch, wenn sie merkt, daß ich leide. Das Leben hat ihr Gesicht nicht gerade sanft behandelt, geplättet, gehämmert. Sie redet eine derbe und saftige Sprache und ist sich dessen bewußt, genießt ihre eigenen kräftigen und gepfefferten Ausdrücke. »Na klar kann ich das, kann ich alles. Sogar Schweineschlachten kann ich. Was wollen Sie, wer sollte es tun? Vater war weg, die Mutter lag drinnen krank, das Schwein hat einen Knochen geschluckt, was weiß ich, ist erstickt daran, röchelte, hat sich gewunden, niemand war da, konnt es nicht mitansehen, hab ich das große spitze Küchenmesser genommen und habe es abgestochen. Ist mir in die Knochen gefahren, der Schreck, kann ich Ihnen sagen. Aber s' mußte sein, und so hab ich's gelernt. Hab manches gelernt. Man nimmt so ein Kaninchen und haut ihm eins auf den Kopf. Na wennschon . . . Ja, empfindlich sein hab ich mir schon als Kind nicht leisten können!«

Da ist keine Spur von Sentimentalität, aber ich spüre eine tiefe menschliche Wärme – manchmal, wenn sie mich seitlich betrachtet, und ich hab grad Schmerzen oder ich seufze tief und meine Augen sind naß. Oh, sie kann auch hart und grausam sein, klar, ich bin nicht mehr so naiv. Kenne diese Art Frauen, sie hat Ellbogen und Hauer, kann zuschlagen. Mußte sie können. Na wennschon. Aber während wir uns nach und nach kennenlernen, wird mir plötzlich tief bewußt, wie ich mich immer nur zu den einfachen und eigentlich derben Menschen hingezogen fühle und wie rasch ich sie liebe. Nicht so die »Verfeinerten«. Jede Spielart von Verfeinerung macht mich mißtrauisch. Stößt mich ab, bleibt mir gleichgültig, es ist fast immer Tünche, Täuschung, Lebenslüge. Stehenbleiben in Sackgassen, Narzißmus, Blindheit der Realität des Lebens gegenüber.

Ich meine nicht den geistigen Reichtum mancher Künstler und Denker. Doch wie selten sind sie. Und dann spielen sie den Clown, wie Picasso, oder den Grobian, wie Tolstoi. Im Alltag und eigentlich überall in der Welt schmecken uns die sauren Äpfel unter den Menschen am besten, noch nicht parfümiert, wie die Franzosen sagen, aber mit dem guten Geruch von Erde und wilden Kräutern.

Empfindsamkeit ja. Aber nicht die schmachtende, in sich selbst verliebte Empfindsamkeit. »Ich bin ja so sensibel! Das, was Sie da erzählen, kann ich mir nicht anhören, das halten meine Nerven nicht aus. Einen KZ-Film? Den schau ich mir nie an, so etwas kann ich nicht ertragen!«

Nein, diese Leute haben nie die Augen wirklich aufgemacht, haben nie den Mut gehabt, sich zu stellen. Prima, so eine Lebenslüge, die einem alles Unbequeme fernhält!

Substanz, Vitalität und moralische Kraft hab ich immer nur bei einfachen Menschen erlebt, die durch das Leben gewachsen und erstarkt sind, und oft bei solchen, die nicht lesen. Nichts ist schlimmer als die Halbbildung bei den Lauen, den Gleichgültigen, dieses Naschen am Geistigen, das vergiftet und manchen dazu verleitet, sich für etwas Besseres zu halten.

Fred bringt mir ein paar Briefe von Lesern meines Buches. Menschen, die mich nie gesehen haben und die ich vielleicht nie sehen werde. Eine vierunddreißigjährige Ökonomin schreibt: »Sie haben mir sehr geholfen. Sie haben vieles ausgesprochen, was ich oft gedacht habe, aber eigentlich kaum zu denken wagte. Und nun sehe ich, man kann es denken und kann sogar darüber reden. Welche Erleichterung. Ich hab daraufhin versucht, mit meinem Mann zu reden, mit dem ich seit zwei Jahren in einer Krise lebe und kaum mehr mit ihm habe reden können. Ich hab es versucht, und es ist geglückt. Auf einmal konnten wir wieder miteinander reden. Es ist, als wäre mir eine neue Zunge gewachsen!« Ein junger Ingenieur schreibt mir aus Dresden: »Ihr Buch ist das wichtigste und ehrlichste Buch, das ich in den letzten Jahren gelesen habe.«

Auch hier in der Klinik haben zwei oder drei Ärzte mein Buch schon gelesen. Manche kommen zu mir plaudern. Eine Patientin kommt herein und setzt sich an meinen Bettrand. Sie ist sehr blaß, die Augen haben einen Schleier, Haarsträhnen verdecken das Gesicht, sie läßt sie, versteckt sie sich? »Ich kenne Sie, Frau Wander, ich kenne Sie seit Jahren ... So um drei Ecken herum, wie man sagt, und vom Sehen!« Sie liegt im Nachbarzimmer mit einer bösen Leberkrankheit. Wenig Hoffnung, wie sie andeutet, ohne Mitleid zu erwecken. Sie ist nicht unfreundlich, aber ich merke – und empfinde es fast als

Wohltat –, daß sie nicht gekommen ist, um mir Freundlichkeiten zu sagen. Was ist es also, Neugier? Wir plaudern über den Krankenhausalltag, daß die Fenster nicht richtig schließen, die Türen pausenlos an unseren Nerven zerren, die Toilette unappetitlich ist, so daß man es sich am liebsten verkneifen möchte, daß die Schwestern übermüdet und grantig sind, die Ärzte oft abwesend und gleichgültig, das Essen zwar gut, aber nicht für jeden das Richtige, daß das ganze Krankenhaus unverantwortlich veraltet ist. Aber warum sagen wir uns das. Um irgendwas zu sagen? Sie steht dann unvermittelt auf und geht wieder. Was hat sie mir mitteilen wollen? Vielleicht das: »Siehst du, wie es ist, unglücklich zu sein? Jetzt hat es auch dich erwischt!«

Die Leute haben uns beneidet. Ich hab es eigentlich wenig gemerkt oder nicht zur Kenntnis genommen. Fred leidet darunter. Aber haben wir denn nicht gelitten? Haben wir nicht schon immer bezahlt? Ja, empfindlich zu sein, hat sie sich schon als Kind nicht leisten können, meint Frau Steinke. Und dann erzählt sie mir von ihren Männern. Einer war ein Trinker und Raufbold, der andere ging in den Knast, nur der letzte war gut, aber bald, nachdem sie das erkannt hatte, ist er gestorben. Ach, das uralte, ewig gleiche Lied, das man in hunderttausend Variationen singen kann. Und dann hat sie es aufgegeben zu warten, auf den Mann zu warten, auf einen Partner, auf irgend etwas. Dann hat sie nur noch für die Kinder gelebt und die Enkelkinder. »Na wennschon. Ist doch auch was wert, nicht wahr?« fügt sie lachend hinzu. Für sie ist Einsamkeit kein Problem, sie hat einen Hund, Katzen, Hühner, Gänse, Tauben, Kaninchen und ein Stück Garten. Die Kinder kommen zu Besuch, lassen oft ein Enkelkind da. Mal muß sie bei Nachbarn aushelfen oder eine Kranke in der Siedlung pflegen. »Langweilig ist mir nie, Arbeit hab ich genug!«

Geht es denn um Empfindsamkeit? Es geht um Ehrlichkeit, vor allem sich selber gegenüber. Ein Mensch hat immer nur so viel Ehrlichkeit in sich, als er sich leisten kann. Ehrlichkeit ist ungefähr der kostbarste Besitz auf Erden und nicht in Gold aufzuwiegen. Übrigens, dieses Wort »sich leisten können« haben wir schon bei Henry Thoreau gefunden: »Ein Mensch ist um so reicher, je mehr Dinge zu entbehren er sich leisten kann.« Also deutet dieses »leisten können« auf einen inneren Besitz, der um so größer wird, je mehr du davon weggibst, der einzig wahre Besitz. Das Eigentümliche daran ist jedoch, daß er unserer handelsüblichen Lebensart völlig entgegengesetzt angelegt ist. »Kommt hierher«, ruft man uns zu. Und wir gehen. Und lassen unser Glück im Rücken liegen, irgendwo.

Fred holt mich heute ab. Wie froh ich bin, daß es immer nur zwei oder drei Tage sind, die ich hierbleiben muß. Wieder in Kleinmachnow. Ich müßte Riesenkräfte haben, um auch noch den Garten zu pflegen. Von meinen drei Männern hat offenbar keiner Zeit. Nur den Rasen schneiden sie, das ist alles. Und man müßte die Rosen pflegen, sie sind alle krank. Aber macht nix, alles wächst, alles soll wachsen. Und ich habe wieder viele schöne Briefe, Liebeserklärungen, Ausbrüche, Klagen, Anfragen, sie wollen alle – ohne daß sie es wörtlich sagen –, wollen alle, daß ich stark bin, daß ich mutig bin und gesund werde und lebe. Sie wollen alle glauben können, daß der Kelch an uns vorbeigeht!

26. Juli 1977

Ihr lieben Draers!
Eine Menge Post von Euch, und wir haben ein schlechtes Gewissen. Was ist mit Hermanns Hintern? Gutartig? Ja? Wird es operiert? Kann man darauf sitzen? Auch im Urlaub? Wir bitten um Nachricht. Bei uns ist es so: Ich wurde im Mai krank, gleich nach der Kur in Thüringen. Weiß nicht, ob ich Euch das schon erzählt habe. Diesmal wollte ich Euch nicht erschrecken. Zuerst wurde ich auf

Gastritis behandelt, und als ich die Ärzte weiter belästigte, fand einer endlich eine stark geschwollene Leber und überwies mich sofort in die Klinik nach Potsdam. Verschlossenes Kuvert, das ich geöffnet habe: Verdacht auf Leber-Metastasen. Nun könnt Ihr Euch was denken. Ich dachte nur an Abschied, sah zu, wie das Ding in meinem Bauch sich ausbreitete und schon weh tat. Jetzt ist es ausgestanden. Eine Leberspiegelung ergab (angeblich), daß es »nur« eine »chronisch entzündliche Veränderung der Leber mit Zystenbildung« ist. Das ist zwar langwierig, sagt der Arzt, nicht komplikationslos, aber es wird vorübergehen! Ich muß jetzt viel liegen, das ist langweilig, aber ich lese viel, liege im Eßzimmer, auf dem braunen Sofa, wo wir mit Euch gegessen haben an jenem Abend, ich erinnere mich genau. Hermann unruhig, unglücklich, unzufrieden mit sich und der ganzen Welt. Und wir waren doch mit soviel Liebe bei ihm. Nun, da liege ich, die Terrassentür ganz offen, so habt Ihr sie noch nicht gesehen, weil wir dumm sind und erst jetzt entdeckt haben, daß man die ganze Wand öffnen kann. Man liegt also wie im Garten, auch nachts, Jossl liegt neben mir, und wir schauen hinaus auf den Mond und die Baumwipfel und lauschen. Unsere Katze miaut, wenn der Igel spazierengeht und es auf das Milchschälchen abgesehen hat. Und wir hören die Sirenen heulen, wenn's irgendwo brennt, und hören auch manchmal Schüsse an der Grenze und denken an Krieg, da kann man Angst bekommen.

Und einmal alle zehn Tage geh ich in die Klinik und laß mich an den Tropf hängen, für die Leber. Danach ist mir mies, aber das giftige Zeugs in mir verflüchtigt sich wieder, es geht mir schon wohler. Ich freu mich wieder auf alles und fange wieder an zu schreiben. Das neue Buch. Ja, ja. Und das alte schick ich Euch bald. Okay? Nach dem Ardèche haben wir nicht geschrieben, weil die Post viel zu lang unterwegs ist, aus Wien oder Paris erreichen uns Briefe erst nach drei Wochen. Vielleicht seid Ihr dann in Los Angeles, wenn mein Brief in der Rue Henri Litolff eintrifft. Na ja.

Ich habe kein Bedürfnis zu reisen, ich beneide niemanden. Der Körper verschafft sich offenbar, was er braucht: Ruhe. Der alte Jossl ist gerade in Mecklenburg, wo Daniel zwei Wochen bei unseren griechischen Freunden zubringt, auf einem Bauernhof. Dort ist er ganz glücklich und schöpferisch. Jetzt kommen die beiden nach Hause, freu mich schon drauf. Noch etwas: Der alte Jossl will selber ein Bauernhaus haben, dort oben, er ist jetzt nicht mehr davon abzubringen. Und da ich wieder ans Leben denke, nicht ans Sterben, mache ich mit, obwohl ich es für leichtsinnig halte, bei unseren mageren Kräften. In Mecklenburg, wo wir uns wohl fühlen und wo schon viele Freunde hingezogen sind, gibt es noch Bauernhäuser zu kaufen. Ich frage mich nur, ob Fred dann noch die Kraft haben wird, eine Zeile zu schreiben. Wer soll das Haus betreuen und instand setzen? Aber es wird vielleicht auch mir guttun. Man braucht manchmal einen neuen Anfang.

Wir grüßen und küssen Euch

31. Juli 1977

Meine Sofie, sei gegrüßt, ich hab was nachzuholen, zwei Briefe von Dir. Und ich hab lange keine Briefe geschrieben, war auf mich zurückgezogen. Also Du zuerst. Warst sowieso in meinem Kopf, weil der alte Dieter mit Tochter und Hund lange hier war, der wollte nur von Dir reden. Ich hatte keine Lust dazu, nicht mit Dieter. Es ist merkwürdig, weißt Du, ich hatte früher nie etwas dagegen, wenn meine Freunde sich kennenlernten, im Gegenteil, in unserem Haus trafen sie sich kunterbunt und willkürlich, und ich wußte nie genau, wie weit das ging. Interessierte mich auch nicht sehr. Aber Dieter und Du, Ihr werdet wohl zwei Welten gewesen sein, die ich auch nur in Gedanken nie zusammengebracht hätte. Und beide seid Ihr auch noch so abhängig vom andern Geschlecht, weibstoll, mannstoll, jeder in seine Rolle verstrickt, so seh ich Euch manchmal. Nun, sei nicht bös. Der Dieter wird Dir ein Irrtum mehr gewesen sein, eine Enttäuschung mehr – und Du ihm. Weißt Du, was mich quält? Er ist ganz und gar fixiert auf seine Rolle, die ich nun zwanzig Jahre kenne. Was Du mit Deinen freundschaftlichen neuen Augen als »gut, aufrichtig, unerweckt« findest, hab ich zwanzig Jahre lang »gut, aufrichtig und unerweckt« gefunden.

Aber er wird nicht erweckt werden, Sonny. Und ich werde ihn trotzdem sehr gern haben, er gehört zu meinen ältesten Freunden. Neu wird er für mich nie sein, schon gar nicht in dem, was er schreibt. Ich werde ihm die Wahrheit sagen; was ich denke: daß seine Hauptschwäche darin besteht, alles nur zu behaupten und kaum etwas zu gestalten. Er schreibt in seiner Erzählung von Widersprüchen (in einem Betrieb), von Konferenzen, von »vielen Anregungen« aus einer harten Diskussion, aber der Leser kriegt den behaupteten Zündstoff einer echten Diskussion nie zu riechen, sehen oder hören. Nischt. Begriffe wie Umgestaltung, Agitation, kollektiver Organisator, Propagandist usw. schwirren durch den Raum, im Manuskript, zuerst denkt man, es sei ironisch gemeint, aber diese Wörter werden nirgendwo zum Leben erweckt, sie bleiben Papier. Und über uns Frauen schreibt er so banal und nur in Klischees, daß ich ihm darüber sehr böse bin. Sein Rollenverhalten regt mich so auf, als ob ich mit ihm verheiratet wär, und ich reagiere gereizt. Er mißversteht das natürlich, weil er anders als in Klischees offenbar nicht mehr denken kann, und versucht mich zu beschwichtigen: »Du mußt nicht eifersüchtig sein, auch wenn Sonny das Manuskript zuerst lesen durfte!« Dieser Kindskopf. Er versteht überhaupt nix von Frauen. Wenn ich Menschen etwas nachtrage, dann ist es Unaufrichtigkeit (aber unaufrichtig ist Dieter ja nicht, nur sehr ungeschickt) und dann dieses Rollenverhalten, in das sie sich selbst und andere drängen.

Mir geht es besser, so daß ich an die Variante des Oberarztes in der Potsdamer Klinik glaube: chronische Leberentzündung. Die Leber ist schon kleiner geworden, die Tropfs verursachen mir nicht mehr diese Übelkeit, also wird auch der Wasserbauch und das Vollmondgesicht wieder schwinden. In einem Ratgeber für Leberkranke lese ich: »Schonung, Schonung, Schonung. Das Gefühl der wiedererwachten Leistungsfähigkeit trügt, die Gefahr ist groß, daß bei Rückkehr in die häusliche Umgebung die täglichen Gewohnheiten wiederaufgenommen werden. Leberpatienten müssen es sich verkneifen, sich und anderen zeigen zu wollen, daß sie wieder aktiv sind ...«

Na; so verkneif ich mir's noch eine Weile! – In der Klinik packten mich die Probleme der alten Leute, da ich dort immer nur mit alten Frauen zusammen bin. Irgendwann, sag ich mir, müssen wir uns alle stellen. Wenn die alte Frau M. zum Beispiel drei Sätze vom Oberarzt hin und her wendet, pausenlos wiederholt, die anderen Frauen um ihre Meinung befragt, auf unsere sorgfältigen Deutungsversuche gar nicht eingeht und wieder von vorne anfängt, leere Worte vor sich hin zu blabbern, dann auch noch tagelang Entscheidungen zu treffen versucht: »Soll ich jetzt Brötchen von Bäcker Braune holen oder gleich eine Taxe nehmen und nach Hause fahren, oder soll ich erst Brötchen holen, nein, ich nehm eine Taxe ...« Und so geht das ohne Unterbrechung und wird als Volksdebatte im Sechsbettzimmer stundenlang durchgehechelt, bis ich Unwillen verspüre, grenzenlose Langeweile und schließlich Zorn und dann wiederum schlechtes Gewissen, weil der Mensch ja leidet und nichts dafür kann. Und ich hör halt wieder zu und schweige. – Da ist eine fünfundachtzigjährige, sie haben sie sterbend eingeliefert, in unser Zimmer. Dann rannten die Ärzte, gaben ihr Spritzen, Herzspritzen, was weiß ich, Blutkonserven, Sauerstoff, das war eine Emsigkeit, eine große Mühe, und was, glaubst Du, ist geschehen ...

Die Frau lebt weiter, warum ließ man sie nicht sterben? Jetzt tobt sie jede Nacht, schreit, fällt aus dem Bett, hat sich übergeben, hat alles vollgekackt, sie wälzt sich im eigenen Dreck, der Gestank, der Lärm, das Gerenne, das Stöhnen ... Und alle müssen wach sein und das Schauspiel, dieses schreckliche Schauspiel, wie eine nicht leben und nicht sterben kann, mitansehen. Manchmal kommt sie noch zur Vernunft und fordert etwas zu trinken, zu essen, rührt man ihre Sachen an, um ihr behilflich zu sein, denkt sie, man will es ihr klauen, und tobt wieder. Heut nacht ist sie zum Waschbecken gerannt und hat es mit der Klosettmuschel verwechselt. Die Schwestern sind müde, gereizt, versuchen sie ins Bett zu locken, müssen alles neu beziehen, die alte Frau beruhigen, was ihnen nicht gelingt, weil sie selbst nicht die nötige Einstellung haben können, denn sie sind wahrhaftig überfordert, verdienen sehr wenig und müssen doppelte Arbeit leisten, weil es viel zu wenig Schwestern gibt.

Und das alles vor den Augen von Schwerkranken, die um ein wenig Ruhe und Besänftigung ringen, sie jedoch nicht bekommen können! Warum machen das die Ärzte. Und wenn sie solche absurden Experimente vollführen, mit Menschen, die sterben (Und gewiß ist es manchmal humaner, jemanden sterben zu lassen!), warum dann auf offener Bühne, warum nicht hinter einem Vorhang, in einem Extrazimmer, was weiß ich, ich kann auch kaum mehr denken, so müde bin ich. Hier schließe ich, Sofia, ich könnte Dir noch stundenlang solche Geschichten erzählen!

Sei mir nicht gram ob
meiner Offenheit

Kleinmachnow, 4. August 1977

Mensch, Christa, die Sarah will nun auch weg! Wo will sie hin, die Sarah? An solchen Tagen verwünsche ich meine Heimatlosigkeit besonders ... Meine beiden Männer waren gestern im Palast der Republik, haben den ›Dibbuk‹ gesehen, vom Jiddischen Theater Bukarest. Jossl war enttäuscht. Der Saal war nicht geeignet, das Publikum befremdet und offenbar nicht angesprochen. Das wiederum wirkte sich auf die Schauspieler aus. Es fehlte das Feuer, wie Jossl sagt. Es muß zünden, aber es hängt von vielen Faktoren ab. Dani hat gesagt: »Jetzt hab ich begriffen, daß ich Jude bin.« Und ich habe einen glücklichen Abend lang allein vor der offenen Gartentür gelegen, mit all den Zutaten, die mir so wichtig sind, vor allem Ruhe!

Mein Buch schick ich Dir heute. Dem Tommy und der Carola auch.

In letzter Zeit waren einige Leute hier, Christa, sie haben alle von sich aus von ›Kindheitsmuster‹ erzählt. Nix Neues für Dich. Ich sag's Dir trotzdem. Die Richters zum Beispiel, die wenig Gegenwartsliteratur lesen, sind tief beeindruckt. Sie hat es ihm vorgelesen, das ganze Buch. »Das zwingt zum richtigen Verstehen, und man kann gleich drüber reden.« Am meisten hat sie beeindruckt, »daß man nichts Fertiges vorgesetzt bekommt. Wir haben mit der Christa Wolf gemeinsam gegraben und freigelegt ... Obwohl wir älter sind und zu Hause besser präpariert wurden.«

Ich weiß nicht, Christa, warum ich nicht möchte, daß Du so streng zu Dir bist. Dann sag ich mir aber wieder – vielleicht wäre ihr das alles nicht gelungen, wenn sie weniger strenge Maßstäbe hätte. Begabung ohne Widersprüche kann's nicht geben. Ich selber hab ja immer gekniffen, war viel zu nachsichtig mit mir, bin's immer noch. Die Menschen um mich waren andere, besonders der Peter hat mich viele Jahre sehr beeinflußt mit seinen oft wirren Ideen. Ich hielt es für lebensnotwendig, mich anzunehmen, wie ich war, ganz locker zu lassen, alles ein- und ausfließen zu lassen, möglichst ohne Kontrolle und Beurteilung. Für Peter und viele seiner Generation ist es eine bequeme Ideologie. Ein Freibrief für Individualismus. Nicht auch für Trägheit? Die Wahrheit liegt in der

Mitte. Fred und ich haben oft darüber gesprochen: Die dialektische Einheit von Lockerung und Spannung ist das ganze Geheimnis. Gleichgewicht der Kräfte. Mein Gott, aber wer von uns hat denn auf die Dauer Gleichgewicht in seine Existenz gebracht? Für mich wird das immer ein Problem bleiben.

Weißt Du, ich wundere mich immer wieder, wenn Dir so endgültige Formulierungen gelingen, wenn Du von Einsichten schreibst, zum Beispiel der Traum von den fremden Bahnhöfen und den falschen Zügen – als wär da etwas, was man nun *hat*, was unverlierbar und endgültig in uns eingegangen wäre. Meine Einsichten berauschen mich für kurze Zeit, dann liegen sie als Streusand in meinen tieferen Schichten, und die alten verhaßten Gewohnheiten haben mich wieder in ihren Klauen, und ich erinnere mich an nichts.

Seit den Krankenhausaufenthalten drängt sich mir besonders das Problem des Altwerdens auf. (Ich weiß nicht, ob ich Dir schon davon geschrieben habe, manchmal wiederhole ich mich, verzeih.) Jedesmal liege ich in einem andern Zimmer, wo gerade ein Bett frei ist, und dann fast immer sind es alte Frauen. Altwerden, weißt Du, ohne seine Würde zu verlieren ist schwer. Weil man nicht mehr gebraucht wird und keiner mehr ohne Hilfe der andern auskommt. Oder gar ein verkalkter, seniler »Pflegefall« zu werden, der nicht mehr weiß, was er tut, der nichts mehr unter Kontrolle hat. Und all die Stufen dazwischen. Sie reden und reden, nur noch abgestandenes Zeug. Und ich liege da an meinem Tropf und höre geduldig zu. Und ich denke an die Zeitverluste (Du hast vollkommen recht, Christa!) – aber dann schäme ich mich, als ob ich diese Frauen verraten hätte. Verstehst Du das? Alles, was man tut, *ganz* tun, das geht wohl nicht. Manchmal muß man etwas spielen. Warum wehre ich mich so hartnäckig gegen diese Art von Spielen? Vielleicht weil ich auch viel mit mir vorhatte, nur nicht genau das gleiche wie Du. Na ja, dieses letzte Grauen des Dahinsiechens, ich frage mich, ob es nicht alles frühere Leben zudeckt und unwirklich macht. Sterbehilfe scheint mir ein sehr aktuelles Wort zu sein. Mit diesem Problem, genau wie Lebenshilfe, müssen wir uns auseinandersetzen. Ja, von der Neutronenbombe hab ich im Fernsehen vernommen, es macht meinen Untergrund noch dünner und schwankender. Ich erwische im Traum zwar nicht die falschen Züge, aber ich packe ein und packe aus und ziehe um und hin und her und werde nicht fertig mit der Umzieherei und bin auch nirgendwo zu Hause. Die »verlorene Zeit«, Christa – ich versuche halt, diese Krankenhausgeschichten nicht als verlorene Zeit zu sehen, es tröpfelt ja alles in einen Topf. Auf Leistung bin ich viel zu wenig eingestellt. Es kommt mir immer mehr darauf an, ein Mensch zu werden als Gegenentwurf zu den Bombenbauern! Mein Gott, was schwatz ich bloß. Hier noch ein paar Tacheles. Ja, der Dani bastelt, wie er's »angedroht« hat. Aber nicht im Zimmer. Der Lärm stört mich nicht. Er hat eine Woche lang emsig gehämmert und gesägt. Es war herrlich, ihm zuzusehen. Und jetzt hängt hinten zwischen zwei Birkenstämmen ein großer Pfahlbau, dreistöckig, mit Balkon, Wohnteil, Wehrgang, Zugbrücke und Alarmanlage. Das Ganze knarrt im Wind. Und jeder, der hereinkommt, ist verblüfft. Bald fängt die Schulangst an. Hast Du Dani einmal lesen hören? Mit Müh und Not liest er mir am Tag eine Seite vor. Noch immer hat er kein einziges Buch gelesen. Und nun die neuen Fächer, wo er doch kaum die alten schafft.

Dieser Sommer, na ja, was hätte man mit ihm alles anstellen können. Das Haus dort droben weißen ... Ob wir nach Mecklenburg ziehen? Ich bin unschlüssig wie immer, aber irgendwo in mir spür ich eine große Sehnsucht nach diesem Neuen, Unbekannten. Kleinmachnow bedeutet mir bestimmt nichts mehr, auch Kittys Grab hat keine Bedeutung für mich. Dort ist sie nicht. Den Garten mag ich sehr, mein Zimmer und die Tür zum Garten. Christa, nur Dani ist meine ganze Sorge. Und diese Plagen mit der Schule sollen noch fünf Jahre weitergehen, zusätzlich zu allen anderen Schwierigkeiten.

Ich erinnere mich an das Glück, Daniel in meinem Bauch zu spüren.

Ich drücke Dich ganz
fest,
Deine Maxie

Sonnabend, 6. August 1977

Christa,
seltsam, Du, wenn ich jetzt an die intensive Zeit nach der Krankheit zurückdenke! Offenbar gelingt diese Dichte des Erlebens nur nach großen Schocks und Erschütterungen. Man vergißt so rasch. Das ist traurig. Ich liege brav auf meinem braunen Sofa und wehre mich nach allen Seiten; schreibe der Bezirkszeitung einen feurigen Kündigungsbrief (Die werden sagen: »Diese arrogante Ziege!«, und nichts verstehen), weil sie die ihnen bequemste Frauengeschichte abgedruckt – und auch da noch weggelassen haben, was nicht in ihr Konzept paßt. Dem Unterrichtsministerium schreibe ich ein Pamphlet über die Mängel unserer Schule, der Kommunalen Wohnungsverwaltung eine Beschwerde über die zu niedrigen Schornsteine, denn wir bekommen allen Rauch vom Nachbarhaus in die Nase. Und bilde mir noch ein, auf diese Weise das Meinige zu tun und nicht alles unwidersprochen zu lassen, was in der Welt geschieht. Könnte ich was gegen die Neutronenbombe machen, würde ich gelassener über die »Kleinigkeiten« hinwegsehen. Und lache über mich selbst.

Danach bin ich eine Weile so ruhig und leer, daß ich ganz in meinen Blumen bin, die ich frisch in die Vasen tu, schneide, umordne, wässere, dann kann ich auch ein Gedicht lesen (Konnte ich früher nicht!) oder einfach in die Baumwipfel schauen und gar nichts denken. Euphorien halten natürlich nicht lange an, Christa, schon gar nicht mit einem »Vollkommenheitswahn«. Sei zufrieden, daß Du diese schönen Wochen verlebt hast. Und was heißt »aufarbeiten«? Ich habe solche Worte auch benutzt: aufarbeiten, bewältigen, verkraften, zurechtkommen damit, in den Griff bekommen . . . Jetzt denke ich, ich komme nur im Gedanklichen, im Wort weiter, die Gefühle entsprechen dem überhaupt nicht, die sind ein für allemal fixiert, neurotisiert, was weiß ich. Und der Körper ist sowieso ein armer Hund. Da bin ich wieder einmal bei der Dreiteilung. Briefe sollte man nur nachts schreiben, nicht am hellichten Morgen. – Christa, ich möchte wissen, am dringlichsten von allem, wie Du das machst, Dein Aufarbeiten, so daß es verwendbar für Dich wird. Es gibt Einsichten über uns selber, das schon. Zum Beispiel meine Einsicht, daß ich auch Gefühle zerdenke, daß auch Gefühle ohne das entsprechende Wort schlecht zustande kommen, wenigstens nicht, wenn ich mit mir allein bin. (Anders ist es schon in Gesellschaft, da passiert eher das Gegenteil: Gefühle verdrängen das Denken. Ich bin manchmal wie blockiert im Beisein von anderen. Gründe dafür gibt's auch.) Ich erwische mich dabei, wie ich nachts mit den Leuten rede, vor allem Briefe schreibe, um mich mitzuteilen, etwas zu verarbeiten, als ob ich das mit mir allein nicht könnte! Ohne einen Partner, wenigstens einen Briefpartner, auf einer Insel, würde ich verrecken. Oder wenn ich wütend bin auf irgendeinen, dann formuliere ich diese Wut immer in einem Satz, für mich: Das ist teuflisch! Oder: Macht nur so weiter, ich spiele nicht mit! Als ob Gefühle ohne die sprachliche Entsprechung unwirklich wären!

Aber das ist schon wieder ganz was anderes, und ich schwatze. Eigentlich wollt ich Dir schon lange sagen, Christa, auch auf die Gefahr hin, das ganz falsch zu beurteilen: Kann man denn jederzeit und in jeder Situation schreiben, es schreibend bewältigen? Kann da nicht ein ganz großer, gefährlicher Krampf entstehen? Ist es nicht manchmal ratsam, den Schreibtisch abzuschließen, vielleicht sogar die Bücher (?), um anders zu leben, EINFACH LEBEN, sich leer machen oder auf dem Boden liegen und horchen, in sich hinein. Ist ein Mensch tatsächlich so ausschließlich auf *eine* Form der Konfliktverarbeitung orientiert? (Ich nehm das erstbeste Wort, heut fällt mir nicht viel ein, Schädelbrummen, schlechte Nacht, erzähl ich Dir später!) Ich glaub Dir nicht ganz, daß Du nur schreibend über die Dinge kommst. Oder vielleicht wünsch ich mir nur, daß es Dir (uns) auch anders gelingen könnte! Ich bezweifle überhaupt nicht, daß Du irgendwann in gehöriger Weise reagieren wirst, Christa. Nur – ob Du es jetzt mußt? Vielleicht ist Deine Zeit in Meteln abgelaufen, in diesem Sommer. Vielleicht klärt sich vieles in einer ganz anderen Umgebung, mit anderen Menschen. Ich würde reisen, wenn ich gesund wäre, ich wüßte schon, was ich tun würde. Und nicht um mich zu zerstreuen. Um mich neu zu entdecken, anders als alternde Kindesmutter, Hausverwalterin, treue Josslgefährtin. Und wieso ist jetzt Dein Fenster unterm Dachboden? Sitzt Du nicht mehr in Deinem Zimmer neben der Haustür? Daß Äpfel vor Deinem Fenster wachsen, ist schön. Ich gehe oft nachts in den Garten, genieße dieses nächtliche Spazierengehen, barfuß im taufrischen Gras. Und ich möchte so gern da und dort was herunternaschen, aber außer einem Ribiselstrauch haben wir keine Früchte im Garten. Auch der kleine Apfelbaum trug in diesem Jahr keine Frucht. Die Kirschen werden von den Amseln geerntet, sie hängen auch zu hoch. Im Werder-Laden verkaufen sie endlich Obst, gute Pflaumen, Birnen, Frühäpfel, leider keine Pfirsiche. Und ich darf eigentlich nichts davon essen. Ich leide sehr.

Manchmal bin ich nachts mit dem Igel beschäftigt, der immer auf unsere Terrasse kommt und mit dem Katzenschälchen rumort. Christa, ich glaube, ich sage immer die gleichen banalen Dinge, aber für mich sind sie sehr wichtig. Ich grüße Dich herzlich, Deine

Maxie

Ich nütze das leere Haus, Jossl, die wunderbare Ruhe, um Dir ein paar Worte zu sagen, etwas, das mir wichtig scheint, aber ich finde nicht den Ansatz, die Sprache verschließt sich mir schon lange. Ich rede in abgeleierten Begriffen und fühle, das ist es nicht. Christa hat den gleichen Gedanken, lies ihren wunderschönen Brief: »Es geht ins Nüchterne, Härtere, dabei nicht Unsensiblere – hoffe ich.« Wir suchen eine neue Sprache, glaube ich, wir alle, weil die Bilder in uns stärker sind – ich sage zum Beispiel: Flammensäule, und frag mich, was heißt das schon. Die Offenbarungen in der Bibel, was für tiefe Erschütterungen auch in der Sprache. Wir alle suchen das neue, uns gemäße Wort, für das wir uns nicht schämen müssen. Wir alle stehen am »Prüfstand« – das hat sie wunderbar gesagt. Unnachahmlich, wie Christa die ihr gemäßen Worte findet oder doch wenigstens Annäherungswerte. Es ist eine mathematische Genauigkeit, eine leidenschaftliche Wahrheitsliebe darin.

Was ich Dir eigentlich sagen wollte? Wie doch irgendwo in uns die Grenzen zwischen Schmerz, Verzweiflung und Genießen (bis in den Schmerz hinein) ineinanderfließen. Von tiefster Verlassenheit und Apathie fall ich fast ohne Übergang in euphorische Zustände. Alles Leben in mir ist in eine winzige Kammer meines Wesens gepreßt, bis diese Kammer ihre Wände sprengt, explodiert und sich ausbreitet. Ich zerbreche meine Schale und wandere von einem Pol zum andern, um mich wiederzufinden. Dabei werde ich von Lichtströmen übergossen. (Ach, die Engel, die Feuerwagen ...) Ich lache wieder, verspritze Heiterkeit und Spott, bringe die Ärzte, die Schwestern zum Lachen. Die Frauen sehen mich erstaunt an, manche scheel, böse, neidisch, verständnislos. Einige kommen zu mir, schauen mir in die Augen, als wollten sie aus ihnen trinken. Und ich freue mich wie ein Kind, freue mich über den Tag, die Sonne, die Wolken, den Regen, die Vögel auf dem Baumwipfel vor dem Fenster, die auf einen ruhigen Augenblick warten, um lautlos hereinzufliegen und sich Kuchenreste vom Nachtkästchen zu stiebitzen. Ich freu mich beim Anblick eines Sessels, eines Tisches, einer Tür, jedes Ding ist von Menschenhand gemacht, in alles, was sie gemacht haben, ist etwas von ihrem Leben geflossen, ihrer Pein, ihrem Schweigen, ihrer unendlichen Geduld, ihrem Witz, ihren Träumen ... Ich sehe auf einmal plastisch. Tatsächlich, ich entdecke plötzlich, daß meine Augen plastisch sehen. Das tun sie nämlich sonst nicht. Ein Tisch ist nicht nur ein Tisch, wie das Wort sagt. Man muß sich ihn einmal genauer ansehen, in seiner Perspektive, ihn mit den Fingern betasten, ihn in sich aufnehmen, Du weißt schon, was ich meine – ich finde jetzt nicht den Ausdruck. Die Menschen wissen zwar, daß das, was sie sehen, plastisch zu sehen ist. Aber sie nehmen es nicht wahr. Es wahrnehmen bedeutet nämlich zu wissen, daß du lebst und atmest und dein Blut heftig pulsiert, daß in jedem Augenblick Erschütterungen unsere Welt zittern machen, Erdbeben, Feuersbrünste, viele in jedem Augenblick gestorbene Tode, und daß dies alles voller Wunder ist. Das ist das Leben, dieser Augenblick ... das war es schon.

Lauschen an meinen Quellen.

Manche Leute wachen am Morgen auf und finden alles häßlich, traurig und vergebens. Ich wache manchmal auf, mitten am Tag, und bin wach und von dem, was ich sehe, und von meinen Eingebungen besessen. Nichts in der Welt kann schöner sein als dies Stück Himmel zwischen den Birken in unserem Garten. Der Rasen der schönste Teppich. Kein Baum kann interessanter sein als diese Tanne: Du kannst sie betrachten, ihre Haut, diese graubraune, rötliche, feste, zerrissene und wieder heile Haut. Fred, Du hast irgendwo geschrieben: »Ein Baum, das ist eine Explosion göttlicher Kraft. Könntest du tausend Jahr in einer Sekunde leben, würdest du plötzlich einen Knall hören – und da steht ein Baum. Er ist aus der Erde geschossen und hat genau die Form wie ein Blitz aus der Erde. Von kochendem Saft erfüllt, von einer unerhörten

Bewegung in sich geschlossen und geballt...« Oder so ähnlich, ich kann mich an den Wortlaut nicht erinnern. Plastisch sehen (was für ein häßliches Wort, es ist bereits deformiert, ehe wir es aussprechen) bedeutet verfremdet sehen. Zeitlos. Ein Mensch steht vor dir. Ist er denn einfach so gewachsen, wer hat seine Augen gezeichnet, diese unähnlichen Brüder, eines von Lebensfreude, das andere von Schmerz erfüllt. Jossl, wie gut Du Theater spielen kannst. Wir werden nicht sterben, spielst Du mir vor. Aber vielleicht hast Du recht!

Ich liebe Bäume. Ich kann Bäume betrachten wie Menschengesichter. Ich dringe durch die Borke, wühle mich durch die Jahresringe in Zeitlosigkeit, ins Erdreich, in Saftströme stürze ich und ertrinke in Wohlgerüchen, mit denen der Baum verschwenderisch die Luft schwängert. Ich bewege mich in den Zellstrukturen wie im freien Raum, spüre das Wachstum, als hätt ich's in den Fingern, im Blut, in meinem Haar, das vom Wind gezaust wird.

8. August 1977

Liebe Mary!

Ich habe versprochen, gelegentlich von mir hören zu lassen, möchte auch gern den Eindruck meines SOS-Briefes verwischen. Mir geht es besser, habe keine Angst mehr, keine unmittelbare. Nur die Geduld läßt merklich nach. Jetzt liege ich schon bald zwei Monate. Allerdings paradiesisch, vor der weit offenen Terrassentür, fast im Garten, auch nachts. Dann besucht uns regelmäßig ein Igel, der am Napf unserer Katze schleckt und ihn wütend hin und her schleudert, wenn er leer ist. Die Katze steht daneben und wundert sich. Manchmal trinken sie gemeinsam aus der Schale. Ein unglaubliches Bild, wenn ich es nicht selbst gesehen hätte. Um fünf Uhr früh liegt das erste Sonnenlicht auf dem Rasen, die Lilien leuchten wie sonst nie, das Gras ist voller hungriger Amseln und Stare, die emsig Regenwürmer suchen. Ich hab's also verschmerzt, dieses Jahr nicht wegfahren zu können. Ruhe ist für mich das schönste.

Freitag soll ich wieder an den Tropf, falls die Leucos nicht zuwenig sind. Gibt es eigentlich ein Medikament, das mir auf die Beine helfen könnte? Haben Sie mein Buch bekommen, ich hab's vor ein paar Tagen weggeschickt. Und hat Ulrike meine Karten erhalten? Ihre Ostsee-Bäume haben mir gefallen. Sie wissen ja nicht, daß Bäume und Wolken meine große Liebe sind. Ich kann auf vieles verzichten, aber ein Leben ohne Bäume und Wolken ist unvorstellbar. Deshalb liebe ich Mecklenburg so sehr, dort fand ich den größten, weitesten Himmel und die aufregendsten Wolken, die sich ständig verwandeln. Übrigens wollen wir ein Bauernhaus dort oben pachten. Ob wir das schaffen, die Handwerker zu betreuen und das Ding nicht verlottern zu lassen, bis wir ganz hinausziehen können? Und dann hab ich ja noch keinen blassen Schimmer, ob mir die Einsamkeit auf die Dauer wirklich zusagen wird. Ich kenne mich zuwenig. Fest steht nur, daß wir von der Grenze wegwollen, daß wir mehr Weite um uns brauchen, in jeder Hinsicht. Zurück zur Natur – weiß nicht, das ist wohl kein Ausweg. (Ich lese gerade bei Henry D. Thoreau, in ›Walden‹ – ist vor Jahren bei uns erschienen: »Aus der Verzweiflung der Stadt zieht man in die Verzweiflung des Landes hinaus und tröstet sich an der Tapferkeit von Sumpfotter und Bisamratte.«) Ich bin ein Mensch, der Widerstand braucht, Kampf, irgend etwas durchboxen, Idylle ist auf die Dauer kaum was für mich. Wahrscheinlich fahren wir Mitte August für einige Tage hinaus, um einige Bauernhäuser anzusehen. Drükken Sie mir die Daumen, daß ich dann reisefähig bin. Die Landschaft ist wunderbar. Dort gibt's noch weite Wälder und alte Dörfer, wo die Menschen einander helfen, weil sie aufeinander angewiesen sind.

Hab grad die Autobiographie von Zuckmayer gelesen. Er hat ein so reiches, interessantes, vielschichtiges Leben gehabt, daß man im Vergleich dazu die Ärmlichkeit unseres Daseins deutlich spürt. Und man wird sich wieder einmal bewußt, wie nivelliert wir alle geworden sind, wenig Eigentümlichkeit. Die Menschen verhalten sich, wie's von ihnen erwartet wird, kaum einer tanzt aus der Reihe. Irgendwann wird man begreifen, daß auf diese Weise nichts wachsen und gedeihen kann, nicht auf die Dauer. Na schön, wenn man die Not, den Hunger, Krankheit und Unterdrückung ausmerzen will, halst man sich neue Probleme auf. Fast unlösbare.

Schluß jetzt, mit diesen Gemeinplätzen kommt man auch nicht weiter. Die Sarah Kirsch geht nun auch weg. Das bedrückt uns sehr. Wir können uns nicht vorstellen, wie sie leben wird. Sie war zu viel allein, wird sie dort auch allein sein? Es ist bitter schade um sie.

Noch eine Bitte, ob Sie mir für September in Buch einen Nachsorgetermin verschaffen könnten? In Potsdam kümmert man sich nur um die Leber.

Ich grüße Sie und die
Ihren sehr herzlich

10. August 1977

Liebe Sofie! Im letzten Moment, da ich noch allein bin (Fred in Berlin, die Oma abholen, Berti schlafend in seiner Kammer, Dani irgendwo draußen im Regen), will ich Dir noch rasch schreiben, denn ich kenn mich, später, wenn meine Mutter da ist, find ich keine Worte mehr ... War heut furchtbar reizbar, zittrig, konnte keine menschlichen Stimmen mehr ertragen nach den vielen Besuchern gestern. Die Kühns waren da, zu fünft, mit Kindern und Freundin, und noch andere Leute, ich konnte mich auf niemanden mehr einstellen. Nahm nach einer schlafarmen Nacht, die mich meist sehr unternehmungslustig sieht (Das schlafende Haus aktiviert mich!), eine Schlaftablette und schlief bis jetzt. Danach einige Seiten Upton Sinclair. Das Leben Jesu interessiert mich auf einmal sehr. Überhaupt andere Lebensläufe. Vom Zuckmayer hab ich

Dir wohl schon erzählt. In dessen Haut wär ich gern mal geschlüpft, obwohl ich sonst mein Leben mit niemandem tauschen möchte. Er kannte die interessantesten Menschen seiner Zeit, hat sich in den verschiedensten Lebenslagen erproben können (Künstler, Emigrant, Hungerleider, Filmautor, Farmer in den USA, Hausbesitzer in der Schweiz), bei ihm lachten die Menschen, wüteten, schrien, prügelten sich, lagen am Boden, standen wieder auf, leuchteten wieder ... Sie liefen davon, schonten sich nicht, riskierten was, gingen manchmal bis an ihre Grenzen ... Und bei uns? So wenig Eigentümliches, überall Klischeeverhalten, Angst vor dem Wagnis (wie Max Frisch sagt, auf die Schweiz,) und alles verplant vom Vater Staat. Wer aus der Reihe tanzt, wird zurückgepfiffen. Das macht mir Angst, Sofia, Du weißt das. Fred hat es mit der Dialektik, er sagt, wenn wir wirklich dialektisch denken würden, könnten wir begreifen, wohin das führen muß, nämlich wie in der Biologie: Dort führt Einengung und Abschirmung zum Absterben der Arten. Und ich? Wir bleiben alle nicht verschont von dieser Stickluftatmosphäre. Und es macht immer mehr Mühe, überhaupt herauszufinden, was für uns gut ist. Wenn ich von den Essenern lese, weiß ich ziemlich genau, daß ich *das* auch gern ausprobiert hätte, ein Leben in Askese. Wir haben alle so verdammt wenig Möglichkeiten, uns kennenzulernen, unsere verborgenen Kräfte, und etwas auszuprobieren, etwas *anderes* zu machen als gestern und anders als die andern!

In dem Buch über die Kibbuz-Jugend in Israel finde ich eine Stelle, die in unser gestriges Gespräch gepaßt hätte – das Zusammenleben mit anderen Menschen, der Widerspruch, Aggressionen, Intimität, persönliche Entwicklung und das Interesse der Gruppe. Aber auch die heikle Frage der Bewährung in schweren Zeiten – und dagegen unser langsames Dahinwelken in »guten Zeiten«, da man weitgehendst versorgt ist und übereinstimmt mit der sozialen Außenwelt.

Du und Horst, ich hoffe, Ihr habt es gut miteinander gehabt bei uns, Ihr wart mir angenehm, viel angenehmer und gelöster als sonst. Schade, daß ich so müde war. Heut könnt ich auch nur dösen, aber ohne die nötige innere Ruhe. Das Miese an dieser Lebergeschichte ist diese schwer erklärbare Reizbarkeit, verbunden mit Erschöpfung.

Ich bin gespannt, ob meine Mutter reisefähig ist, dann würden wir nächste Woche nach Schwerin fahren, um Jossls Traum mitzuträumen. Ich seh uns dort mit unseren Freunden wirtschaften, spazierengehen, Zwiebeln ernten und Schwammerln aus dem Wald holen, uns streiten oder heftig debattieren oder eingeschneit sein, ohne Telefon, hinter dem Mond ... Ach, weißt Du, eigentlich sehne ich mich nach Weite. Dieses Land ist so winzig, man stößt überall mit der Nase an. Wenn ich von Sibirien lese, Schukschin zum Beispiel, oder von den amerikanischen Weiten (Zuckmayer), dann werde ich neidisch und traurig. *Das* erlebe ich nie! Und wahrscheinlich werde ich die weiten Almen in Kärnten, wo tagelang kein Mensch zu sehen ist, als mein einziges Erlebnis für Weite und Größe einer Landschaft in Erinnerung behalten. Mehr Beispiele hamma net! Und ich bin noch gut dran. Meine Mutter kennt außer unserem Kleinmachnow nix, einmal Moskau, glaube ich und zwei Tage Venedig in der Nachkriegszeit. Jetzt will ich ihr die Ostsee zeigen, falls sie das noch aufnehmen kann, mit all ihren vielen körperlichen Leiden. Grüß Euch, Ihr lieben Stachelschweine. Nützt den Sommer.

Maxie

10. August 1977

Hallo, Ika,
ich begrüße Dich an diesem langen Regentag. Eben aus der Klinik wieder entlassen, Hirn schwirrt, Unruhe im Herzen, belagert von Menschen. Meine Mutter aus Wien

ist da, mit 260 Blutdruck, in Dauerspannung, macht mich meschuggenes Hendl noch meschuggener. Sehnsucht nach Ruhe ist übermächtig. Sitze im Eßzimmer, vor der Terrassentür, die Familie drängt pausenlos aus drei Türen herein, ich werde bestimmt verrückt. Übermorgen schick ich sie in die Prärie, nach Mecklenburg, dann verschnauf ich, lebe auf, tanze durch die Wohnung, höre Platten, singe, ess wunderbare Sachen, schreibe, na klar, Ika, schreib ich dann!

Na, schau her, jetzt weißt Du, wie durcheinander ich bin. Aber schreiben will ich Dir trotzdem, weil nämlich Dein Brief eine Freude war und Dein Sittich. Du sollst mir immer was zeichnen, Du. Ich hab das auch oft getan, aber die Leute haben nie reagiert, und nu mach ich's nur bei Auserwählten. Du, meine Mutter erzählt mir grad zum 386. mal, daß der Jossl doch keinen Bart tragen soll, und zeigt mir ein Foto von 1958, wie schön er damals war, ohne Bart! Ach herrje! Du siehst, daß meine Mutter auch ein Problem für mich ist. Ich dachte schon, ich hätt's geschafft, aber diese blöde Leber macht einen auch so radikal und mimosenhaft.

Auf Deinen Vater bin ich gespannt, im Brief und in der Geschichte deutest Du so viel an, daß man mehr wissen möchte. Na klar, fahr hin nach Berlin, schau Dir die Ecke an. Und den W. seh ich vor mir, ist alles gut erzählt, aber ich hab keinen Kopp, um was Gescheites dazu zu sagen. Hast wieder angerufen, sagen meine Kinder. Na, in der nächsten Woche ist hier Ruhe, dann reden wir.

Dem Sensenmann scheine ich nun tatsächlich entkommen zu sein, obwohl das giftige Zeug einige Schäden anrichten wird, Herz, Knochen, Magen. Aber schließlich muß man nicht 120 Jahre alt werden. Die Julia hat Dir tatsächlich gefallen? Sie ist unsere zweiundneunzigjährige ehemalige Nachbarin und noch immer kreuzfidel. Nur etwas schwerhörig. Schimpft auf die Leut, die sie langweilen, die nur tratschen und keine Kultur haben. Die kannst Du kennenlernen, die Rosi aber net, die is anonym. Schreib mir, was Du über die Frauen denkst, auch im einzelnen, ja? Ich plag mich jetzt mit den Männergeschichten, schreibe Tonbänder ab. Aber auf einmal merk ich, das ist alles nischt. Viel schwächer als die Frauengeschichten, oder ich kann's einfach nicht beurteilen. Die reden doch nicht ehrlich. (Der Jossl sagt, das macht nix, weil die Wahrheit in der Gegenüberstellung doch rauskommt, zwischen den Zeilen!) Aber es wurmt mich, bin gereizt wie ein hungriger Löwe, Ika, Mädchen, Dich könnt ich wahrscheinlich ertragen heut, zwei, drei andere auch noch, den alten Jossl, die Christa, sonst keine Menschenseele. Schon die arme Katz macht mich knurrig, weil sie mir andauernd auf den Bauch hüpft und nicht fragt, ob's mir recht ist. Aber ich Idiot müßte ja wissen – so geht's mir immer nach dem Tropf. Also, auf bald

Deine Maxie

16. August 1977

Liebe Helga,
Deine Schrift hat mir heut zugesetzt, ich hoffe, ich habe sie enträtselt und nicht mißverstanden. Diese kleinen Karten peilen einen Menschen ja immer nur an, sie machen neugierig auf mehr, und dann sitzt man wieder auf dem trockenen. Mit den Besuchen ist es ähnlich, sie lassen mich durstig zurück. Man müßte wieder verreisen, sich unter die Menschen werfen, heraus aus diesem beschissen engen, idyllischen Kleinmachnow! Ob das Bauernhaus, das wir haben wollen, ein Ausweg sein wird? Ich glaub's nicht. Das geistige Leben wird nicht lebendiger, nicht interessanter, immer mehr verkriechen sich die Menschen in sich selber, in ihren vier Wänden, in ihren Autos. Und mich friert. Wenn der Jossl nicht wär und zwei, drei Freunde, aber das ist zu wenig! (Ach so, Du willst vielleicht wissen, wo's mich zwickt. Ich pflege meine dumme Leber, seit mehr als zwei Monaten und muß »viel Geduld« haben. Zumindest weiß ich oder glaube zu

wissen, daß es keine Metastasen sind, und das beruhigt ein wenig.)

Ja, Helga, das Buch über die Männer ist schon angefangen. Und Du hast natürlich recht, es ist verdammt schwer mit ihnen, obwohl ich vor Verallgemeinerungen zurückscheue. Schön wär's, wenn ich ein wenig bloßlegen (nicht bloßstellen) könnte von ihrer Angst, nicht zu genügen, von ihrem Konflikt zwischen dem (Omni-)Potenzzwang und ihrem Geborgenheitswunsch, ihrem sexuellen Verlangen und dem Bedürfnis nach Zärtlichkeit. Aber sie kennen ja ihre Bedürfnisse und Ängste viel weniger als wir Frauen. Sie haben wirklich geringere Ansprüche an ihre Persönlichkeit, zumindest andere als wir Frauen. Frauen wollen Menschen werden, Männer wollen was erreichen, wollen Erfolg haben oder glauben es wollen zu müssen. Es wäre schön, könnte ich die Spuren in die Kindheit verfolgen, aber da ist ja auch vieles unbewußt und verschüttet. Ein Psychologe könnte das viel besser als ich. Die Helga Schubert müßte so etwas machen.

Ich hoffe, ich habe Dich richtig gelesen, Deine Schrift ist ja winzig klein. Du findest Dich wunderbar? Und es langweilt Dich, wenn ein anderer das auch findet? Hm. Ich kann von mir nur sagen, daß ich etwas in mir »wunderbar« finde oder sagen wir, einigermaßen menschlich und reif. Vieles andere ist mir noch so unausgegoren, sogar unangenehm, ich akzeptiere es überhaupt nicht, bin sehr ungeduldig mit mir, weil ich aus Erfahrungen und Einsichten so wenig mache, weil ich immer wieder vergesse und in alte Verhaltensweisen zurückfalle, die ich bei mir und anderen nicht ausstehen kann, und weil meine Familie es mit mir so schwer hat. Vielleicht ist der Anspruch an mich selber zu groß, nach wie vor. Im Grunde steh ich ja ziemlich einsam mit meiner Verantwortung für die Familie da, vor allem für Daniel, meinen Legastheniker, der auch in diesen Ferien nicht richtig lesen gelernt hat.

Du sagst kein Wort, ob Du allein lebst. Bist Du geschieden? Wie gestaltet sich Euer tägliches Leben? Wenn's mir besser geht und Du Zeit hast, dann besuch mich mal. Im September müßte es soweit sein.

Herzliche Grüße, Maxie

23. August 1977

Auch nur ein Kurzbrief, Sofie, liebe Alte, weil schon zwei Briefe von Dir da sind, besonders gute, in denen Du mir nahe bist. Wir verstehen uns jetzt besser als früher, das tut mir wohl. Aber ich bin ein' Tag nach diesem Scheißtropf, gegen den ich bald rebellieren werde, und hab den bewußten dumpfen Schädel und Kreuzweh.

Freds Schimpf leg nicht auf die Goldwaage, er ist manchmal schnell mit Worten festgelegt. Du mußt besser wissen, aus welchem Nest Du kommst. Und wennschon – wer wird gern dran erinnert? Ich werde auch giftig, wenn Jossl mich mit meiner Mutter vergleicht, der nörgelnden, griesgrämigen Schwarzseherin. Denn in mir ist vieles andere auch noch, *das* soll er sich gefälligst anschauen und schätzen, net?

Zum H., warum so absolut? Du schaffst es bestimmt. Schreib wirklich Tagebuch, brauchst Du es nicht, werd ich es brauchen. Ich hatte vorhin meine schlampigen Tagebücher aus der Zeit, da ich als Sekretärin im GRW arbeitete und in der Rundfunkschule, in der Hand. Da ist Material in Fülle! Da staunte ich über mein Engagement und meinen Mut! Wär ich dort geblieben, wär ich auch aufgestiegen, mich hat wohl nur meine Stotterei daran gehindert. Hab mich tapfer geschlagen, was Dich widerlegt, Sofia, denn damals war ich jung und scharf auf den Jossl und noch einen, trotzdem hat's mir Spaß gemacht, mich mit Demagogen und Konformisten herumzuschlagen, und gar nicht so doof, kannste nachlesen. Damals saß ich nicht im vierten Rang, letzte Reihe, da stand ich auf der Bühne und wußte, was gespielt wurde und welche Rolle ich hatte.

Mit den Freunden hast Du recht, man darf sich nicht zu lang am G'nack sitzen, wie die Wiener sagen. Auch die Freundschaft kennt ihre Ökonomie, und man sollte die Zeit und die Geduld der Freunde nicht mißbrauchen. Die langen mittelmäßigen Gespräche, das Geschwätz, o je ... Vielleicht rebellier ich deshalb so oft gegen den Dieter, er kennt kein Maß. Wie im Essen so auch mit dem Reden. Aber er rührt mich, und daher meine Geduld. Und jetzt hör ich auf. Hab im Spital das neueste Spektrum-Büchl gelesen, von einem ungarischen Autor, ›Katzenspiele‹. Ach, da kämpfen zwei alte Weiber um einen Mann. Der Schluß ist befreiend. Aber mir fiel dabei auf, daß ich gegen diesen spezifisch ungarischen Charme, der ja auch viel Wienerisches hat (und umgekehrt), ziemlich unempfindlich geworden bin, er langweilt mich. Ich finde die Schreibweise und die Lebenssicht etwa der Christa Wolf viel reizvoller, bin ich eine Deutsche geworden? Ein Zwitter ganz bestimmt. Gegen die wienerischen »Krankheiten« bin ich offenbar immun geworden, und in dem Kuddelmuddel fang ich an, mich selbst zu finden. Und Du tust das auch in Deinem Leipzig, bei Deinem Horst. Wenigstens geben Dich Deine Kinder frei, der Dani hat mich noch mit Haut und Haar als Sklavin beschlagnahmt. Sei umarmt und geküßt.

Sonntag, 28. August 1977

Hallo, Gerti!
Der Sommer ist vorbei, die Freunde sind wieder im Lande, schön! Briefe stapeln sich, aber alle beantworten kann ich noch nicht. Heut mach ich's, ja?

Gerti, wenn Du mir schreiben könntest, was die Frauen in Deiner Weberei zum Buch oder einzelnen Porträts gesagt haben, wäre ich dankbar. Ich merke jetzt, daß ich doch ziemlich neugierig auf Meinungen bin. Briefe von

Freunden sind schon viele da, alle sehr begeistert, sogar überschwenglich. Für die meisten Frauen, die das lesen, sind die Geschichten so »Aha-Erlebnisse« und Lockerungsübungen. »Wenn die so offen sein können, müßte ich das auch einmal probieren!« Und: »Diese Frauen ersetzen mir die Freunde, ich unterhalte mich mit ihnen.« – »Sie provozieren mich zu einer eigenen Meinung, zum Nachdenken über mich.« Na bitte, Gerti, viel mehr wollte ich nicht.

Was macht Deine Arbeit, geht es weiter? Im September oder Oktober will ich einmal nach Leipzig kommen, auch um Männer oder Kinder zu befragen. Obwohl meine Nervosität ernsthafte Gespräche erschwert, ich stottere viel und bin mir selber zuwider. Und diese Visage, Gerti ... Aber scharf auf Arbeit bin ich, sitze viel an der Maschine, wehre mich gegen die Familie, die unentwegt in mein Zimmer kommt und immer irgendwas von mir will. Meine Mutter war drei Wochen hier, aber morgen fährt sie nach Wien zurück. Es ging mies mit ihr, die schlechten Eigenschaften nehmen im Alter zu, alles eine Frage der Kraft. Ich bin 44 Jahre alt, aber noch immer mache ich alles falsch, und meine Kinder auch, sie sind so unordentlich, weißt Du. Heut hab ich meiner Alten den Kopf gewaschen, sie gebadet, das fällt ihr schon schwer, und jetzt sitzt sie im Garten, wo endlich einmal die Sonne scheint. Ich hoffe, sie hält es dort eine Weile aus, und ich kann dann in Ruhe meinen Kaninchenbraten zubereiten, allein, damit ich nichts falsch mache, verstehst Du, weil nun meine liebe Mutter alles besser kann.

Dani baut sich einen herrlichen Pfahlbau zwischen zwei Birken. Das Ding hat einen Balkon, ein Geländer, eine Schlafstube mit Fenster, Hühnerleiter, Falltüre, Jägerstand, fast drei Stock hoch, jeder, der in den Garten kommt, staunt und muß raten, was dieses Gerüst bedeuten mag. Als Kleinkind hat er solch kühne Bauten mit seinen Klötzern errichtet, jetzt muß sein armer Vater in der Gegend herumkutschieren, um Bretter aufzutreiben. Leider fängt bald die Schule an, und Dani kann noch immer nicht lesen. (Dir geht's mit Ria ähnlich, nicht wahr?) Vor allem sind wir Widerspruchsgeister, wir streiten uns andauernd. Die eigenen Fehler beim andern finden ist auch schrecklich. Aber Reisen ist mit ihm ein Vergnügen, nur vor der Schule graut uns beiden!

Nun, grüß alle lieb von
mir, Maxie

An Helga Schubert

28. August 1977

Liebe Helga!
Wir haben uns Freitag so schnell aus den Augen verloren, und ich war so nervös und verstottert, hab mich miserabel gefühlt und für die andern eine Zumutung, so daß ich Dir noch ein paar Worte sagen möchte, weißt Du. Dir war auch nicht wohl in Deiner Haut, Du hast sicherlich an die dumme Rössle-Klinik gedacht und wirst weiter daran denken. Offensichtlich kann ich so was besser wegschieben als Du. Vor einiger Zeit spürte ich einen Knoten in der anderen Brust und konnte die Ärzte nicht überreden, eine Mammographie zu machen. Das hat mich aber seltsamerweise wenig berührt, ich glaub nicht mehr an Krebs, sonst könnte ich morgens nicht mehr aufstehen. Schließlich haben sie doch durchleuchtet und fanden nichts. – Oder vielleicht mach ich mir was vor, vielleicht kommt diese verflixte Unruhe genau aus der Ecke, ist alles Angst und Schrecken! Weiß ich denn, was mit meiner Leber wirklich los ist? Nix weiß ich. Man lebt. Und schreibt halt wieder. Als ob davon irgendwas abhinge. Man tut's nur für sich selber.

Hast Du viele Briefe bekommen nach Erscheinen Deiner Erzählungen? Mit der Sarah hast Du Glück gehabt. So ein schönes Nachwort möcht ich auch haben. Vielleicht schreibt mir die Gerti Tetzner oder die Christa eins für die Luchterhand-Ausgabe. Ich weiß ja nicht, ob Du über Dein Buch noch was hören willst, mir haben besonders gut gefallen: ›Taube Ohren‹, ›Alles an einem Tag‹, ›Die Ausnahme‹, ›Kleine Bilder‹ . . . Sicherlich auch andere, aber ich vergesse so schnell. Wenn ich ein Buch nicht ankritzle und meine Bemerkungen an den Rand schreibe, versinkt es. Meine Familie meutert schon, weil ich überall Spuren hinterlasse. Machst Du das auch?

Heut ist ein herrlicher Sonntag, die Sonne scheint, ich seh Dich in Eurem Garten sitzen und Kaffee trinken. Wohl bekomm's Euch. Grüß mir den Johannes und bleibt gesund!

Maxie

12. September 1977

Lieber Hermann, treue Seele,
Du hast einen wunderbaren Brief geschrieben, den interessantesten seit langer Zeit. Du solltest schreiben und nicht Kleider machen! Ich würde neidisch werden, aber so sagte ich zu mir selbst: Du lebst paradiesisch, wie ein Rentner, und der Hermann schuftet das ganze Jahr, dafür kriegt er manchmal ein Stück bunte Welt zu schnuppern! Ach, Mexiko würde ich auch gerne sehen, es ist mein alter Traum. Aber nicht die Städte. Sehr nahe ging mir, daß man keine alten Leute sieht, sie sterben früh! Und daß es Deinen Eltern gut geht. Hast Du lesen können, was Dein Vater schreibt? Mein Vater hatte auch vorgehabt, sein Leben aufzuschreiben, aber dann ist er gestorben.

Was Du über Beverly Hills schreibst, ist furchtbar. Ich könnte dort nicht atmen, ich würde davonlaufen, weil ich mich selber verlieren würde. Was erzählt Lisette von Las Vegas und Detroit und von dem Grand Canyon, wir erwarten ihren Bericht. Und wie ist Lisettes neue Arbeit? Von uns gibt's nichts Neues, der schöne Sommer ist vorbei, wir merken jetzt, daß wir wieder aktiv und produktiv werden müssen, sonst verkommen wir. Ich liege nicht mehr im Bett, obwohl ich noch liegen müßte, fühle mich aber ganz gut, schreibe, mache Interviews mit Männern, über die ich mein nächstes Buch schreiben möchte. Jossl ist ein bissl leer und müde, hat keinen Schwung zum Arbeiten, müßte seinen Lebensstil ändern, sagt er immer, aber wie? Morgen fährt er für einige Tage ins Braunkohlengebiet. Er schreibt ein Stück, das dort handelt, da braucht er Details, Anregungen, Atmosphäre, obschon die Geschichte eigentlich überall angesiedelt werden könnte.

Wir merken jetzt, daß uns die jährliche Reise fehlt, die uns Schwung geben könnte. Seit zwei Jahren sind wir nicht mehr rausgekommen, da wird der Horizont ein wenig eng. Abends sitzen wir jetzt oft vorm Fernseher, dem Fenster zur Welt, und all das Kaputte strömt herein, aus der schönen westlichen Welt. Ein wenig zum Trost, daß wir dort draußen unser Heil auch nicht finden würden. In Westberlin schlägt die Rauschgiftwelle über den Jugendlichen zusammen, jetzt erst diskutieren die Stadtväter, was zu tun wäre. Na, und der Kappler, der Schleyer, die frechen Nazis . . . Wo man hinsieht, stinkt es.

Der Jossl, was mein Mann ist, will Euch bald einen langen Brief schreiben, hat er versprochen. Die Mäxl hat nämlich zur Abwechslung eine Nervenentzündung im rechten Arm und soll ihn schonen. Das machen alles die bösen Medikamente. Aber für die Leber sind sie gut. Und wenn die Leber ganz gesund ist, behandeln wir eben das nächste Organ bis ans Ende.

Der Dani, was unser Sohn ist, wird gleich so groß wie ich sein, zwölf Jahre und ein Mann im Stimmbruch, aber seine Lehrerin schickt mir noch immer rabiate Briefchen ins Haus. Er macht keine Hausaufgaben, vergißt alles, hat in Betragen fünf. Na, was tun? Rad wegschließen, Fernsehen verbieten?

Seid umarmt und bedankt für die schönen Briefe. Paris muß jetzt schön sein im September!

Eure Mäxl

21. September 1977

Servus, Erika!
Ich find's wirklich komisch, daß wir uns noch einmal über den Weg laufen, nachdem ich dieses Buch geschrieben hab. Als ich mit Ruth, der Kellnerin, gesprochen habe, mußte ich viel an Dich denken. Ich erinnerte mich an meine mageren Tagebuchnotizen aus der Zeit mit Doktor K. und jubelte meiner Ruth einige Sätze von Dir unter, das fällt außer Dir und ihr niemandem auf, und der literarischen oder sozialen Wahrhaftigkeit tut es keinen Abbruch. Du als Schreibende wirst das akzeptieren, nicht? Sag mir, wie Du die Ruth findest.

Während ich Dir schreibe, belästigt mich unsere Katze hartnäckig. Sie will auf meinen Schoß, und da sitzt sie nun, und ich tippe behindert über sie hinweg, dabei kriegt sie ständig ein paar aufs Ohrwaschel. Und vorhin hat sie das einzige vernünftige Möbelstück in unserem improvisierten Zigeunerlager angepinkelt. Was tun?

Ich schwafel, als ob ich keine Menschenseele zum Reden hätt, dabei bin ich jeden Tag mit Post und Telefonaten und Besuchen eingedeckt. Ich schreibe Briefe aus purer Faulheit, denn eigentlich sollte ich ganz was anderes schreiben, meine Männerporträts zum Beispiel. Kennst Du nicht ein brauchbares Mannsbild, das gerne erzählt und nicht gar zuviel schwindelt? Allerdings hab ich schon zu viele Intellektuelle oder Theaterleute auf dem Band. Ich muß mit Arbeitern reden, mit Männern, die ihre Lage noch nicht durchschaut haben und tief im »Patriarchat« stecken.

Willst Du wissen, wie ich jetzt mit meinem Alten lebe? Vor ein paar Jahren hast Du meine Bemühungen um diese Ehe nicht verstanden. Ich weiß noch, daß ich damals – angeregt durch Eure scharfen Reden – ganz schön renitent gegen Fred wurde, mir meiner Aggressionen bewußt. Ich hab mit Fred darüber geredet, und er akzeptierte mein Verhalten. Irgendwie hat also diese verflixte Gruppentherapie doch was genützt, glaube ich, denn unser Zusammenleben ist viel lockerer und ehrlicher geworden. Zwar hat die große Leidenschaft nachgelassen (ist's ein Wunder nach fünfundzwanzig Jahren), aber liebevolle Freundschaft oder wie man es sonst nennen mag, ist auch eine Rarität und etwas Wunderbares. Meine Krankheit hat uns noch mehr zusammengebracht. Mensch, Erika, wenn man weiß oder denkt, daß man bald sterben wird! In so einer Situation warst Du hoffentlich noch nicht. Ich möcht sie aber nicht missen, ich hab seit dieser Zeit neue Augen. *Das* zu erklären würde zu weit führen. Vielleicht ein anderes Mal, nicht?

Alles hat seinen Preis, und deshalb lamentiere ich nicht oder in Maßen, wenn mir was genommen wird, sondern halte mich an das, was bleibt, und das ist noch immer sehr viel! Bei einiger Phantasie könnte ich Dich zum Beispiel um Deine Fähigkeit beneiden, dir Abenteuer zu beschaffen. Ich nehme jedenfalls an, daß Dir die Liebe allmählich Spaß macht und Du Dich selbst auf diese Weise erfahren und erleben kannst. Bei mir kommt der liebe Sex leider zu kurz, mit vierundvierzig (und mit nur einem Busen) hört man auf, an Liebhaber zu denken. Aber der alte Jossl ist da ein großartiger Kumpel. Ich bin nie allein, auch seelisch nicht. – Jetzt hab ich Dir ein bissl viel zugemutet, vielleicht will ich Dich nur gnädig stimmen, weil ich Dich in meinem Buch »benutzt« habe. Ich wünsch Dir alles Gute, Salut, Servus!

Maxie

21. September 1977

Hallo, Freundin, ich grüße Dich, Du hast meinen schlaffen Geist belebt, ich sprang sofort auf Deinen Brief an, der mir auf den Tisch flatterte, in diese kühlen Herbstzimmer, wo's schon um vier dunkelt, wo die Blumen in den Vasen welken und draußen im Garten gibt's auch nur erfrorene Rosenknospen ohne Kraft und Schönheit. Maxie heizt aus Faulheit nicht, und Jossl ist für drei Tage nach Senftenberg gefahren. Und auf mich wartet nur das Strickzeug. Hab ich Dir schon erzählt, wie mich die Geilheit aufs Stricken alle Jahre mal packt? Jetzt verstrick ich alle Wollrestln zu einer bunten Decke, für mich, zum Beineeinwickeln oder fürs Bett. Sitze beim Fernseher, Abend für Abend, höre, was die Leute reden, und schaue auf die Muster, die in meiner Hand entstehen. (Schlimmer ist schon, daß sich erotisch gar nichts mehr rührt in mir. Jetzt braucht's wirklich keine Überwindung mehr, bei der Strickerei sitzen zu bleiben, bis Mitternacht!)

Mich berührt, was Du über Deine Angstträume schreibst. Ich kann mir das so gut vorstellen. Und mir ist bewußt, welchen Preis ich für meine relativ ruhigen Nächte bezahle – ich halte mich vom Leben fern! (Gerade steigt mein Jossl aus dem Wagen, er sollte noch zwei Tage wegbleiben, was treibt ihn so rasch zu mir zurück?)

22. September 1977

Da bin ich wieder. Jossl ist wieder da und die Unruhe. Er heizt, ich muß kochen, was ich sonst nicht getan hätte, und erzählen will er auch, von der Braunkohle und von den Menschen. Er erzählt von den Menschen in der Braunkohle und ich von den Frauen im Spital. Wie ich die Spitäler aushalte? Ich wundere mich auch. Indem ich mir am Morgen sage, abends haust du wieder ab! (Manchmal schaffen wir es an einem Tag, manchmal bis zum nächsten Morgen, um mir den Tropf in die Venen zu jagen!) Ich kann jetzt nicht einmal nett zu den anderen Frauen sein. Ich liege im Bett, Brille auf der Nase, Bleistift und Buch in der Hand, und reagiere auf keine Anrede, auch auf die Gefahr hin, als arrogant zu gelten. Mein Verständnis für die alten kranken Frauen ist dahin, restlos, ich wundere mich selber, mach mir aber nichts draus. Weißt Du, die Anforderungen meines »Über-Ichs« sind ziemlich verweht, verpustet, dahin. Auch den Ärzten und Schwestern gegenüber verhalte ich mich ohne die gewohnte Koketterie und ohne Charme. Kaum ein Lächeln. Großes Bedürfnis nach Echtheit! Rede kaum das Nötigste, keine übertriebenen Dankesbezeugungen. (Früher sagte ich für jeden Pups danke und bitte!) Sachlichkeit! Es gab diesmal kein Gespräch mit den Ärzten, ich gehöre schon zum gewohnten Betrieb, alles läuft irgendwie mechanisch weiter, in diesem Rhythmus von zwei Wochen. Was mich irritiert – auf dem Krankenschein, den ich mitbekomme, steht immer wieder die Diagnose-Nummer für Krebs . . .

Sofie, sind Deine Kinder mit Dir zufrieden, findest Du Zeit für sie? Ich bin jeden Tag dankbar, noch ein Kind im Haus zu haben, denn Danitschku ist auf einmal sehr liebenswürdig und freundlich, auch zu mir. Er braucht mich! Als ich gestern von Dieter nach Hause gebracht wurde, stand er in der Tür und fiel mir ungeniert um den Hals und sagte: »Ich hab auf Dich gewartet, ich freu mich, daß du da bist!« – Und das nach diesen lästigen Spannungen zwischen uns, die uns den Sommer vergifteten. Man darf nicht verzweifeln, Kinder ändern sich fortwährend, sind noch elastisch. Bald gehen sie ihrer Wege, und wir müssen anklopfen, wenn wir mit ihnen reden wollen. Jetzt erzählt er mir noch alles, braucht mich für seine Sorgen (die Brustdrüsen schmerzen, die Pubertät meldet sich an, mit Sturm und Drang) und seine Begeisterung, weiht mich in seine Pläne ein. Sein Zimmer will er verändern, zum tausendstenmal (Was das bedeuten mag?) Na schön, Papa soll Holz beschaffen!

Papa besorgt Holz und Essen und Trinken und Blumen für mich. Er sieht müde aus, er behauptet, er sei alt geworden in diesem Jahr. Stimmt das? Ich bin auch müde, bald schreib ich Dir wieder.

Deine Maxie

An Barbe Linke

30. September 1977

Servus, Freundin, kleine, für Dich hab ich ein neues Farbband in die Maschine getan, für Dich hab ich alles ausgespannt, was drin war (kannste auch symbolisch nehmen), um Dir antworten zu können. Was denkst Du, wie erleichtert ich war, als Dietmar mir sagte, es sei *kein* Kaiserschnitt notwendig! Diese armen Frauen sind mir aus der Charité schmerzlich in Erinnerung, sie haben lange gebraucht, um wieder auf die Beine zu kommen. Weißt Du, Du siehst das ganz richtig, die Ärzte brauchen vielleicht diesen Abstand zum Patienten, sonst würden sie die Belastung auf die Dauer nicht ertragen können, jedenfalls versuchte mir das meine kleine Ärztin aus der Rössle-Klinik zu erklären. Sie hängt sich an jeden Fall, hört sich lange Beichten an, dabei ist sie selber ganz dünnhäutig geworden und dadurch gefährdet. Die Schwestern müßten aber trösten können, sie müßten ein wenig mehr von der Psyche der Kranken verstehen, damit sie wenigstens den Schwerkranken und den Operierten beistehen können. Ich hab's genau wie Du empfunden: Warum kommt denn keiner und streichelt mich, wischt mir das Gebrochene vom Hals und aus den Haaren, tropft ein bissl Tee in den Mund, schaut mir in die Augen und sagt: »Ich weiß, wie Sie sich fühlen, aber das vergeht, die Stimme kommt auch wieder, und die Schmerzen in der Brust sind nur von der Narkose, Sie haben keinen Grund, Angst zu haben!« – Niemand hat mir aber so was gesagt, und ich frage mich, wie man das den Ärzten bewußt machen kann. Sie können doch nicht Körperteile heilen, ohne an den ganzen Menschen zu denken, das ist doch absurd. Trotzdem macht einen das alles ein wenig robuster, wenn man erfahren hat, daß man es auch allein durchstehen kann. Und Dein Dietmar war doch auch bei Dir und Jossl bei mir. Zur Ablenkung hab ich Dir einen Artikel von Peter Hacks über die Beamten abgeschrieben.

Weißt Du, daß die Annemarie Auer in der letzten Weltbühne (Nr. 38) eine bescheidene Berichtigung zu ihrem Christa-Wolf-Angriff geschrieben hat? Immerhin höre ich neue Töne, die zu der Hoffnung Anlaß geben, daß sie von verschiedenen Seiten kritisiert worden ist. Schickt Ihr mir ›Sinn und Form‹ bald wieder zurück?

Du siehst an meinem Geschmiere, daß mein Arm erlahmt, der treulose, dabei muß ich noch viel abschreiben. Morgen hab ich für Dani und mich Karten für das Sizilianische Puppentheater erwischt. Du siehst, ich bin auch wieder auf den Beinen. Gestern schneite mir ein Mann ins Haus, der länger als ein Jahr in der Antarktis gelebt hat, auf einer Forschungsstation. Leider ist er sehr schweigsam, und ich weiß nicht, ob ich ihn für meine Protokolle aufschließen kann oder ob er überhaupt etwas zu sagen weiß. Mich reizen solche Grenzsituationen, wenn Menschen ganz auf sich selbst zurückgeworfen werden und sich der Natur stellen müssen (oder einer kleinen Gruppe von Partnern) ohne Fluchtmöglichkeit. Barbe, für heute umarme ich Dich und wünsche Euch schöne Tage, viel Liebe und Geduld füreinander und ein bissl Sonne!

Mäxl

12. Oktober 1977

Lieber Herr Scholz!
Mein Mann sitzt gerade im Zug nach Wien, weil sein Bruder gestorben ist, der letzte seiner Familie, die andern haben schon die Faschisten ausgerottet. Ich wollte Ihnen noch ein paar Worte zu Ihrem Besuch sagen, auch um Entschuldigung bitten für mein Gestotter. Diese verflixte Leber macht einen noch nervöser, als man schon ist. Manchmal möcht ich mich verkriechen, um keinen Menschen zu sehen, obwohl ich eigentlich ein geselliger Typ bin. Noch hoffe ich, daß ich wieder ganz gesund werde!

Ich denke seltsamerweise ziemlich oft an Sie und Ihre Frau, weil Sie in Ihrer Ehe an einem Punkt angelangt sind, der entscheidend ist und an den jede Ehe einmal kommt. Und weil Sie mir sympathisch sind, hoffe ich außerdem, daß Sie beide herausfinden aus der Stagnation und etwas Neues aufbauen können. Am Sonntag und Montag gab es im Westfernsehen einige Sendungen über Ehe und Partnerschaft, die sind drüben sehr im Gespräch. Und es würde uns auch nicht schaden, wenn wir damit in die Öffentlichkeit gingen, mit etwas mehr Ehrlichkeit und Mut als bisher. Da war ein Ehepaar um die Fünfzig, das 25 Jahre glücklich miteinander war, sie haben fünf Kinder großgezogen. Aber plötzlich – die Kinder sind aus dem Haus – entdeckt die Frau, daß sie total auf die Familie fixiert war und kein Eigenleben hatte. Der Mann drehte ganz durch, betrank sich, hatte wohl auch andere Frauen – Torschlußpanik nennt er es selbst. Die Frau reichte die Scheidung ein, aber weil eben doch noch viel Sympathie da war, gelingt es den beiden, sich wiederzufinden, auf einer neuen Basis, unter anderen Voraussetzungen. Sie haben viel darüber gesprochen und die Tabus gelüftet. Ein Psychologe meinte danach: »Durch das Weggehen der Kinder ist eine Neubestimmung der Rollen notwendig, eine Neugestaltung der Gemeinschaft! Die Ehe ist kein Hafen, sondern ein Fluß, die Weiterentwicklung zweier unvollkommener Menschen!« Die Definition gefällt mir. Mit dem übergroßen Sicherheitsbedürfnis kommt man nicht weiter, man muß lernen, der Angst ins Auge zu schauen, sie zu überwinden, indem man erste Schritte macht.

Da war noch ein anderes Paar, ein jüngeres, das probeweise getrennt wohnte, trotz Kind. Anfangs hatten sie beide Angst vorm Alleinsein. Dann entdeckten sie, daß mit zunehmender Selbständigkeit ihre Beziehung zueinander besser wurde. Man empfiehlt eine vernünftige Zeiteinteilung: Zeit für den gemeinsamen Haushalt, Zeit füreinander, Zeit für sich selber. Und letzteres kommt in den meisten Ehen zu kurz, daran kranken sie. Wer nicht allein sein kann, kann auch kein Partner sein, meint der

Psychologe. Ich sehe nicht ein, warum es nicht möglich sein sollte, so etwas wie »Eheschulen« (dummes Wort) einzuführen, wo Paare zwanglos zusammenkommen, um über ihre Erfahrungen zu reden. Schon das Gefühl, anderen geht es genauso, würde die Leute entkrampfen und ihnen Mut machen. Finden Sie nicht auch?

Hoffentlich rebelliert der Lehrer in Ihnen nicht gegen meine liederliche Schreibweise. Ich habe noch einen Berg Briefe zu beantworten, möchte Ihnen aber zuvor einen schönen Abend wünschen – grüßen Sie Ihre Frau herzlich von mir.

Maxie Wander

Oktober 1977

Meine liebe Sofie,
Sei gegrüßt, nur ein paar Zeilen, um mich in Deine Erinnerung zu bringen. Ich sitze mutterseelenallein in meinem Zimmer, schreibe lustlos Tonbänder ab, von einem sehr sympathischen Schauspielschüler, der auch weinen kann. Trotzdem ... Draußen ist es kalt und feucht, die Blätter fallen schon. Es wird ein bunter, prächtiger Herbst werden. Was fangen wir mit ihm an? Was machst Du mit den Wochenenden, nur Haushalt?

Gestern kutschierte mich unser treuer Dieter durch den Fläming. Im Kinderheim redete ich mit Kindern, in Wiesenburg mußte ich einen alten Dorfschullehrer über mich ergehen lassen. Bin draufgekommen, daß ich mit zunehmendem Alter (nicht Reife) grauslich kritisch werde. Immer mehr werde ich ungeduldig, wenn mich jemand langweilt. Das ist nicht gut. Ich bin zwar einsichtig genug, um zu begreifen, daß es für andere durchaus interessant sein könnte, was dieser Mensch von sich gibt, aber ich reagiere gereizt und nehme es ihm fast übel. Lieber mit Freunden schweigen.

Wir haben viel geredet während der Fahrt, Du kennst den Dieter. Erzählte von seinen Frauengeschichten ... Er kann davon nicht lassen. Wenn er wüßte, wie mich das lähmt. Aber das fehlt ihm, ein Organ dafür, wie lange und was man Freunden an Plattheiten zumuten kann. Aber er zerfetzt sich, um mir in meiner Arbeit zu helfen, keiner ist da so uneigennützig wie er. Er kennt viele Leute und öffnet mir die Türen, auch wenn's nicht gerade Leute meiner Blutgruppe sind. – Du, im ND stand gestern, daß mein Buch auf der Bestseller-Liste steht, am meisten gefragt in den Buchhandlungen, gleich nach Fallada und Morgenstern. Findstendet? Hab ich Dir eigentlich nach der Weimarreise schon geschrieben? Hab sie kaum genossen, war mir zu strapaziös. Gerti fuhr mit, hat mit uns im Hotel geschlafen, neben Bertigam. Die Aufführung von ›Joshua‹ war an diesem Abend etwas schwunglos, angeblich hatten die Schauspieler Schiß vor Fred. Trotzdem hat das Stück viel Reiz. Hinterher Gelage mit den Schauspielern im Hotelrestaurant, na ja, wiederum diese Langeweile und Gereiztheit auf meiner Seite. Ob das vergeht? Früher sprang ich doch auf alle Leute an, liebte alle! – Tags darauf sind wir nach Buchenwald hinaufgefahren, weil Berti noch nicht dort war. Für mich war das ein Schlußpunkt, nie wieder schau ich mir diesen Ort an, er erweckt keine Gefühle mehr in mir, schon gar nicht beim Anblick der Massen, die zur »Besichtigung« kommen. Nur einmal rührte sich was in mir, vor einem Jahr, als wir ganz alleine, im Vorfrühling, der Moische, der Dani und ich, zur ehemaligen Revierbaracke hinunterstiegen, von der nur noch das Fundament erhalten geblieben ist und wo die Leberblümchen und Himmelschlüssel blühten, da hatte ich so eine Ahnung ... Fred erzählte, wie sie die ersten Tage der Befreiung mit Fleckfieber in den Knochen in der Krankenbaracke erlebten. Und dann im Steinbruch, neben Jossl. Ich glaube, für Berti war's nichts anderes als eine Art Krimi. Er klebt sich ja auch Abbildungen vom elektrischen Stuhl an die Wand und ähnliches Zeug. Manchmal kommt mir der Verdacht, daß gar nichts gewonnen ist, wenn man unentwegt berichtet, in Wort und Bild, wie die Realität ausschaut, mit wieviel Greuel unsere Zivilisation gesegnet ist. Das macht uns mürbe, schwunglos und feige. Besser schon als Komödie. Du, wir haben die Premiere von Majakowskis ›Schwitzbad‹ erlebt, im Deutschen Theater. Zwei Stunden lang dröhnte der Zuschauerraum vom Lachen, ein befreiendes Lachen. Es war kein bissiges Lachen, glaube ich, wir haben uns für diese zwei Stunden von den Bürokraten befreit. Die Darsteller spielen präzise, klug und mit viel Lust, es gibt eigentlich keine Schranken zwischen Schauspieler und Publikum. Was da gezeigt wird, geht alle an.

Oktober 1977

Hallo, Gerti!
Will Dir nur berichten, daß ich jetzt erst Dein Buch entdeckt habe, das ganze! Vor einem Jahr kiefelte ich schwer am Anfang. Jetzt begreife ich diese Mühe nicht mehr, Gerti. Von Anfang an bin ich diesmal interessiert! Merkwürdig, daß ich wissen will, was authentisch ist. Hast Du diese Ausreißersituation wirklich erlebt?

Ich will Dir meine Handschrift nicht zumuten. Liege im Bett, Wärmeflasche am Bauch, der seit zwei Tagen rebelliert. Gestern mußte die Ärztin her, um mir eine Schmerzspritze zu geben. Die Leber ist wieder vergrößert. Ich bin verdrossen, weil dieser Rückschlag so massiv und unerwartet kam. Und kein Jossl zum Trösten und Mutmachen hier. Er mußte nach Wien fahren, es war nicht zu vermeiden, weil sein einziger Bruder gestorben ist. Dafür schwirren die Kinder herum. Bertis Freundin ist sehr besorgt um mich und hilft im Haushalt.

Christa Kožik sagte mir, daß Dein Rainer auch am Literaturinstitut ist. Gefällt es ihm? Vielleicht wäre es nicht dumm, wenn ich im nächsten Jahr einsteige. Angeboten wurde es mir schon mehrmals. Die Marianne Schmidt wird im November über die ›Kindheitsmuster‹ diskutieren. Ob ich mal da reinrieche, willst Du nicht auch? Ich weiß, daß ›Sinn und Form‹ verschiedene Briefe gegen Annemarie Auers Artikel abdrucken wird, auch einige dafür. Dienstag muß ich ins Krankenhaus zum Tropf. Aber ab 7. November will ich in Leipzig sein. Ist Dir das recht? Die Sonny sagt: »Tagsüber kriegt dich die Gerti, an den Abenden krieg ich dich!«

Verzeih die schlechte Schrift. Es ist wohl eine Kolik, und ich muß mir ein Zäpfchen gegen die Schmerzen genehmigen. Und danach werde ich schlafen. Ich umarme Dich fest, Schwesterherz!

Mäxl

PS. Später freu ich mich wieder auf Dein Buch, Gerti! Bin begierig, bald was Neues von Dir zu lesen! Schreib!

Wahrscheinlich Maxies letzter Brief, handschriftlich
An Hermann und Lisette Draer, Paris

Potsdam, 11. 11. 77

Meine Lieben!
Es gibt kein Papier mehr in der Klinik, darum verwende ich diese Einladung, aber ich will Lisettes Karte aus der Bretagne beantworten, bevor wieder das Fieber kommt und mich narkotisiert. Keine Sorge, Lisette, Dein dicker interessanter Brief aus den USA kam an. Alle Eure Briefe haben uns sehr beschäftigt! Wie ich jetzt höre, wird Hermann im Dezember in die Klinik gehen. Ich werde bis dahin auch nicht reisefähig sein, also wird aus unserem Wiedersehen wieder nichts. Wir wollen aber nicht traurig sein! Manchmal glaube ich nicht mehr daran, daß ich wieder gesund werde. Die Ärzte werden seit vielen Wochen mit dem Fieber nicht fertig. Große Schwäche, Schmerzen, Übelkeit – nichts wird besser. Trotzdem darf ich morgen für einige Tage nach Hause. Jossl hat ihnen klargemacht, daß *er* mich besser pflegen kann, und das ist

wahr!! Lisette, Hermann, was soll ich mit dieser Krankheit machen? Mach Du es besser, Hermann, und schreibt mir wieder einmal! Viele Küsse

Eure Mäxl

Angelika Schrobsdorff im dtv

»Die Schrobsdorff hat ihr Leben lang nur
wahre Sätze geschrieben.«
Johannes Mario Simmel

Die Reise nach Sofia
dtv 10539
Sofia und Paris – ein Bild zweier Welten: Beobachtungen über Konsum und Liebe, Freiheit und Glück in Ost und West.

Die Herren
Roman
dtv 10894
Ein psychologisch-erotischer Roman, dessen Erstveröffentlichung 1961 als skandalös empfunden wurde.

Jerusalem war immer eine schwere Adresse
dtv 11442
Ein Bericht über den Aufstand der Palästinenser, ein sehr persönliches, menschliches Zeugnis für Versöhnung und Toleranz.

Der Geliebte
Roman
dtv 11546

Der schöne Mann und andere Erzählungen
dtv 11637

Die kurze Stunde zwischen Tag und Nacht
Roman
dtv 11697
Jerusalem – Paris – München: Städte, mit denen die Erzählerin schicksalhaft verbunden ist.

»Du bist nicht so wie andre Mütter«
Die Geschichte einer leidenschaftlichen Frau
dtv 11916

Spuren
Roman
dtv 11951
Ein Tag aus dem Leben einer jungen Frau, die mit ihrem achtjährigen Sohn in München lebt.

Jericho
Eine Liebesgeschichte
dtv 12317

Grandhotel Bulgaria
Heimkehr in die Vergangenheit
dtv 24115
Eine Reise nach Sofia heute.

Christa Wolf im dtv

»Grelle Töne sind Christa Wolfs Sache nie gewesen; nicht als Autorin, nicht als Zeitgenossin hat sie je zur Lautstärke geneigt, und doch hat sie nie Zweifel an ihrer Haltung gelassen.«
Heinrich Böll

Der geteilte Himmel
Erzählung
dtv 915

Nachdenken über Christa T.
dtv 11834

Kassandra
Erzählung · dtv 11870

Voraussetzungen einer Erzählung: Kassandra
Frankfurter Poetik-Vorlesungen
dtv 11871

Kindheitsmuster
Roman · dtv 11927

Kein Ort. Nirgends
dtv 11928
Fiktive Begegnung zwischen Karoline von Günderrode und Heinrich von Kleist.

Was bleibt
Erzählung · dtv 11929

Störfall
Nachrichten eines Tages
dtv 11930

Im Dialog
dtv 11932

Sommerstück
dtv 12003

Unter den Linden
Erzählung
dtv 12066

Gesammelte Erzählungen
dtv 12099

Auf dem Weg nach Tabou
Texte 1990–1994
dtv 12181

Medea. Stimmen
Roman
dtv 12444

Die Dimension des Autors
Essays und Aufsätze, Reden und Gespräche 1959–1985
SL 61891

Christa Wolf/Gerhard Wolf:
Till Eulenspiegel
dtv 11931

Penelope Lively im dtv

»Penelope Lively ist Expertin darin, Dinge von zeitloser Gültigkeit in Worte zu fassen.«
New York Times Book Review

Moon Tiger
Roman · dtv 12380
Das Leben der Claudia Hampton wird bestimmt von der Rivalität mit ihrem Bruder, von der eigenartigen Beziehung zum Vater ihrer Tochter und jenem tragischen Zwischenfall in der Wüste, der schon mehr als vierzig Jahre zurückliegt …

Kleopatras Schwester
Roman · dtv 11918
Eine Gruppe von Reisenden gerät in die Gewalt eines größenwahnsinnigen Machthabers. Dabei entwickelt sich eine ganz besondere Liebesgeschichte …

London im Kopf
dtv 11981
Der Architekt Matthew Halland, Vater einer Tochter, geschieden, arbeitet an einem ehrgeizigen Bauprojekt in den Londoner Docklands. Während der Komplex aus Glas und Stahl in die Höhe wächst, wird die Vergangenheit der Stadt für ihn lebendig.

Ein Schritt vom Wege
Roman · dtv 12156
Annes Leben verläuft in ruhigen, geordneten Bahnen. Als ihr Vater langsam sein Gedächtnis verliert und sie seine Papiere ordnet, erfährt sie Dinge über sein Leben, die sie tief erschüttern. Dann lernt sie einen Mann kennen, dem sie sich ganz nah fühlt …

Der wilde Garten
Roman · dtv 12336
Die Geschwister Helen und Edward leben in einem großen Haus mit wildem Garten. Nach dem Tod ihrer Mutter gerät das Leben der Geschwister – beide unverheiratet und Anfang Fünfzig – plötzlich in Bewegung.

Hinter dem Weizenfeld
Roman · dtv 12515
Ein Roman von Müttern und Töchtern, Untreue und Eifersucht, Selbstbetrug und Solidarität.

Margriet de Moor im dtv

»Ich möchte meinen Leser genau in diesen zweideutigen Zustand versetzen, in dem die Gesetze der Wirklichkeit aufgehoben sind.«
Margriet de Moor

Erst grau dann weiß dann blau
Roman · dtv 12073

Eines Tages ist sie verschwunden, einfach fort. Ohne Ankündigung verläßt Magda ihr angenehmes Leben, die Villa am Meer, den kultivierten Ehemann. Und ebenso plötzlich ist sie wieder da. Über die Zeit ihrer Abwesenheit verliert sie kein Wort. Die stummen Fragen ihres Mannes beantwortet sie nicht.

Der Virtuose
Roman · dtv 12330

Neapel zu Beginn des 18. Jahrhunderts – die Stadt des Belcanto zieht die junge Contessa Carlotta magisch an. In der Opernloge gibt sie sich, aller Erdenschwere entrückt, einer zauberischen Stimme hin: Es ist die Stimme Gasparo Contis, eines faszinierend schönen Kastraten. Carlotta verführt den in der Liebe Unerfahrenen nach allen Regeln der Kunst.

Rückenansicht
Erzählungen · dtv 11743

Doppelporträt
Drei Novellen · dtv 11922

»De Moor erzählt auf unerhört gekonnte Weise. Ihr gelingen die zwei, drei leicht hingesetzten Striche, die eine Figur unverkennbar machen. Und sie hat das Gespür für das Offene, das Rätsel, das jede Erzählung behalten muß, von dem man aber nie sagen kann, wie groß es eigentlich sein soll und darf.«
Christoph Siemes in der ›Zeit‹

Marlen Haushofer im dtv

»Was das Werk der Österreicherin prägt und es so faszinierend macht, ist bei all seiner Klarheit sanfte Güte und menschliche Nachsicht für die ganz alltäglichen Dämonen in uns allen.«
Juliane Sattler in der ›Hessischen Allgemeinen‹

Begegnung mit dem Fremden
Erzählungen
dtv 11205

Die Frau mit den interessanten Träumen
Erzählungen
dtv 11206

Bartls Abenteuer
Roman
dtv 11235
Kater Bartl, Held der Katzenwelt und unumstrittener Liebling von Eltern und Kindern.

Wir töten Stella und andere Erzählungen
dtv 11293
»Marlen Haushofer schreibt über die abgeschatteten Seiten unseres Ichs, aber sie tut es ohne Anklage, Schadenfreude und Moralisierung.«
(Hessische Allgemeine)

Schreckliche Treue
Erzählungen
dtv 11294
»...Sie beschreibt nicht nur Frauenschicksale im Sinne des heutigen Feminismus, sie nimmt sich auch der oft übersehenen Emanzipation der Männer an...«
(Geno Hartlaub)

Die Tapetentür
Roman
dtv 11361
Eine berufstätige junge Frau lebt allein in der Großstadt. Die Distanz zur Umwelt wächst, begleitet von einem Gefühl der Leere und Verlorenheit. Als sie sich verliebt, scheint die Flucht in ein »normales« Leben gelungen...

Eine Handvoll Leben
Roman
dtv 11474
Eine Frau stellt sich ihrer Vergangenheit: Zwei Jahrzehnte sind vergangen, als sie unerkannt in das Haus ihrer Familie zurückkehrt. Sie hat damals eine Ehe und eine Affäre aufgegeben. Nun steht sie ihrem Sohn gegenüber.